D1720076

Hans Huber Programmbereich Pflege

Wissenschaftlicher Beirat:
Silvia Käppeli, Zürich
Doris Schiemann, Osnabrück
Hilde Steppe †

Penny Powers

Der Diskurs der Pflegediagnosen

Aus dem Amerikanischen
von Monika Noll und Rüdiger Hentschel

Verlag Hans Huber
Bern · Göttingen · Toronto · Seattle

Anschrift der Autorin:

Penny Powers, PhD, RN
Dept. Head and Assistant Professor
SDSU College of Nursing
1011 11th St.
Rapid City, SD 57701
USA

Die Deutsche Bibliothek – CIP-Einheitsaufnahme

Powers, Penny:
Der Diskurs der Pflegediagnosen / Penny Powers. Aus dem
Amerikan. von Monika Noll und Rüdiger Hentschel. – Bern ;
Göttingen ; Toronto ; Seattle : Huber, 1999
(Hans Huber Programmbereich Pflege)
ISBN 3-456-83138-2

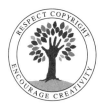

© 1999 Verlag Hans Huber, Bern
Satz: Max Muff AG, Lugano
Druck: AZ Druck und Datentechnik, Kempten
Printed in Germany

Inhalt

Erstes Kapitel:
Einleitung

«Pflegediagnosen beschreiben aktuelle oder potentielle Gesundheitsprobleme, die zu behandeln Pflegepersonen kraft ihrer Ausbildung und Erfahrung fähig und befugt sind» (Gordon 1976). «Eine Pflegediagnose ist eine klinische Beurteilung der Reaktionen von Individuen, der Familie oder der Gemeinschaft auf aktuelle oder potentielle Gesundheitsprobleme/Lebensprozesse. Eine Pflegediagnose liefert die Grundlage für die Wahl von Pflegemaßnahmen, um Ergebnisse zu erzielen, für die die Pflegeperson verantwortlich ist» (Caroll-Johnson 1991). 1973 fand in Reaktion auf die seit den fünfziger Jahren angewachsene Pflegeliteratur der erste Bundeskongreß über die Klassifizierung von Pflegediagnosen statt (Meleis 1991). Die von der NANDA (North American Nursing Diagnosis Association) zu Praxiszwecken verabschiedete Liste von Pflegediagnosen wird auf diesen ständigen Kongressen regelmäßig überarbeitet. Entscheidungen der NANDA zur Revision, Streichung oder Annahme einer Pflegediagnose stützen sich auf die Ergebnisse der Pflegeforschung (Kim/Moritz 1982).

Jede Pflegediagnose besitzt eine Definition, allgemeine Prinzipien, eine Ätiologie, die die Merkmale, Maßnahmen und Ergebniskriterien bestimmt (McFarland/Wasli 1986). Pflegediagnosen werden auf den Hilfeplänen vieler Behandlungssettings für Pflegekräfte erfordert. «Die Pflegediagnose ist ein nützliches Mittel, das pflegerische Wissen zu strukturieren, um die genuine Rolle und Domäne der Pflege zu bestimmen» (Carpenito 1995). Das Fach Pflegediagnostik wird sowohl in Associate-degree- als auch Bachelor-degree-Studiengängen gelehrt und dient als theoretischer Rahmen für Pflegeforschung und Qualitätssicherungsprogramme (McCourt 1986). Der Gebrauch von Pflegediagnosen durch ausgebildete Krankenschwestern wurde von der American Joint Commission for the Accreditation of Hospitals in die Liste der Erfordernisse aufgenommen, bis er 1995 zugunsten des Terminus «Pflegebedürfnisse» fallengelassen wurde (JCAHO 1995, S. 117). Pflegediagnostik dient in der staatlichen Universität Southeast Missouri als Lehrplanmodell (Webb 1992). Anderson (1991) berichtet von einem Einführungsprogramm für Krankenhäuser auf Grundlage der Pflegediagnostik für Operationsschwestern. 1987 wurden die Pflegediagnosen der NANDA der Weltgesundheitsorganisation zur Aufnahme in den Internationalen Kodex der Krankheiten vorgelegt, jedoch abgelehnt (Carpenito 1995). Der pflegediagnostische Diskurs hat einen bedeutenden Einfluß auf die Lehre, Forschung und Praxis der Pflege ausgeübt.

Die Vorherrschaft des Pflegediagnosebegriffs bedeutet nicht, daß es in der Pflegeliteratur an konkurrierenden Ansätzen fehlt. Bezüglich des Weltbildes, der Implikationen und wissenschaftlichen Grundlage der Pflegediagnostik gehen die Meinungen in der Pflegeliteratur auseinander. Der Dissens scheint die Disziplin in eine akademische und praktische Fraktion aufzuspalten (Gamer 1979; Thomas/Newsom 1992; Dickson 1993). Anders als praktizierende Pfleger, neigen Akademiker mehr zu einem kontinuierlichen Gebrauch der Pflegediagnostik (Mauksch 1990). Tatsächlich hält es Carpenito in der sechsten Auflage ihres Buchs *Nursing Diagnosis: Application to Clinical Practice* für nötig, auf bestimmte Einwände in der Pflegeliteratur einzugehen (Carpenito 1995). Bezüglich der Pflegediagnose übt sich unsere Disziplin weiterhin in Vorbehalten.

An den internen Diskussionen einer etablierten Disziplin zeigt sich die Existenz konkurrierender Diskurse und das zeitliche Auf und Ab ihres Einflusses (Kuhn 1967). Diese Diskurse enthalten selber noch einmal verschiedene Sub-Diskurse oder Fragestellungen (ausdrücklich oder unausdrücklich), die in ihren Annahmen, Strukturen und/oder Regeln im Widerstreit stehen können (Foucault 1972). Diese konkurrierenden internen Diskurse spiegeln konfligierende Theorien oder Rahmenkonzepte wider, die das betreffende Phänomen in der Disziplin von verschiedenen Perspektiven aus betrachten.

Umgekehrt wird ein äußeres Publikum mit den Interna und Meinungsverschiedenheiten eines Fachs gewöhnlich kaum behelligt. Um die gesellschaftliche Stellung eines Fachs zu stärken, tritt die herrschende Sichtweise vor dem Laienpublikum mit einer Stimme auf. Für eine Disziplin des Gesundheitswesens, die auf den öffentlichen Dienst ausgerichtet ist, ist natürlich eine starke gesellschaftliche Stellung von Vorteil. Ein gehobener sozialer Status hat mehr öffentliche Aufmerksamkeit und Unterstützung (finanzieller und anderer Art) im Gefolge. Die Zunahme an gesellschaftlicher Macht führt wiederum zu mehr Öffentlichkeit und Einfluß. Zudem trägt in unserer modernen Gesellschaft die Verwendung einer wissenschaftlich begründeten Taxonomie zum sozialen Status bei (Foucault 1976).

Weit öfter als die mehr abstrakten Dimensionen werden die empirischen Wahrheitsansprüche eines Diskurses in der Literatur einer genauen Prüfung unterworfen. Gewöhnlich werden die ethischen, ideologischen und machtbezogenen Meta-Probleme weniger beachtet. Wenn jedoch eine Disziplin an die Beurteilung konkurrierender innerer Diskurse herangeht, sind die philosophischen Kriterien genauso wichtig wie die empirischen (Allen 1987). Zusammen mit verschiedenen anderen Formen des wissenschaftlichen und historischen Ansatzes hat der philosophische Ansatz seinen festen Platz in der Untersuchung der Pflege (Kikuchi/ Simmons 1992; Sarter 1988; Powers 1992 a).

Was den Einfluß des pflegediagnostischen Diskurses betrifft, so fehlt noch eine adäquate Kritik seiner philosophischen Aspekte. Bezüglich ethischer (Mitchell 1991) und Machtprobleme (Kobert/Folan 1990; Shamansky/Yanni 1983) gibt es vereinzelte Überlegungen, jedoch keine systematische philosophische Untersuchung (Allen 1987). Der pflegediagnostische Diskurs hat sich im Laufe von über vierzig Jahren gebildet und ernsthafte Fragen aufgeworfen. Geboten ist eine systematische philosophische Analyse.

Zweck

In diesem Buch soll eine umfassende, systematische und gründliche Analyse des pflegediagnostischen Diskurses vorgelegt werden. Ihr Rahmenkonzept basiert auf der Machtperspektive des französischen Philosophen und Historikers Michel Foucault.

Diese Analyse hat den Zweck, die innerdisziplinäre Kritik voranzutreiben. In dieser innerdisziplinären Debatte geht es um die Frage, ob die Pflegediagnose ein diskursives Weltbild konstituiert, das die Pflege weiterhin bereit ist, intern zu verbreiten, unsere Studenten zu lehren, in der Praxis fortzusetzen und der Öffentlichkeit zu präsentieren – oder nicht.

Methode

Das Rahmenkonzept dieser Analyse stammt weitgehend aus meiner Interpretation der Foucaultschen Machtperspektive auf die moderne westliche Zivilisation. Foucault konstruiert eine Interpretation der Geschichte von Machtbeziehungen in der westlichen Zivilisation in der Form wechselnder gesellschaftlicher Perspektiven (Dreyfus/Rabinow 1983). Er liefert keine Theorie der Macht, sondern eine Analytik der Macht und ihrer Funktionsweise. Er zeigt, daß Methoden und Machtperspektiven in der sozialen Welt zu kulturellen Mythen werden, zu Annahmen, die der Rechtfertigung entbehren und in unfreiwilliger Konsequenz die Beziehungen zwischen Menschen und Gruppen ordnen (Powers 1992 b).

Zweck einer Analytik der Macht ist es, 1. Fälle der unterdrückerischen Wirkung eines Diskurses auf Menschen oder Menschengruppen systematisch zu bestimmen oder individuell zu beschreiben und 2. individuelle und/oder Gruppenpraktiken oder -diskurse zu identifizieren, die gegenüber den vorherrschenden Diskursen resistente Positionen behaupten. Diese Art von Analytik von Machtbeziehungen im Umfeld eines diskursiven Weltbilds beleuchtet mehrere Aspekte des

Lebens in der modernen westlichen Zivilisation seit dem 17. Jahrhundert, so die Rolle der Wissenschaft im modernen Leben, die Rolle gesellschaftlich handlungskompetenter Personen und die Rolle des Wissens in der Behauptung der herrschenden Machtvorstellung. Die auf fundamentalphilosophischen (*foundational*) Annahmen basierende moderne analytisch-empirische Wissenschaft ist nach Foucault die Hauptmethode für die Aufrechterhaltung unserer herrschenden Vorstellung von Macht und ist sich selbst zum Zweck geworden (Foucault 1976).

Entscheidend für eine Machtanalytik ist die Fokussierung der komplexen gesellschaftlichen und historischen Bedingungen, unter denen gesellschaftlich handlungskompetente Personen agieren und interagieren. Für die Analyse eines Diskurses im Feld des Gesundheitswesens, die einen Begriff von gesellschaftlicher Handlungskompetenz voraussetzt, ist eine solche Betrachtung wichtig. Foucaults Machtperspektive eröffnet ein weites Weltbild, das die gesellschaftlichen und historischen Machtdimensionen in der Alltagspraxis eines Faches aufzuzeigen erlaubt. Vor allem hilft die Machtperspektive, Bedingungen und Konsequenzen des gesellschaftlichen Handelns zu beleuchten und den Ort der Pflege innerhalb der modernen medizinischen und gesellschaftlichen Welt klar zu bestimmen.

Die Berechtigung einer philosophischen Untersuchung der Pflege ist verschiedentlich dargelegt worden (s. Diskussion bei Powers 1992 a). Das zweite Kapitel stellt das Rahmenkonzept und die Rechtfertigung des methodologischen Ansatzes des Buchs vor und basiert auf meiner Rezeption des Foucaultschen historischen und diskursiven Ansatzes der Machtanalyse der Konstruktion und Anwendung von Wissen. Diesem Grundansatz sind einige feministische Einsichten in Habermas' Kommunikationsideal und eine normative Dimension aus der kritischen Theorie hinzugefügt.

Die im zweiten Kapitel skizzierte Analyse wird in den Kapiteln drei, vier und fünf durchgeführt. Die Aufteilung dieser Analyse in drei Abschnitte ist künstlich und dient nur der begrifflichen Klarheit. Die in diesen Kapiteln besprochenen Ereignisse, Begriffe und Prozesse hängen eng zusammen.

Das dritte Kapitel bringt eine Genealogie der Machteinflüsse auf die Geschichte und Entwicklung des pflegediagnostischen Diskurses. Das Kapitel beginnt mit einer Geschichte des allgemeinen Begriffs «Diagnose» und analysiert die im zweiten Kapitel beschriebenen Machteinflüsse auf die frühen Pflegediagnosen. Der Text für diese Genealogie setzt sich aus der gesamten veröffentlichten Literatur zur Pflegediagnostik – von 1950 bis zum ersten Bundeskongreß 1973 über Pflegediagnostik – zusammen. Der Vorteil des Rückblicks besteht in der möglichen Entdeckung bislang unentdeckter Bedingungen oder Diskurse bezüglich der Entwicklung der Pflegediagnostik oder in der Freilegung später vergessener Motivstränge in den frühen Texten oder von Dimensionen, die vielleicht verlorengegangen sind oder abgestoßen wurden.

Das vierte Kapitel ist eine strukturale Analyse der internen Regeln der Pflegediagnostik, so wie sie sich in der Pflegeliteratur seit dem ersten Bundeskongreß
darstellt. Die im dritten Kapitel identifizierten Musterdiskurse, die die Entwicklung der Pflegediagnostik maßgeblich prägten, üben noch immer einen Einfluß
auf die interne Struktur und Funktionsweise des gegenwärtigen Systems aus.

Das fünfte Kapitel ist eine Machtanalytik der Pflegediagnostik. Mögliche Konsequenzen des Diskurses für Ausbildung, Forschung und Praxis werden genannt
und nach möglichen systematischen Unterdrückungseffekten analysiert; produktive Effekte der Macht/des Wissens des Diskurses werden bestimmt. Das Potential
für die Schaffung, Aufrechterhaltung oder Ausweitung repressiver Bedingungen
wird erforscht. Erörtert werden auch die Implikationen dieser Machtanalytik in
bezug auf den Ort der Disziplin, den sie, unter der Perspektive der Macht, in der
umfassenderen Welt der Gesellschaft einnimmt. Erörtert werden ideologische Implikationen in ihrer einschränkenden Wirkung auf Autonomie und Verantwortung in individuellen und Gruppensituationen. Die ideologischen Konsequenzen
eines Großdiskurses wie dem der Pflegediagnostik können intentionaler oder
nicht-intentionaler Art sein. Beide Konsequenztypen können der Stützung der bestehenden Herrschaftsbeziehungen dienen. Besonders wichtig ist diese Analyse
vor dem Hintergrund der Veränderungen im Gesundheitswesen der USA und der
spezifischen Gesundheitsreform.

Die Machtperspektive liefert den theoretischen Grund und Boden für weitere
empirische Studien über repressive Konsequenzen der praktizierten Pflegediagnostik. Die Textquellen für das fünfte Kapitel schließen zeitgenössische Literatur zur
theoretischen und praktischen Diskussion der Pflegediagnostik ein. Das sechste
Kapitel enthält Diskussion, Empfehlungen und Schlußfolgerungen.

Thesen

Aufgrund der obigen Analyse wird eine doppelte Problematik des pflegediagnostischen Diskurses behauptet. Pflegediagnostik ist problematisch, erstens, aufgrund
innerer Widersprüche oder philosophischer Spannungen zwischen konkurrierenden Einflüssen wie Medizin, Professionalismus und fundamentalphilosophischer,
empirisch-analytischer Wissenschaft auf der einen Seite und Stärkung, Patienten-
anwaltschaft, Feminismus und Fürsorge auf der anderen. Die Analyse solcher
Spannungen im Rahmen einer Machttheorie erweist sich von beachtlichem Er-
klärungswert für die Lehre, Forschung und Praxis der Pflege unter der Reform des
Gesundheitswesens.

Der pflegediagnostische Diskurs ist problematisch, zweitens, aufgrund seines
Potentials für die Erzeugung, Aufrechterhaltung und Ausweitung ungleicher
Machtbeziehungen zwischen Pflegekräften und Pflegekräften, Pflegekräften und

Patienten, Pflegekräften und Angehörigen anderer Disziplinen des Gesundheitswesens (wie Medizin) und zwischen Pflege und Gesundheitswesen. Pflegediagnostik als solche wird zu einem bedeutenden Hindernis für die Praxis der Pflege in einem reformierten Gesundheitswesen.

Schluß

Diskursanalyse ist eine nützliche Methode für die Untersuchung der Pflege. Ein wichtiger Bestandteil der Diskursanalyse in der Pflegeuntersuchung ist die mögliche Identifizierung von Widerstandsdiskursen, die eine andere Sprecherposition einnehmen, von der aus Kritik an dominanten Diskursen wie dem der Pflegediagnostik geübt werden kann. Solche Sprecherpositionen ermöglichen Diskurse, die Machtbeziehungen dekonstruieren können, die der systematischen Einschränkung der Autonomie und Verantwortung von Individuen und Gruppen dienen. Die Machtperspektive hilft, bestehende Widerstandsdiskurse und deren Potential an Einschränkung oder Unterstützung der Autonomie und Verantwortung in Einzel- und/oder Gruppensituationen zu bestimmen. Wie andere Disziplinen hat auch die Pflege an den großen Trends der Gesellschaft teil. Die Analyse und Evaluation eines so einflußreichen Diskurses wie der Pflegediagnostik ist entscheidend für eine Disziplin, die sich um Menschen in sich ständig ändernden sozialen Kontexten kümmert. Die unter dem Namen «Gesundheitsreform» stattgefundenen Veränderungen im Gesundheitswesen der Vereinigten Staaten stellen Überlegungen zur Macht ganz oben auf die Prioritätenliste für Pflegediskurse im allgemeinen und Pflegediagnostik im besonderen.

Zweites Kapitel:
Methodik der Diskursanalyse

Dieses Kapitel stellt das leitende Konzept dieses Buches vor: die Diskursanalyse. Diese Diskursanalyse basiert – mit Zusätzen aus der kritischen Theorie und dem Feminismus – hauptsächlich auf dem Werk des französischen Philosophen und Historikers Michel Foucault.

Entscheidend für die Unterscheidung der Diskursanalyse von anderen Ansätzen der Pflegeuntersuchung ist ihr anti-fundamentalphilosophischer und postmoderner Charakter. So stimmt die Diskursanalyse mit einigen Annahmen der sogenannten Kritischen Theorie überein, nicht jedoch mit der heute in der westlichen Zivilisation vorherrschenden Form der wissenschaftlichen Untersuchung: der empirisch-analytischen Tradition.

Soweit sie die Entwicklung der Diskursanalyse beeinflußt haben, werde ich die Traditionen des Modernismus, der Fundamentalphilosophie und der kritischen Theorie kurz vorstellen. Zuerst werde ich einige fundamentalphilosophische Annahmen der empirisch-analytischen Wissenschaftstradition diskutieren, um den Gegensatz der Diskursanalyse zur Fundamentalphilosophie zu zeigen. Dann werde ich den Modernismus vorstellen, um den postmodernen Charakter der Diskursanalyse zu zeigen. Schließlich werde ich die Diskursanalyse in ihrer Beziehung zur Kritischen Theorie bestimmen, um zu zeigen, wie die Diskursanalyse an der Kritik der Fundamentalphilosophie durch die kritische Gesellschaftstheoretiker teilhat.

Der erste Abschnitt dieses Kapitels diskutiert wichtige Schlüsselbegriffe für das Verständnis der Foucaultschen Diskursanalyse. Der zweite Abschnitt stellt einige wichtige Theorien vor, die auf das Werk von Foucault und meine Version der Diskursanalyse von Einfluß sind. Der dritte Abschnitt stellt meinen Ansatz zur Genealogie, zur strukturalen Diskursanalyse und zur Machtanalytik vor. Der vierte Abschnitt präsentiert Beispiele einer Diskursanalyse in der Pflege und anderen Disziplinen. Der fünfte Abschnitt zeigt den Prozeß der Durchführung dieser Diskursanalyse und die Möglichkeiten, wenn überhaupt, einer Verallgemeinerung von Ergebnissen und Aufstellung von Handlungsempfehlungen.

Auf die kürzeste Form gebracht, ist dieses Buch eine Analyse eines bestimmten Pflegediskurses in den USA und Kanada aus einer besonderen Machtperspektive.

Als Rahmenkonzept ermöglicht die Diskursanalyse wichtige Interpretationen in bezug auf die Pflegediagnosebewegung zur Zeit der amerikanischen Gesundheitsreform.

Dem europäischen, vor allem französischen Publikum ist die Diskursanalyse vertrauter als dem amerikanischen (Seidel 1993). Es gibt keine sichere Methode, kein einfaches Rezept für eine Diskursanalyse. Was wir haben, sind komplexe theoretische Annahmen, Zwecke, Ziele und das Zielobjekt, das in diesem Fall der pflegediagnostische Diskurs ist.

Die Geschichte der Diskursanalyse hat zwei Hauptstränge. Die Diskursanalyse wird in der Linguistik angewandt (van Djik 1987), wo sie aus der detaillierten Wort- und Satzanalyse der geschriebenen oder gesprochenen Sprache besteht.

Die Foucaultsche Diskursanalyse jedoch konzentriert sich auf größere Diskurseinheiten. Eine Foucaultsche Diskursanalyse betrachtet zum Beispiel den gesamten «Diskurs» der Selbstantriebstechnik, statt nur eine einzelne Wortäußerung eines Selbstantriebstechnikers.

Das Ergebnis dieser Form von Diskursanalyse wurde verschiedentlich Machtanalytik, Genealogie, Archäologie, kritische Hermeneutik oder kritische Ethnographie genannt. Genau genommen jedoch, sind diese Ansätze nicht austauschbar. So habe ich die Analyse des Pflegediagnosediskurses in drei Teile – Genealogie, strukturale Diskursanalyse und Machtanalytik – aufgeteilt. Gerechtfertigt ist diese Trennung durch die jeweilige Fokussierung eines Aspekts der Pflegediagnose. Alle drei Teile beleuchten kontextuelle Machtbeziehungen, doch fokussiert jeder eine Schlüsselkomponente für die machtanalytische Thematisierung des Diskurses.

Die Genealogie interpretiert historische Machteinflüsse auf den entstehenden Diskurs. Die strukturale Diskursanalyse fokussiert die innere logische Struktur des vorliegenden Diskurses. Die Machtanalytik analysiert die Machteffekte des Diskurses zur Zeit der Reform des Gesundheitswesens. Alle drei Teile sind eng miteinander verflochten und werden nur aus Gründen der konzeptuellen Klarheit getrennt.

Im allgemeinen zielt der methodologische Ansatz der Foucaultschen Diskursanalyse auf eine interpretative Beschreibung von Machtbeziehungen im Kontext spezifisch historischer Situationen. Diskursanalyse vollzieht sich in verschiedenen Formen, je nach Schwerpunkt in der Methodologie.

Die spezifischen Ziele einer Foucaultschen Diskursanalyse sind 1. der Aufweis der historischen Existenzbedingungen des Diskurses in einer Genealogie (Loveridge 1990), 2. die Beschreibung des gesellschaftlich konstruierten Systems in einer Diskursanalyse und 3. die Analyse der Diskurseffekte innerhalb des Netzes gesellschaftlicher Machtbeziehungen in einer Machtanalytik (Powers 1992b). Beispiele für Ansätze zu diesen drei verschiedenen Schwerpunkten finden sich im dritten Abschnitt.

Für die Diskursanalyse wichtige Begriffe

Für die Zwecke dieses Buchs wird Diskurs als ein Ensemble von Ideen oder Denkmustern definiert, die in textuellen wie verbalen Kommunikationen bestimmt und auch in größeren gesellschaftlichen Strukturen lokalisiert werden können (Lupton 1992, S. 145). Der Diskursbegriff umfaßt auch Äußerungen, Ideen, Rituale, Praktiken und gesellschaftliche Beziehungen (Loveridge 1990, S. 18).

Zum besseren Verständnis der Foucaultschen Diskursanalyse empfiehlt sich die Vorstellung mehrerer methodologischer Schlüsselbegriffe und -prozesse. Die Schlüsselbegriffe lauten Macht, Widerstand, Biomacht, Repressionshypothese, Geständnis und Körper. Die Prozesse heißen Normalisierung, Medikalisierung und Klinikalisierung der gesellschaftlichen Kontrolle.

Macht

Im folgenden gebe ich mein Verständnis des Foucaultschen Machtbegriffs wieder. Dabei stütze ich mich auf die in der Bibliographie genannte Primär- und Sekundärliteratur. Der Machtbegriff gehört zum einflußreichsten Begriff in Foucaults Werk. Die vollständigste Beschreibung des Machtbegriffs findet sich in der Einleitung zur *Geschichte der Sexualität, Erster Band* (1976). Ihr entnehme ich die spezifischen Formulierungen und die allgemeine Diskussion im vierten Teil, Abschnitt 2: «Methode».

Erstens wird Macht als ein Netz oder Raster von Kräften verstanden, die zielgerichtet, relational und selbstorganisiert sind. Macht erzeugt Spannungen zwischen, innerhalb und unter Individuen und/oder Gruppen. Das heißt, daß Macht nicht als ein einzelnes, einseitig gerichtetes, verdinglichtes Phänomen mit bestimmbaren Anwendungsfällen verstanden wird. Macht wird nicht unbedingt als eine Strategie betrachtet, die von Menschen über Menschen bewußt ausgeübt wird. Das wird durch den Begriff «Mikropolitik» ausgedrückt, der die Verhandlungskomponente zwischen Menschen mit verschiedenen Machtbasen und -interessen betont.

Zweitens ist Macht ein Prozeß, der über ständige Kämpfe und Auseinandersetzungen läuft, die die Polarität der Kräfteverhältnisse verwandeln, verstärken oder verkehren. Folgerichtig wird Macht als ein Beziehungsprozeß aufgefaßt, der in kontextspezifischen Situationen verkörpert und teilweise durch seine ideologischen Effekte bestimmbar ist. Außerhalb ihrer Verkörperungen kann Macht nicht identifiziert werden.

Drittens ist Macht die Stütze, die sich innerhalb der Kräfteverhältnisse entwickelt und ein Netz oder System interagierender Diskurseinflüsse bildet. Das heißt, wo immer es Macht gibt, gibt es Widerstand gegen Macht. So wird zum Beispiel die patriarchale Vorherrschaft durch die Definition der Frauen als Nicht-Männer gestützt. In anderen Worten, das eine ist für das andere notwendig und das eine wird durch das andere definiert.

Viertens findet sich Macht in den Widersprüchen, die die Spannungen voneinander isolieren. In anderen Worten, Macht wird in der *Form* sichtbar, die die konfligierenden Ziele und Absichten der in den Machtbeziehungen involvierten Parteien annehmen.

Fünftens ist Macht durch die Strategien und Praktiken erkennbar, durch welche die Kräfteverhältnisse zur Wirkung kommen. Ein Beispiel dieser Strategien und Praktiken ist der Prozeß der Marginalisierung. Marginalisierung ist der Prozeß, durch den nicht-herrschende Diskurse vom herrschenden Diskurs anerkannt anstatt eliminiert werden. Nicht-herrschende Diskurse liefern alternative Sprecherpositionen, die sowohl ein Zielobjekt wie eine Stütze für die Machtpraktiken abgeben. Macht und Widerstand definieren sich gegenseitig. Subjektpositionen der Macht und des Widerstands konstituieren sich gegenseitig und werden gegenseitig konstituiert. Die resultierenden Machtbeziehungen werden durch die sich ständig verändernde Anziehung und Abstoßung herrschender und nicht-herrschender Diskurse innerhalb der ausgedrückten Beziehungen aufrechterhalten.

Die oben in Punkt fünf erwähnten institutionellen Manifestationen dieser Strategien und Praktiken von Macht finden sich 1. im Staatsapparat, 2. in den Gesetzen und 3. in verschiedenen gesellschaftlichen hegemonialen Diskursen wie Wissenschaft, Bürokratie, Medizin und Bildung. Macht ist keine Ideologie im Althusserschen Sinne (1973), auch wenn Ideologie als eine der erkennbaren Strategien innerhalb einzelner Herrschaftsinstanzen der Machtbeziehungen bezeichnet werden kann.

Die Ideologie des Kapitalismus, zum Beispiel, hängt notwendigerweise vom Bestehen der Arbeit ab, während sie deren Mitsprache im Entscheidungsprozeß der Kapitalproduktion marginalisiert. Die marxistische Ideologie liefert eine Perspektive, von der aus die gesellschaftliche Ordnung verständlich wird. Foucaults Begriff der Machtbeziehungen als ein Erkenntnisraster oder Rahmenkonzept für das Verstehen der Gesellschaftsordnung läßt sich auch in einer Weise benützen, die die marxistische Ideologie *einschließt*. Das Konzept eines Rasters von Machtbeziehungen ermöglicht eine Interpretation der gesellschaftlichen Ordnung, die aus praktischen Interessen, anstatt aus theoretischer Notwendigkeit hervorgeht.

Macht ist, sechstens, keine Gruppe von Institutionen oder Strukturen oder Reihe von Mechanismen, die die Unterwürfigkeit von Bürgern garantiert. Macht ist kein Modus der Unterwerfung durch Regeln anstatt durch Gewalt. Stattdessen funktioniert Macht durch Strategien und Praktiken ohne bewußte Leitung. Hier unterscheidet Foucault seinen Machtbegriff von dem in der westlichen Philosophie vorherrschenden juridisch-diskursiven. Der juridisch-diskursive Machtbegriff setzt eine demokratisch definierte Person voraus, die in souveräner Subjektbeziehung über elementare Menschenrechte verfügt (Mish'alani 1988). Foucaults Machtbegriff setzt keine wesentlichen Rechte, die dem einzelnen zukommen, voraus. Der Rechtsbegriff ist nur als eine Konsequenz der Hegemonie gesellschaftlich konstruierter *Diskurse* über das Recht relevant, nicht aber aufgrund der Existenz irgend einer *a priori* objektiven Sache genannt «Recht».

Macht ist, siebtens, keine physische Stärke, mit der wir, nach Art des philosophischen Essentialismus, ausgestattet wären. Macht bedeutet kein allgemeines System der Herrschaft einer Gruppe über eine andere. Tatsächlich betont Foucault, daß sich Herrschaftssituationen ebensosehr an den Herrschenden wie an den Beherrschten ausdrücken. Die individuellen Machtinstanzen, gewöhnlich Herrschaft oder Unterdrückung genannt, sind Effekte oder Endgestalten von Macht, Punkte im Netz oder Raster von Machtbeziehungen.

Macht ist, achtens, keine negative Beschränkung der Wahrheit oder der Rechte von Individuen oder Gruppen. Statt dessen ist Macht durch die diskursiven Praktiken der Humanwissenschaften und anderer herrschenden Diskurse *produktiv* für Wahrheit, Rechte und die gesellschaftliche Konzeptualisierung von Individuen. Teilnehmer an diesen Hauptdiskursen werden gesellschaftliche Machtagenten genannt, da ihre Handlungen als gesellschaftliche Agenten die Hegemonie der herrschenden Diskurse, in denen sie aufgezogen wurden, aufrechterhalten.

Die von den Gesellschaftswissenschaften produzierten Wahrheiten werden weithin als dem Fortschritt der Zivilisation förderlich erachtet, da sie die auf Sachkenntnis gestützte Wahlfreiheit der Gesellschaftsmitglieder vergrößern. Foucault jedoch vertritt den Standpunkt, daß eine derartige Produktion der Wahrheit umgekehrt dazu dient, die Optionen der informierten Wahlfreiheit zu *vermindern* oder zu *begrenzen*. Die Optionen werden begrenzt, weil gesellschaftswissenschaftliche Erzählungen, ganz nach dem Modell der Naturwissenschaften, vorgeben, die Menschen so zu beschreiben «wie sie sind» oder ihre «natürlichen» Kategorien von Menschen, die dann von gleicher sozialer Bedeutung sein sollen wie Gesetze in den Naturwissenschaften. Bei aller Anerkennung der Unvollkommenheiten eines jeden fachspezifischen Forschungsprozesses, sind solche Wahrheiten doch nur schwer veränderbar. Forschung, die mit dem Gewicht wissenschaftlicher Wahrheit auftritt, vermindert die informierte Entscheidungsfreiheit durch den als «normal» angesehenen gesellschaftlichen Druck.

Gesellschaftlich handlungskompetente Personen haben die Verantwortung, die Ergebnisse der wahrheitproduzierenden Diskurse in einer Weise zu verbreiten, die

Akzeptanz und Einverständnis garantiert. Zu ihnen zählen Bürokraten, Polizisten, Lehrer, Krankenschwestern, Richter, Ärzte und Mitglieder anderer Fachrichtungen, die mithilfe eines Wissenskorpus und nach Maßgabe der Effizienz und Produktivität verschiedene Aspekte des menschlichen Lebens voraussagen und kontrollieren.

Neuntens, es gibt keinen zentralen Punkt, von dem alle Macht ausgeht. Stattdessen wird diese als ein sich ständig veränderndes Netz oder Raster aus einzelnen Spannungspunkten zwischen Macht und Widerstand (herrschenden und nicht-herrschenden Diskursen) aufgefaßt. Aufgrund der Ungleichheit der Spannung werden unablässig lokale und instabile Macht- und Widerstandzustände erzeugt, aufgelöst, umgekehrt und umgebildet. Macht ist allgegenwärtig, nicht weil sie Praktiken versammelt, die aus einer einheitlichen Quelle stammen. Sie ist allgegenwärtig, weil sie in jedem Verhältnis von einem Moment zum nächsten, von einer Situation zur nächsten kontinuierlich erzeugt wird.

In jeder besonderen Manifestation übernimmt Macht eine andere komplexe strategische Existenz. Diese strategische Existenz kann in ihren lokalen Wirkungen analysiert werden, ohne daß eine allgemeine Anwendbarkeit behauptet wird. Die lokale Strategie wird in Begriffen lokaler Herrschaftseffekte auf betroffene Individuen und Gruppen beschrieben. Zum Beispiel muß die Existenz von Macht in einem einzelnen Fall von Geschlechterbeziehungen in bezug auf die Einschränkungen analysiert werden, denen sich die Handlungen aller Teilnehmer unterworfen zeigen und die nicht notwendigerweise auf andere Situationen zutreffen.

Macht wird, zehntens, bei Foucault manchmal als Macht/Wissen vorgestellt, da Macht und Wissen im Diskurs in gegensätzlicher Beziehung zu Widerstand koexistieren. Der Diskurs kann daher als Instrument und Wirkung sowohl von Macht wie von Widerstand tätig sein. Er übermittelt und produziert Macht, kann sie aber auch unterwandern und bloßlegen.

Ähnlich können auch Positionen des Schweigens Machtbeziehungen ausdrücken. Gleichzeitig können Positionen des Schweigens auch Machteffekte vermindern und seltene Bereiche der Toleranz gegenüber Widerstand aufschließen. Ein wichtiger Beitrag Foucaults ist die Betonung der mikropraktischen Ebene als der entscheidenden Ebene für die Analyse von Machtbeziehungen: die Alltagsaktivitäten, die Schnittpunkte im Raster oder Netz der Machtbeziehungen.

Aus dieser Beschreibung des Foucaultschen Ansatzes für das Verständnis der Macht ergeben sich bestimmte Implikationen:

– Macht ist keine endliche Wesenheit, die erworben, ergriffen oder geteilt wird. Sie ist nicht etwas, an dem man sich festhalten oder von dem man sich wegstehlen kann. Sie drückt sich im Zusammenspiel ungleicher und wechselnder Kräfterelationen in einem bestimmten gesellschaftlichen Kontext aus.

– Macht existiert nicht außerhalb ökonomischer, Wissens- oder sexueller Beziehungen, sondern ist ihnen inhärent. Macht ist der unmittelbar verkörperte Effekt von Teilungen und Ungleichheiten im Zuge differenzierter Distribution. Macht übernimmt in diesen Beziehungen eine direkte produktive Rolle.

– Macht ist nicht der institutionalisierte Konflikt zwischen Autoritäten und Zielgruppen. Sie wird nicht nur von oben nach unten ausgeübt. Sie funktioniert in Beziehungen der Produktion, der Familien, Gruppen, Institutionen, Diskurse und Verwandtschaft. Manchmal bilden sich größere Kraftlinien aus der Verbindung von Punkten im Machtnetz und bringen Neuverteilungen hervor. Größere Herrschaftseinheiten können auch durch Zusammenlegung von Punkten im Raster aufrechterhalten werden.

– Machtbeziehungen sind sowohl intentional als auch nicht-subjektiv. Das heißt, es gibt ein dirigierendes Moment hinter den Kraftlinien, doch sind die Strategien nicht notwendigerweise im Sinne einer Unterdrückung bestimmter Menschen oder Gruppen gemeint. Wenn Machtbeziehungen verständlich sind, dann nicht, weil sie ein Beispiel für etwas anderes sind, das sie «erklärt», sondern weil sie sich in einem Klima allgemein angenommer Ziele bilden. Diese Ziele lassen sich jedoch nur selten in ihrer Machtbeziehung identifizieren. Die Machteffekte der Mikro-Praktiken sind eher nicht-intentionale Konsequenzen. So denkt man sich zum Beispiel die Ziele eines Beschäftigungstherapeuten kaum mit Machtbeziehungen verknüpft, sondern im Dienste des gesellschaftlichen und des persönlichen Wohls des einzelnen Klienten und auf der Grundlage einer fest umschriebenen wissenschaftlichen Wahrheit. Die Effekte dieses eingegrenzten Fachgebietes jedoch erzeugen eine Machtbeziehung zwischen dem Beschäftigungstherapeuten und dem Klienten. Die Effekte dieser Machtbeziehung können bezüglich ihrer hervorgerufenen Einschränkungen und Erleichterungen analysiert werden. Daher kann man nicht sagen, daß Machtbeziehungen notwendigerweise aus der Wahl oder Entscheidung einer einzelnen Person oder Gruppe resultieren. Tatsächlich behauptet Foucault, daß die moderne Form der Macht (die er Biomacht nennt) alles andere ist als eine Verschwörung, die bestimmte Ziele der Kontrolle verfolgt. Er nennt Biomacht eine Strategie ohne Strategen, einen Modus des gesellschaftlichen Lebens, der als wohltätig und progressiv angesehen wird. Die Rationalität von Macht wird durch Praktiken charakterisiert, die auf einer eingeschränkten Ebene oft klar identifizierbar scheinen, aber sich auch verbinden und neue umfassende Systeme bilden können. Auch wenn die Logik des größeren Systems analysiert werden kann und die Ziele völlig durchsichtig sein können, so kann doch niemand namhaft gemacht werden, der die Richtung eigens vorgegeben hätte. Die Logik kann als historisch, nicht aber intentional konstruierte aufgefaßt werden.

– Wo immer es Macht gibt, gibt es Widerstand, der der Situation immanent ist.

Widerstand

Widerstand spielt die Rolle des Gegners, des Zielobjekts und/oder der Unterstützung der Macht. Analysen der Widerstandspraktiken, -positionen und -diskurse machen einen großen Teil einer Diskursanalyse aus. Macht und Widerstand konstituieren sich gegenseitig und werden auch gegenseitig konstituiert. Sie sind gegenseitig definiert. Daraus folgt, daß an allen einzelnen Punkten des Netzes der Machtbeziehungen Macht und Widerstand gemeinsam angetroffen werden können. Die Vielfalt der Widerstände jedoch konstituiert jeweils einen besonderen Fall.

Widerstände können sich, wie Macht, verbinden, um große Rebellionen oder radikale Brüche zu erzeugen, oder sie können in spezifischen Umständen isoliert bleiben. Widerstand arbeitet gegen Macht, um Machtspannungen zu verlagern oder umzukehren und neue Allianzen und Brüche, selbst innerhalb einer Person, zu bilden. So kann sich zum Beispiel der innere Widerstand einer Person gegen immer mehr Aspekte einer politischen Richtung soweit zuspitzen, daß sich die Person entschließt, die Richtung zu wechseln.

Widerstand kann auch durch den herrschenden Diskurs in jede Machtbeziehung kooptiert werden. Kooptierung von Widerstand führt aufgrund der Verminderung und/oder Brechung von Widerstand zu Vermehrung von Macht. Die Möglichkeit von Kooptierung von Widerstandsdiskursen wird in einer Diskursanalyse oft angesprochen.

Als potentielle Quellen strategischer Widerstandserzählungen empfiehlt Foucault die Untersuchung marginalisierter Diskurse, die der Ausbeutung oder Kooptierung durch hegemoniale Diskurse irgendwie entkommen sind. Die Beschäftigung mit diesen Positionsbeschreibungen soll Licht auf darin eventuell enthaltene Formen der Stärkungsstrategie werfen.

Der feministische Diskurs, zum Beispiel, partizipiert am Widerstandsdiskurs, indem er Menschen alternative Arten der Bedeutungsgebung anbietet. Solche potentiellen Subjektivitäten statten Menschen mit Sprecherpositionen, Wörtern und Redeformen aus, die den herrschenden patriarchalen Diskursen widerstehen. Da feministische Diskurse gegenwärtig vom herrschenden patriarchalen Diskurs marginalisiert werden, stehen sie vielen Menschen als mögliche Sprecherpositionen für eine nicht-patriarchale Bedeutungsgebung nicht zur Verfügung.

Biomacht und Normalisierung

Foucaults Werk thematisiert «Macht» in verschiedenen historischen Epochen. Die Art der Macht in unserer modernen Epoche jedoch nennt er wegen der Vorherrschaft des akademischen und wissenschaftlichen Diskurses «Biomacht» oder

«Macht/Wissen». Diese Vorherrschaft führt zur zunehmenden gesellschaftlichen Kontrolle des modernen Alltags durch «Normalisierungsstrategien».

Die so nutzbringend und erfolgreich gegen die Härten der Natur eingesetzte technische und instrumentelle Rationalität der empirisch-analytischen Wissenschaft ist nach Foucault in der modernen westlichen Zivilisation zum Modell allen Wissens und aller Wahrheit avanciert. Die Ausweitung dieses Ansatzes auf Menschen und menschliche Verhältnisse hat eine allumfassende Strategie ohne Strategen hervorgebracht, die in unserer modernen Gesellschaft selbstverständlich geworden ist.

Der Prozeß der Normalisierung beginnt mit der Erforschung und Veröffentlichung statistischer wissenschaftlicher Beschreibungen von Phänomenen, die auf menschliches Sein bezogen sind. Der statistische «Durchschnitt» wird irrtümlich als «normal» angenommen. Gesellschaftliche Agenten wenden die wissenschaftlichen Beschreibungen auf vormals nicht-taxierte Bevölkerungen an. Durch Taxierung, Diagnose und Behandlung, darauf angelegt, Individuen und Bevölkerungen auf den Weg der Normalität zu bringen, wird die Vielfalt abgeschnitten.

So besteht die unbeabsichtigte Hauptkonsequenz von Bio-Macht im vermehrten Aufwand und Umfang an sozialer Kontrolle auf allen sozialen Ebenen. Die Mikro-Praktiken der Biomacht konstituieren Menschen sowohl zu bedeutungstragenden Subjekten wie zu fügsamen Objekten (Powers 1992b).

Foucault behauptet nicht, die vermehrte Kontrolle als unbeabsichtigte Konsequenz der Biomachtstrategie empirisch nachgewiesen zu haben. Ihm geht es um eine Interpretation von Modernität, die sich aus situativ praktischen Interessen speist. Konkurrierende Interpretationen aus anderen, theoretisch aussagekräftigeren Positionen sind möglich und sogar wahrscheinlich. Eine Diskursanalyse zielt auf den Aufweis der Herrschaftsformen, die von einem spezifischen Diskurs gebildet werden und in einem situativen Kontext zur Unterdrückung von Menschen beitragen.

Die Repressionshypothese

Die Repressionshypothese ist ein unbeabsichtigtes, aber nützliches Korollar der Biomacht. Foucaults Vorstellung der Repressionshypothese ist von Nietzsche beeinflußt, d.h. von «der Art und Weise, in der Macht die Illusion von Sinn zur eigenen Beförderung benutzt» (Dreyfus/Rabinow 1983, S. XXVII). Nietzsche zeigt, wie Macht die Illusion einer absoluten Wahrheit zur Unterstützung eigener Strategien benutzt und zwar jenseits aller organisierten Verschwörung. Foucault nennt diese Illusion die Repressionshypothese.

Die Repressionshypothese ist der kulturelle Mythos oder die Annahme, die Enthüllung wissenschaftlichen Wissens befördere den Fortschritt der Zivilisation, indem sie nützliche Wahrheiten über Menschen produziere, die vorher nicht bekannt waren. Ferner wird angenommen, die Enthüllung wissenschaftlicher Wahrheit setze gewöhnliche Menschen in den Stand, sich – zu eigenem wie auch zum Nutzen der Zivilisation qua Wissenschaft – zu informieren und an den Systemen der Macht/des Wissens zu partizipieren.

Die Kontrollfunktion von Sozialwissenschaft soll dem Fortschritt der Zivilisation dienen, da die Resultate angeblich wertfreie, objektive Wahrheiten sind, die jedermann offenstehen. Vertrauen in wissenschaftliche Forschung soll für informierte Individuen und Gruppen Wahlfreiheit verschaffen. Vertrauen in die Autorität einer Person oder Position soll den Freiheitsspielraum mindern, da man nicht «selbst denkt», wenn man sich einfach auf die «Worte des anderen verläßt».

Oberflächlich betrachtet scheint der Glaube an die Idee der Repressionshypothese der Strategie der Biomacht und der zunehmenden Kontrolle über menschliches Leben zu widersprechen und zu widerstehen. Foucault jedoch behauptet, daß die Annahme der Wahrheit der Repressionshypothese die allgemeine Strategie der Biomacht unterstützt, da sie ein gewisses Maß an Selbsttäuschung einschließt. Als kultureller Mythos erzeugt die Repressionshypothese ein nicht-kritisches Verhalten von Menschen in bezug auf die Autorität wissenschaftlicher Wahrheit. Der Einfluß dieses kulturellen Mythos kann an dem Vertrauen abgelesen werden, das Menschen Vorstellungen entgegenbringen wie: «Die Wahrheit macht uns frei», «Je mehr wir wissen, desto weniger können wir betrogen werden», oder: «Frei zugängliches wissenschaftliches Wissen hält die Behörden von unkontrollierter Macht ab» (Dreyfus/Rabinow 1983; Powers 1992 b).

Vertreter von Wissenschaftsdisziplinen stimmen darin überein, daß wissenschaftliche Wahrheit niemals absolut ist, daß neue Forschung Befunde revidieren oder gar umkehren können und daß «normal» nicht «durchschnittlich» bedeutet. Der Öffentlichkeit jedoch wird wissenschaftliche Wahrheit so dargeboten, als bezöge sie sich auf die Dinge, «so wie sie sind». Die Folge ist, daß eine Abweichung von mehr als zwei Standardabweichungen vom Mittelwert eine Art von Abnormalität ist, die, meist kostenträchtig, von einer hochqualifizierten Kraft behandelt werden muß. Die Entscheidungen einer derart «informierten» Öffentlichkeit sind eher begrenzt als erweitert, doch tritt das Täuschungsmoment dieser Art von «Entscheidungskompetenz» nicht sogleich zutage.

Die Repressionshypothese kann als eine ideologische *Strategie* der Biomacht aufgefaßt werden, die in der allgemeinen Öffentlichkeit folgende nützliche Annahmen produziert:

- Wahrheit ist absolut und existiert getrennt von Unterdrückung.

- Wahrheit kann nur dann zur Herrschaft über Menschen benützt werden, wenn diese sich dessen nicht bewußt sind.

– Herrschende Gruppen fürchten gegenüber untergeordneten Gruppen die Offenlegung der Wahrheit, also unterdrücken sie sie.

– Wenn Wahrheit jedoch offengelegt wird, wie dies in einer «freien» Gesellschaft geschieht, können untergeordnete Gruppen die absolute Wahrheit auch zur Verhinderung der Unterdrückung durch gesellschaftlich handlungsbefugte Personen benutzen.

Leider ist es nur so, daß die Wahrheit von eben diesen gesellschaftlichen Agenten *produziert* wird.

Letztlich liegt es im Interesse der sich ausweitenden Kontrolle der Biomachtstrategie, daß die Ideologie der Repressionshypothese weithin geglaubt wird, da durch sie die Gegensatzbeziehung von Macht und Widerstand (Biomacht und Repressionshypothese) aufrechterhalten wird. Die daraus folgende Herrschaft hält an der Offenlegung von Wahrheiten fest, die angeblich die Unterdrückung reduzieren, in Wirklichkeit jedoch zur bereitwilligen Kooperation bei der Verbreitung sozialer Kontrolle, die angeblich in jedermanns Interesse liegt, führen.

Unter der Biomacht und der Repressionshypothese ist die technische, instrumentelle Zweck-Mittel-Vernunft auf die Ebene eines gesellschaftlichen Prinzips erhoben worden (Aronowitz 1992, S. 302). Radikale Vorstellungen, die einen Widerstand gegen die zunehmenden Machteffekte vertreten, werden nicht behindert, aber auch nicht gehört, da sie «unsinnig», «unordentlich», «unzivilisiert» und «unwissenschaftlich» erscheinen. Überzeugung ist keine Methode, sondern ein Inhalt (S. 309). Das heißt, daß Überzeugung ein Diskurs ist: selbst mögliches Objekt wissenschaftlicher Untersuchung. Nach außen ist der Überzeugungsdiskurs der Überredung ein Diskurs des Einverständnisses mit den normalisierenden Wahrheiten der Sozialwissenschaft, anstatt ein Diskurs über die Ethik der Überzeugung selbst.

Das Geständnis

Ein wichtiger Aspekt der Humanwissenschaften ist nach Foucault die Konstruktion von sich selbst offenbarenden Subjekten, die notwendiger Bestandteil der Forschungsanstrengung sind. Wegen seiner Wurzeln in der religiösen Praxis und späteren Adoption durch die Psychiatrie nennt er diesen Prozeß «Geständnis». Persönliche Auskünfte und Meinungen gegenüber gesellschaftlich Handlungsbefugten zu bekennen, wird als sowohl nützlich für die Person als auch wertvoll für die Forschung angesehen. Nach Foucault erfüllt das Geständnis persönlicher Wahrheit eine gesellschaftliche Funktion, die in unserer modernen Existenz zur Obsession geworden ist und der Medizin (Dreyfus/Rabinow 1983) und Pflege als Modell dient.

Das gestehende Individuum faßt den Prozeß therapeutisch auf, da er wertvolle Einsichten über es selbst enthüllt, die ihm vorher verschlossen waren. Die Enthüllung solcher Einsichten soll «erklären», warum Menschen so sind, wie sie sind, und dient auch der allgemeinen wissenschaftlichen Menschenkenntnis. Die Annahme lautet, daß das Leben «verbessert» werden kann, wenn wir mehr darüber wissen, wie die meisten Menschen sind. Die Enthüllung vormals unbekannter Einsichten über sich selbst ist so attraktiv geworden, daß Menschen sogar bei Einsichten in ihre Vergangenheit ertappt wurden, die jeder faktischen Basis entbehrten.

Die durch Biomacht und Repressionshypothese bewirkte Kontrolle funktioniert durch Normalisierung der Individuen: Das Geständnis sorgt für Daten der sich selbst offenbarenden Individuen, die dann zum Zwecke einer normalisierenden Intervention mit fachspezifischen Standards verglichen werden. Das zum Beispiel in vielen Disziplinen, auch in der Pflege, durchgeführte «Assessment» bedient sich sprechender Subjekte, um einen Vergleich der so eingeschätzten Person mit der wissenschaftlich als normal angegebenen Version anzustellen.

Geständnis in diesem Sinne ist keine Praxis, die auf Religion oder Psychiatrie begrenzt ist, sondern eine allgemeinere Mikropraxis, die in Diskursen wie Bildung, Soziologie, Regierung, Pflege, Medizin und Volkskultur in der Form von Talk-Radios und Selbsthilfe-Handbüchern aufgefunden werden kann. Der Wert des Geständnisses ist in unserer Gesellschaft unangefochten.

Der Körper

Entscheidend für jede Diskursanalyse der Pflege ist das Verständnis des Foucaultschen Begriffs des physischen Körpers als Schauplatz von Machtbeziehungen. Der menschliche Körper wird als physischer «Raum» oder Ort für gesellschaftliche Herrschaftstechniken, inklusive Pflege und Medizin, aufgefaßt. «In der diskursiven Geschichte von Strategien, die uns sichtbar, erkennbar und artikulierbar machen, haben wir einen intensiven Gebrauch von der Metapher des Körpers als einer Quelle von Gesundheit und Ordnung, Krankheit und Unordnung gemacht» (O'Neill 1986, S. 352).

Körper werden als Endpunkte im Gewebe oder Raster von Machtbeziehungen zwischen Macht/Wissen und Widerstand betrachtet (Doering 1992). Wegen unserer Teilhabe an vorgegebenen Körperdiskursen wie denen der Medizin und Biologie, ist die Betonung des Körpers in der Analyse des Pflegediskurses besonders wichtig. «Ein großer Teil des als allgemeine, wertfreie und ahistorische Wahrheit vorgestellten Wissens über den menschlichen Körper wird genauer als Macht/Wissen-System beschrieben, das für Körper spezifisch, auf eine historische Zeit bezogen, von den Werten und der Moral der Zeit bestimmt und von den bestehenden Machtstrukturen beeinflußt ist» (Allman 1992).

Foucaults Position zu «Körpern» ist um wichtige Einsichten des feministischen Diskurses bezüglich rasse- und geschlechtsbedingter Herrschaft ergänzt worden. Foucaults Werk legt kein Schwergewicht auf die rassische und geschlechtliche Funktionalisierung von Körpern als eine Form der hegemonialen Herrschaft. Der feministische Diskurs jedoch lenkt unsere Aufmerksamkeit auf den wichtigen Umstand, daß Körper bereits stets geschlechtliche Körper sind (Allen/Allman/Powers 1991). Rasse und Geschlecht sind soziokulturelle Organisationen von Rollen und Identitäten, nicht einfach natürliche Kategorien, die in Betracht gezogen werden müssen (Calhoun 1992). Die Teilnahme weiblicher Pflegepersonen am patriarchalen Körperdiskurs schafft eine bestimmte Spannung innerhalb der Pflegepraxis. Der Diskurs der Pflegediagnose ist ein gutes Beispiel für diese Spannung.

Eine eigene Diskursanalyse des Rassismus und Sexismus könnte vollständig auf einer feministischen Anwendung des Foucaultschen Begriffs von Macht und Körper aufgebaut werden. Die kulturelle Produktion und Reproduktion von Rasse und Geschlecht ist in der Pflege eine verbreitet anzutreffende diskursive Position. Eine Analyse dieses Diskurses hätte eine Revision der Basiskategorien zur Folge, anstatt nur eine einfache Verminderung der objektiven Konsequenzen des Aussortierens aufgrund empirischer Merkmale wie der Hautfarbe (Calhoun 1992, S. 251).

Das Geschlecht zum Beispiel sollte besser als Verb, anstatt als Substantiv aufgefaßt werden, denn die Menschen *haben* kein Geschlecht, sondern werden zu einem solchen *gemacht*. Es ist ein aktiver, gesellschaftlicher, produktiver Prozeß von Machtbeziehungen, kein statisches, verdinglichtes Element an bereits existierenden Körpern. Eine solche Perspektive ist im gegenwärtigen Pflegewesen sicher nicht verbreitet (Allman 1991).

Medikalisierung und Klinikalisierung

Die Medikalisierung und Klinikalisierung genannten zwei Prozesse gesellschaftlicher Kontrolle (O'Neill 1986, S. 353) dienen der Illustration der Machtbeziehungen zwischen Biomacht, Repressionshypothese, Medizin, Pflege und Körper. Diese Verbindungen ermöglichen das Verständnis der Rolle eines Pflegediskurses als Teil der Ausweitung der Biomachtstrategie in Richtung wissenschaftliche Kontrolle durch Normalisierung.

Medikalisierung der gesellschaftlichen Kontrolle tritt ein, wenn «System»probleme von Ordnung und Abweichung in der Gesellschaft nach dem medizinischen Modell der «Krankheit» gefaßt und dabei andere Diskurse wie Ästhetik und Ethik umgangen werden. Menschliche Probleme werden nicht als gesellschaftliche diskutiert und kritisiert, sondern als «Störungen», die nach dem Modell der Diagnose und Behandlung gelöst werden müssen.

Durch Medikalisierung werden Institutionen nicht als menschliche Gemeinschaften angesehen, sondern zu «Systemen» verdinglicht, werden interaktive menschliche Beziehungen zu «Resultaten» erklärt und menschliche Situationen im gesellschaftlichen Kontext durch «Diagnosen» ersetzt. Zur technischen Kontrolle dieser technischen Probleme, abgeschnitten von ihren kontextuellen, ethischen und humanen Dimensionen, wird dann die Wissenschaft eingesetzt. Gesellschaftliche Beziehungen werden zunehmend als dingliche Beziehungen aufgefaßt.

So setzt die Medikalisierung in wissenschaftlicher Manier «Körperwörter» ein, die sie als wertfrei annimmt, beseitigt Kritik, fördert Kontrolle und geht von der Wünschbarkeit ihrer eigenen Resultate aus. Beispiele dieser «Körperwörter» sind «Fehlanpassung», «minimale zerebrale Dysfunktion», «hormonales Ungleichgewicht» und «genetische Ursachen» z. B. des Alkoholismus. Kürzlich wurde Gewalt eine «Epidemie» im Gesundheitswesen genannt. Eine derartige Bezeichnung leugnet komplett den komplexen gesellschaftlichen Kontext zugunsten eines medizinischen «Krankheits»ansatzes. Die Soziobiologie bietet ein ähnliches Beispiel der Anwendung von Körperwörtern auf gesellschaftliche Situationen (siehe Rushton/ Bogaert 1989, mit Kommentar von Leslie 1990). Der Vorteil bei der Beschreibung gesellschaftlicher Probleme in Begriffen von Krankheit liegt natürlich darin, daß sich zur Zeit viele Geldquellen für die Behandlung von Krankheiten auftun, was sich bei gesellschaftlichen Problemen nicht gerade sagen läßt.

Die diskursive Strategie der Klinikalisierung funktioniert in Verbindung mit Medikalisierung. Wenn die Probleme der sozialen Ordnung und des abweichenden Verhaltens medizindiagnostisch gefaßt werden, dann muß die «Behandlung» solcher Probleme an Körpern in einem physisch medizinischen Raum geschehen, in einem klinischen Setting, das von der Autorität gesellschaftlicher Agenten, inklusive Pfleger und Ärzte, angeordnet wird.

Das klinische Denken in der Medizin bewegt sich daher im Kontext eines medizinischen Diskurses, der nicht auf einem Begriff persönlicher Identität basiert, sondern auf der Existenz des menschlichen Körpers als eines einzuwirkenden Raums (Scott 1987). Tatsächlich behauptet Foucault, daß die Medizin unter dem «ordnenden Blick» der Autorität – des Arztes – aus einer sprachliche Reorganisation des Krankheitsbegriffs innerhalb des Körperraums entstanden ist. Diese sprachliche Reorganisation konstituiert, was Foucault die historischen Bedingungen der Möglichkeit des medizinischen Diskurses nennt (Foucault 1975).

Bezeichnenderweise beruht die Reform des Gesundheitswesens in den Vereinigten Staaten zu einem Teil auf einer Änderung des Profits, was wiederum ein enormes Veränderungspotential für den Blick des medizinischen Diskurses auf den Raum des menschlichen Körpers darstellt. Honorare für die einzelne ärztliche Dienstleistung werden durch kontinuierliche Entlohnung über Versicherungsgesellschaften ersetzt. Im ersteren System ist der Profit an eine Krankenbehandlung geknüpft. Im letzteren System springt Profit nur dann heraus, wenn Menschen gesund bleiben und keine Versorgung in Anspruch nehmen müssen. Diese Reorganisierung wird weitreichende Wirkungen auf die Machtbeziehungen zwischen den Disziplinen des Gesundheitswesens haben, da sich der Schwerpunkt auf dem menschlichen Körper als Schauplatz von Machtbeziehungen verändern wird. Wenn Geld dadurch verdient wird, daß Menschen gesund bleiben und nicht dadurch, daß sie bei Krankheit behandelt werden, wird der Kontext der Individuen unweigerlich an Bedeutung gewinnen. Diskurse der Prävention werden vor Diskursen der Krankheitsbehandlung Vorrang haben, weil nur so Profit gemacht werden kann. Umfangreiche soziale Vorsorge- und Kontrollmaßnahmen auf Bevölkerungsebene werden den Diskurs von Maßnahmen auf individueller Ebene ablösen. Die Implikationen dieser Situation für die Pflege werden im fünften Kapitel behandelt.

Die verschränkten Prozesse der Medikalisierung und Klinikalisierung sind geeignet, die bestehende Herrschaft der Medizin in der Gesellschaft zu schützen und zu vergrößern. Zeit, Raum und Diskurs sind keine transzendentalen Begriffe, sondern wohnen individuellen Körpern und Bevölkerungen unmittelbar ein und durchdringen unsere Wahrnehmungen, wahrgenommenen Grenzen, Optionen und Ansätze (Scott 1987). Der Diskursanalytiker darf also diese nicht außerhalb des menschlichen Körpers verorten. Indem das gegenwärtige Pflegewesen das medizinische Modell im erweiterten Anwendungsbereich wahrheitsproduzierender Pflegediskurse wie dem der Pflegediagnose reproduziert, nimmt es an der Medikalisierung und Klinikalisierung der gesellschaftlichen Kontrolle teil.

Die begriffliche Anordnung des physischen Körperraums kann mit der Zeit zu ganz verschiedenen Zwecken gebildet oder aufgelöst werden. Ein solcher Zweck ist zum Beispiel die Bildung neuer Diskurse und darauf bezogener diskursiver Praktiken. Wie gezeigt werden soll, richtet der Diskurs der Pflegediagnose auf seine Art Zeit und Raum auf spezifische Ziele aus. Er tut dies unter Verwendung eines wahrheitsproduzierenden Diskurses in bezug auf Machtbeziehungen, die für Körper, die dem medizinischen Raum bereits zugewiesen sind, spezifisch sind. Die Fortschreibung dieser Anwendung in den Kontext der Gesundheitsreform hinein ist fragwürdig.

Theoretische Einflüsse

Dieser Abschnitt stellt die theoretischen Haupteinflüsse auf das Werk von Foucault vor. Sie sind für das Verständnis der methodologischen Ansätze zur Diskursanalyse wichtig. Die wichtigsten theoretischen Einflüsse auf die Konzeptualisierung einer Diskursanalyse sind die Philosophen Nietzsche und Wittgenstein, die Tradition der Kritischen Theorie, die Kritik der «Fundamentalphilosophie» und der Postmodernismus.

Nietzsche und Wittgenstein

Jeder Definitionen produzierende Diskurs ist heute mit der Beobachtung konfrontiert, daß sich die sogenannten «empirischen» Definitionen historisch und diskontinuierlich ändern; daß sie keine transzendentalen oder allgemeinen Subjekte, Bedeutungen, Strukturen, Realitäten oder Prozesse reflektieren (Allen 1986). Daher wollte Wittgenstein alle philosophischen Probleme als Ausdruck von Spannungen zwischen und innerhalb intra- und interdisziplinärer Diskurspraktiken behandelt wissen. Ohne Definitionen oder Wesensbestimmungen heranzuziehen, werden philosophische Fragen als Spannungen zwischen diskursiven Praktiken verstanden. Die Problemanalyse wird zu einer Beschreibung der diskursiven Spannungen in all ihrer Konkretheit und Situiertheit (Mish'alani 1988, S. 4).

Foucault war nicht nur durch Wittgensteins historischen Aspekt von Definitionen und definitionsproduzierenden Diskursen beeinflußt, sondern auch durch Nietzsches These von den historischen und Machtkomponenten der Definitionen. Für Nietzsche wird der Definitionsakt immer dann von entscheidender Bedeutung für die philosophische Analyse, wenn eine bestehende Definition in Frage gestellt wird. Ein Redefinitionsversuch wird folglich als eine Strategie verstanden, Zugang zur Hegemonie oder Herrschaft eines Diskursmodus über andere zu erlangen (Mish'alani 1988, S. 9). Etwas zu definieren oder zu redefinieren, kommt einer Bewegung von Macht gleich.

Nach Nietzsche besteht der übliche Gebrauch von Begriffen aus historischen Konglomeraten, Entstellungen, Dominierungen, Plünderungen, Verschiebungen, Verdrängungen, Vertauschungen und Auferlegungen (Mish'alani 1988, S. 9). Mit einiger Geduld läßt sich dieses Knäuel der diskursiven Formation in einer Analyse entwirren, die Nietzsche Genealogie nennt. Foucault, der den Terminus «Genealogie» übernimmt, stimmt mit Nietzsche darin überein, daß jeder Versuch einer Analyse als eine andere Interpretation, als eine andere Herrschaft von Macht betrachtet werden muß.

Da die Machtkomponenten und historischen Komponenten einen derart wirren Knoten aus verschobenen Bedeutungen, Definitionen und interessierten Parteien schürzen, ist für Foucault ein Diskurs auf der Gegenwartsebene alleine nicht analysierbar. Eine Diskursanalyse muß daher zugleich aus einer genealogischen und einer machtanalytischen Perspektive im Nietzscheschen Sinne und einem anderen historisch situierten, spannungsanalytischen Diskurs im Wittgensteinschen Sinne gesehen werden.

Kritische Theorie

Ein anderer wichtiger Einfluß auf Foucaults Begriff der Diskursanalyse geht von der sogenannten Kritischen Theorie aus. Diese Tradition wurzelt zum Teil im

Marxismus, andere Einflüsse jedoch kommen aus der literarischen Tradition der Kritik und Literaturkritik (DeMarco et al. 1993). Die Kritische Theorie wurde wiederholt als ein angemessener und nützlicher Ansatz für die Pflegeuntersuchung vorgestellt (Thompson 1985; Thompson 1987; Allen 1985; Hedin 1986; Dzurec 1989; Doering 1992).

Was wir heute Kritische Theorie nennen, geht auf die marxistischen Studien des Frankfurter Instituts für Sozialforschung zurück, das 1923 gegründet wurde und unter dem Namen «Frankfurter Schule» bekannt ist (Held 1980). Die Arbeiten der mit diesem Institut verbundenen Autoren bilden keinen einheitlichen Korpus, da es zwischen den primären Autoren – Horkheimer, Adorno, Marcuse, Löwenthal und Pollock – wesentliche Differenzen gibt. Diese Differenzen hindern uns jedoch nicht daran, die «Position» der Frankfurter Schule in etwa zu bestimmen. Der im Zusammenhang mit der Kritischen Theorie gegenwärtig am meisten genannte Jürgen Habermas war in den sechziger Jahren Assistent bei Adorno und ist immer noch sehr einflußreich, allerdings mehr in Europa als in der anglo-amerikanischen Gesellschaftstheorie (Held 1980).

Leonard (1990) definiert Kritische Theorie als eine Analyse, die sich gegenüber historisch entstandenen gesellschaftlichen und politischen Institutionen, die Menschen unterdrücken, kritisch verhält und zugleich eine bestimmte praktische Absicht verfolgt. Die praktische Absicht einer kritischen Gesellschaftstheorie ist die Bereitstellung von Mitteln, die es den Menschen ermöglichen, repressive Situationen, ob sie nun als solche von den Betroffenen wahrgenommen werden oder nicht, zu ändern. Eine kritische Theorie ohne praktische Dimension wäre nach Leonard «nach eigenen Maßstäben gescheitert» (1990, S. 3). Kritische Theorie zielt auf die Initiierung von Selbstbefreiungsprozessen in unterdrückten Gruppen, sofern diese bezüglich der historisch entstandenen, herrschenden Ideologie, die ihre Erfahrung strukturiert, in ihrem eigenen Kontext existieren.

Mithilfe der Begriffe der Ideologie und des falschen Bewußtseins sucht kritische Theorie Möglichkeiten zu bestimmen, durch die gesellschaftliche Phänomene weniger repressiv sein könnten und die in der Gegenwart angelegt sind. Das letzte Ziel einer kritischen Theorie ist die Emanzipation von Menschen als Folge der Bewußtwerdung einer alternativen Interpretation, die eine andere und bessere Zukunft einschließt (Molony 1993).

Um den für Foucault einflußreichen Ansatz der Kritischen Theorie bezüglich Macht und Unterdrückung besser zu verstehen, wenden wir uns im folgenden Abschnitt den Begriffen der Ideologie und des falschen Bewußtseins zu.

Ideologie und falsches Bewußtsein

Althusser definiert Ideologie als eine «Darstellung des imaginären Verhältnisses der Individuen zu ihren wirklichen Lebensbedingungen» (Althusser 1973, S. 147).

Das heißt: Ideologie ist eine Interpretation einer Beziehung, die gesellschaftliche Bedeutung erzeugt. Ideologie ist ein Prozeß, der die Tatsache verdunkelt, daß Werte im Sinne einer Unterdrückung von Menschen funktionieren. Marxistische Theorie schließt Beschreibungen von Ideologien ein, die Menschen unterdrücken.

Ideologie kann auch als das Bestehen und Funktionieren einer unterdrückerischen Interpretation gefaßt werden, die den Handelnden verborgen ist, ihnen aber erkennbar wäre, wenn sie ihnen vorgestellt würde. Gleichzeitig muß jedoch bemerkt werden, daß es nicht notwendig ist, eine absolut wahre Version der «richtigen» Interpretation oder der Existenzbedingungen zu postulieren, auf die man sich bei der Feststellung einer Täuschung bezieht.

Nach Habermas funktioniert Ideologie in unserer fortgeschrittenen industrialisierten Gesellschaft unbewußt als ein Mittel von Herrschaft, indem sie die Individuen davon abhält, sich in zunehmenden Bereichen des Lebens als ausgebeutet wahrzunehmen (Molony 1993). Für den Marxismus zum Beispiel funktioniert die Ideologie des Kapitalismus im Sinne einer Herrschaft der besitzenden Klasse über die arbeitende Klasse. Darauf bezieht sich die marxistische Theorie mit dem Begriff des falschen Bewußtseins. Diese Ideologie operiert mit dem Glauben an eine Arbeit für den persönlichen Gewinn – während der arbeitenden Klasse gezeigt werden kann, daß ihre Arbeit lediglich dazu dient, die Produktionsbedingungen (und -verhältnisse) nicht zum eigenen, sondern zum Nutzen der besitzenden Klasse zu reproduzieren. Die marxistische Theorie benützt den Terminus «falsches Bewußtsein», weil die marxistische Ideologie die Existenz eines «richtigen» Bewußtseins annimmt, in dem die Herrschaftsbeziehungen «enthüllt» sind.

Daß innerhalb des Diskurses, der die Ursache des falschen Bewußtseins ist, irgendeine wahre Bedeutung oder Interpretation schlummert, nimmt Foucault nicht an (Dreyfus/Rabinow 1983). Menschen können von einer Interpretation der Realität getäuscht und doch wieder nur durch eine andere Interpretation von ihrer Täuschung überzeugt werden, eine Interpretation, die in diesem Kontext vorzuziehen und/oder erklärungskräftiger zu sein scheint. Die Interpretation muß nicht im objektiven Sinne «richtiger» sein, sondern mag für Menschen in einem bestimmten Kontext und zu einer bestimmten Zeit *vorzuziehen* sein.

Beide Vorstellungen von Ideologie und falschem Bewußtsein beeinflußten Foucaults allgemeineren Begriff der Funktionsweise der Macht, des Widerstandes und der Repressionshypothese im situationsspezifischen Diskurs. Da Foucault nicht beansprucht, von einem Jenseits der von ihm beschriebenen Machtbeziehungen heraus zu sprechen, entstehen bestimmte Fragen: Was für eine Art von Untersuchung ist eine Diskursanalyse? Ist sie eine andere Art von Wissenschaft? Ist sie eine philosophische Untersuchung? Befördert eine Diskursanalyse selbst die Strategie der Biomacht? Die Antworten auf diese Fragen hängen ab 1. von den Vorstellungen der Fundamentalphilosophie und des Postmodernismus innerhalb der Wissenschaft, 2. von der Kritik der Fundamentalphilosophie durch die Kritische Theorie und 3. vom Postmodernismus der Foucaultschen Diskursanalyse.

Fundamentalphilosophie und ihre Kritik durch die Kritische Theorie

Ich diskutiere die Fundamentalphilosophie, um zu zeigen, wie ein Foucaultscher Stil von Diskursanalyse aufgrund dessen, daß er an der Kritik der Fundamentalphilosophie durch die Kritische Theorie teilhat und sie noch erweitert, anti-fundamentalphilosophisch ist. Diese Diskussion soll folgende Fragen klären: Wie geht die Machtperspektive einer Diskursanalyse mit den Problemen ihrer eigenen Stellung innerhalb der von ihr beschriebenen Machtbeziehungen um? Wie geht sie mit dem Problem der Handlungsempfehlungen um, die in Leonards Definition der kritischen Theorie verlangt werden?[1]

Das Wort «Fundamentalphilosophie»[1] *(foundationalism)* beschreibt einige der Voraussetzungen, die der empirisch-analytischen Tradition von Wissenschaft zugrunde liegen. «Empirisch-analytisch» muß von «empirisch» unterschieden werden; letzteres meint die sinnliche Evidenz des Gegebenen (Lowenberg 1993). Die empirisch-analytische Tradition bezeichnet einen engeren Ansatz der Beschreibung einer als vorgegeben angenommenen Realität durch sinnliche Daten.

Die sogenannten «Naturwissenschaften» (Physik, Chemie, Biologie etc.) gehören zu den gemeinhin zitierten Beispielen der empirisch-analytischen Tradition und exemplifizieren, was in der gegenwärtigen Literatur «Fundamentalphilosophie genannt wird. Ursprünglich waren die Methoden der empirisch-analytischen Wissenschaften für die technische Ausnutzung und Kontrolle der natürlichen Phänomene gedacht und ausdrücklich beabsichtigt (Held 1980; Kusch 1991).

Nach Habermas sind Menschen sowohl Subjekt als auch Objekt von Kontrollstrategien geworden, die ursprünglich für die Natur gedacht waren (Kusch 1991). Für Habermas (1968) sind Wissenschaft, Technologie, Industrie und Verwaltung

---

1 Der Begriff «foundationalism» geht zurück auf Richard Rortys Buch *Philosophy and the Mirror of Nature* (dt.: Der Spiegel der Natur. Eine Kritik der Philosophie), in dem der Autor den Anspruch der Philosophie kritisiert, sie sei «foundational in respect to the rest of culture» (sie könne «jegliche übrige Kultur fundieren»), das heißt «Fundamentalphilosophie» in dem Sinne, daß sie die «foundations of knowlegde» (die «Fundamente der Erkenntnis») begreift. Gegen diese Prämisse, die Rorty zufolge das Denken seit Kant geprägt hat, führt er das Spätwerk von drei Philosophen ins Feld: Wittgenstein, Heidegger und Dewey. Im Anschluß an die deutsche Rorty-Übersetzung geben wir im folgenden «foundational» mit «Fundamental-» wieder. A.d.Ü.

eng miteinander verflochten und erfordern eine ständig steigende technische Kontrolle über Natur und Menschen, um die als wertfrei angenommenen Ziele der Vorhersagbarkeit und Effizienz aufrechtzuerhalten. Die Kritik der kritischen Gesellschaftstheoretiker richtete sich gegen die fundamentalphilosophischen Annahmen der empirisch-analytischen Wissenschaftstradition in Gestalt der empirischen Schule der Philosophie: des logischen Positivismus.

Logischer Positivismus ist der Name für die philosophischen und wissenschaftlichen Positionen der Wiener Schule. Diese Gruppe von Mathematikern und Philosophen traf sich ab 1907 und trat bis Mitte der dreißiger Jahre mit Veröffentlichungen hervor (Passmore 1967). Sie bemühte sich um Festlegung *wissenschaftlicher* Maßstäbe für alle sinnvollen Wahrheitssätze in der Wissenschaft und nahm an, daß das Wesen wissenschaftlicher Erkenntnis begriffen sei (Mish'alani 1988).

Hinsichtlich der Beziehung der Wahrheitssätze in der empirisch-analytischen Wissenschaft zur Existenz einer objektiv vorgegebenen nicht-gedeuteten Realität gibt es vier Grundannahmen im fundamentalphilosophischen Ansatz des logischen Positivismus. Diese vier Annahmen sind für das Verständnis der Kritik der Fundamentalphilosophie durch die Kritische Theorie entscheidend.

Die erste Annahme ist die Existenz einer Grundlage von nicht- oder vor-interpretierten Fakten in einer objektiv realen Welt, die durch Menschen sinnlich wahrnehmbar ist. Zweitens wird eine direkte Korrespondenz zwischen unserer sinnlichen Wahrnehmung und diesen absolut wahren Fakten angenommen. Drittens wird angenommen, daß Faktum und Wert zwei getrennte und voneinander unabhängige Bereiche sind und daß sich die empirisch-analytische Wissenschaft nur mit Fakten abgibt und nicht auch gleichzeitig mit Werten. Da es die empirisch-analytische Wissenschaft, viertens, nur mit wahren Fakten zu tun hat, kann sie das Wesen der Dinge und ihre Beziehungen, etwa Kausalbeziehungen, erkennen (Held 1980).

Von diesen fundamentalphilosophischen Annahmen ausgehend, behauptet der logische Positivismus für die empirisch-analytische Tradition vollständige Wertfreiheit. Diese Annahmen konstruieren eine Position, von der aus eine wertfreie Kritik anderer, konkurrierender Wissenschaftsrichtungen geleistet werden können soll. Der logische Positivismus nimmt die Existenz einer transzendentalen unabhängigen Basis für die Beurteilung konkurrierender Wertansprüche an.

Die Annahme der Existenz «nackter Fakten» ermöglicht eine unabhängige Grundlage, auf die man sich bei der Unterscheidung zwischen theoretischen und empirischen Ansprüchen berufen kann. Von einer solchen wertfreien Perspektive aus kann jeder Diskurs, dessen Behauptungen nicht auf diesen «nackten Fakten» beruht, als illegitim oder irrational abgewiesen werden. In diesem Zusammenhang sollte bemerkt werden, daß es kritische Theoretiker gibt, die die Trennung von Faktum und Wert und die Wertneutralität der empirisch-analytischen Tradition ablehnen, ohne deswegen auch die Existenz «nackter Fakten» abzulehnen (siehe z. B. Althusser 1971).

Aufgrund dieser fundamentalphilosophischen Annahmen behauptet der logische Positivismus, daß menschliche Rationalität auf die empirisch-analytische wissenschaftliche Perspektive begrenzt und allen anderen Diskursen, wie dem ethischen und ästhetischen, abzusprechen sei. Wissenschaft ist in dieser Sicht der einzige Modus, Realität rational vorzustellen (Held 1980). Daraus folgt, daß Philosophie und Ethik keine Macht haben, wissenschaftliche Behauptungen zu kritisieren, weil diese Disziplinen im Unterschied zur empirisch-analytischen Wissenschaft Werturteile zulassen.

Von anderer Seite wurden diese fundamentalphilosophischen Annahmen des logischen Positivismus auch auf die Humanwissenschaften oder Sozialwissenschaften angewandt. Diese sollten sich auf einen wahren wissenschaftlichen Status nach der Art der Naturwissenschaften hinbewegen. Kritische Theoretiker und Foucault wandten sich gegen die Annahmen des logischen Positivismus und deren Ausweitung auf die Sozialwissenschaften. Foucault «verhielt sich kritisch gegenüber den Humanwissenschaften als einem zweifelhaften und gefährlichen Versuch, eine Wissenschaft vom Menschen nach dem Muster von Naturwissenschaften zu entwerfen» (Dreyfus 1987, S. 311).

Die Autoren der Frankfurter Schule wiesen überzeugend nach, daß fundamentalphilosophische Ansprüche auf wahres Wissen nicht wertfrei, sondern eindeutig an bestimmte soziale Projekte, Werte, Interessen, Geschlechter, Rassen, Klassen und Agenden gebunden waren. Zur gesellschaftlichen Relevanz und politischen Macht der westlichen Wissenschaft sei es trotz (oder möglicherweise wegen) des Anspruchs auf Wertfreiheit gekommen (Seidman/Wagner 1992).

Der Anspruch auf Wertfreiheit läßt zum Beispiel kein Argument gelten, das meint, auf die rassistische Tendenz eines Wissenskorpus hinweisen zu können, ohne sich mit den Behauptungen des Arguments selber beschäftigen zu müssen. In der Tat verhielten sich die Autoren der Frankfurter Schule skeptisch gegenüber angeblich wert- und ideologiefreien Fakten (Street 1992).

Nach Meinung der kritischen Theoretiker werden im Namen der wertfreien Wissenschaft bestimmte uneingestandene, unausdrückliche und ungeprüfte Werte über alle anderen gesetzt, ohne einer Analyse nach eigenen Kriterien unterworfen zu sein. Unter diese Werte fallen die der Vorhersagbarkeit, Kontrolle, Ausnutzung und Effizienz. Die aufklärerische Naivität des Glaubens an die Fähigkeit von Wissenschaft, wertfreie Wahrheiten durch wertfreie Methoden zu erzeugen, sei gescheitert (Seidman/Wagner 1992).

Nach Meinung der kritischen Theoretiker impliziert die angenommene Trennbarkeit von Faktum und Wert, daß es *besser* sei, sich nur mit Fakten zu beschäftigen anstatt mit Werten, da Fakten angeblich eine unabhängige Grundlage für die Unterscheidung von Theorie und Wahrheit bereitstellten. Diese Annahme impliziere auch, daß die ausschließliche Beschäftigung mit Fakten *bessere* Ergebnisse für die menschliche Gesellschaft erziele als eine Beschäftigung mit wertbehafteten Fakten.

Da die Fundamentalphilosophie die Welt als einen Bereich neutraler Objekte auffaßt, kommt sie nicht in die Verlegenheit, sich selbst als etwas anderes als ein ebensolches neutrales Objekt, d.h. ohne Eigeninteresse oder sozialen Ursprung oder Werte zu betrachten (Held 1980). Fundamentalphilosophische Wissenschaft unterwirft jede Aktivität der Kausalanalyse, ausgenommen ihre eigene (Allen 1992).

Entscheidend wiesen die kritischen Theoretiker darauf hin, daß die Ideale der Objektivität, Effizienz, Vorhersage, Kontrolle und Wertfreiheit selber Werte seien. Daß ein wahres Urteil (wenn es so etwas gibt) besser sei als ein falsches, ist selber ein Werturteil (Held 1980, S. 171).

Wenn Wissenschaft wertfrei ist, dann darf sie auch keine ideologischen Folgen haben. Die Annahme der Wertfreiheit schließt daher notwendigerweise jede Untersuchung einer möglichen systematischen, ideologisch vermittelten Repression innerhalb der Wissenschaft aus. Daß die Dinge unter anderen Umständen anders sein könnten, als sie gegenwärtig vorgestellt werden, fällt für die Fundamentalphilosophie als Möglichkeit nicht in Betracht (Seidman 1992, S. 173). So schließt die positivistisch begründete empirisch-analytische Wissenschaft die Möglichkeit einer Differenz zwischen dem Sinn, den die Handelnden ihrer Handlung geben und dem Sinn, der durch wissenschaftliche Aktivität konstruiert wird, von einer rationalen Untersuchung aus.

Um die Möglichkeit mehrfacher Interpretationen zu vermeiden, die nur zu einer Destabilisierung der Begriffe führen würde, werden die Bedeutungen von Begriffen und Methoden verdinglicht. Methodologische Traditionen werden auch dann von einer ethischen Kritik ferngehalten, wenn es offenkundig geworden ist, daß sie ideologische Täuschungen und Verdrehungen enthalten (Seidman 1992, S. 173).

Die Fundamentalphilosophie reduziert den Begriff der menschlichen Vermittlung auf den der Stützung oder des Trägers objektiver, meßbarer, wertfreier gesellschaftlicher Strukturen (Leonard 1990). Die kritischen Theoretiker betonten jedoch, daß der Einfluß der gesellschaftlichen Strukturen auf die Individuen nachgewiesen werden kann. Seidman (1992) etwa beschreibt den starken Einfluß der fundamentalphilosophischen Wissenschaft auf die Menschen. Nach Seidman «fördert die fundamentalphilosophische Wissenschaft die intellektuelle Unverständlichkeit und gesellschaftliche Bedeutungslosigkeit der Theorie, trägt zum Niedergang der öffentlichen Moral und des politischen Diskurses bei und begünstigt die Schwächung einer aktiven Bürgerschaft» (S. 64). In anderen Worten, sie ist entmächtigend.

Sicher ist das menschliche Verhalten mittels ausgefeilter Wahrscheinlichkeitsstatistiken regulierbar, vorhersehbar, kontrollierbar und beschreibbar geworden (Held 1980). Unter diesen Bedingungen erscheint die menschliche Handlung tatsächlich als von «natürlichen» Kausalstrukturen bestimmt. Daß sich die Sozialwissenschaften in bezug auf die «Fakten» des gesellschaftlichen Lebens desselben

Ansatzes wie die Naturwissenschaften bedienen, zeigt jedoch eine ironische Wahrheit. Anstatt die Idee der menschlichen Vermittlung zum Gegenstand kritischer Reflexion zu machen, verdinglichen die fundamentalphilosophischen Methoden das strukturierte Bewußtsein ihrer konstruierten Objekte. Das Beobachtbare wird als das einzig Mögliche genommen; das Ergebnis ist ein Verlust an Kontext, Geschichte, Möglichkeit und Situationsspezifik.

Als Beispiel für die unfreiwillige Konsequenz fundamentalphilosophischer Wissenschaft sei die Struktur der «Sesamstraße» genannt, des Fernsehprogramms für Vorschulkinder in den Vereinigten Staaten. Die Struktur der Sendung basiert auf einer psychologischen Untersuchung, nach der Vorschulkinder am besten lernen, wenn sie kurzen Salven aus bunten, bewegten, anthropomorphen Bildern ausgesetzt sind, die nach einer gewissen Zeit wiederholt werden. Daß Vorschulkinder auch anders lernen *könnten* oder beim Heranreifen auch lernen *sollten,* zog diese Untersuchung nicht in Betracht. Statt dessen interessierte sie sich nur für das *tatsächliche* Lernverhalten der wissenschaftlich beobachteten Versuchsgruppe. Bei der Strukturierung des Programms wurde dieser Bescheid sorgfältig befolgt und die Möglichkeit einer Verbesserung der Lernweisen von Vorschulkindern, etwa durch längere Konzentrationsspannen, ignoriert. Leider neigen die Vorschulkinder dazu, auf dieser Lernstufe stehenzubleiben, wenn sie nicht herausgefordert werden. Das Fernsehen für ältere Kinder begann, der Sesamstraße nachzueifern. MTV macht das gleiche für Teenager, und die Struktur der Zeitung USA Today folgt der Struktur für Erwachsene (Stewart/D'Angelo 1988). Das Ergebnis ist die Unfähigkeit einer gesamten Generation von Erwachsenen, einem Argument zu folgen, das länger als 40 Sekunden dauert. Der Punkt ist: Hier hat wissenschaftliche Beschreibung das Normale nicht nur *beschrieben,* sondern *produziert* – ohne einen Gedanken an das Mögliche oder Wünschbare zu verschwenden.

Die Fundamentalphilosophie stellt eine enorm nützliche Metapher im Dienste der technischen und kausalen Erklärung von Naturphänomenen dar. Was jedoch als «Natur» gilt, ist, wohlgemerkt, eine ideologische Entscheidung und sollte auch als solche eingestanden werden (Street 1992). Die technische Vernunft ist an sich selber nicht problematisch. Problematisch ist ihr Gebrauch als Modell für alle gültige Erkenntnis und ihre kategorische Abweisung von Kritik aus anderen Perspektiven.

Trotz ihrer eigenen eingestandenen Probleme lebt die fundamentalphilosophische Perspektive in verschiedener Form in den Natur- und Sozialwissenschaften fort. Der logische Positivismus war unfähig, die Bedeutung von Bedeutung zu bestimmen, unfähig, das Wesen von Begriffen wie Verifizierung, Evidenz, wissenschaftliche Erklärung und Analyse zu definieren und unfähig, die *apriorische* Natur der Mathematik und Logik zu begründen (Mish'alani 1988, S. 4).

Foucault wies auf den gesellschaftlichen Einfluß der fundamentalphilosophischen Annahmen als Sozialwissenschaft hin. So geht etwa die Strategie der Biomacht von der Nützlichkeit der fundamentalphilosophischen Wissenschaft für die Vermehrung von Kontrolle durch wahrheitsproduzierende, diskursive Praktiken aus. Daß dazu auch der pflegediagnostische Diskurs gehört, wird zu zeigen sein.

Der Einfluß des Postmodernismus

Ein anderer wichtiger Einfluß auf Foucaults Diskursanalyse wird die postmoderne Perspektive genannt. Der modernistische Wissenschaftsansatz geht in seiner theoretischen Basis von bestimmten transzendentalen Vorstellungen aus. Die fundamentalphilosophische Wissenschaft ist in dem Maße modernistisch, wie ihre Annahmen bestimmte transzendentale Vorstellungen, wie die Existenz «reiner Fakten» und die «epistemologische Überlegenheit der Wissenschaft als Erkenntnismodus», enthalten (Seidman 1992, S. 59).

Jedoch wird auch die Kritische Theorie von Leonard (1990) modernistisch genannt, weil sie im Zuge ihrer Kritik an der fundamentalphilosophischen Wissenschaft wiederum andere transzendentale Vorstellungen benützt. Während die Kritische Theorie etwa die empirisch-analytische Vorstellung einer Begründung durch unangreifbare «wahre Fakten» kritisiert, nimmt sie andere Vorstellungen als universal, ahistorisch und transzendental in Anspruch.

Das modernistische Projekt einer kritischen Gesellschaftstheorie war darauf angelegt, durch Beschreibung transzendental gültiger Prinzipien zum Zwecke einer emanzipatorisch sozialen Rekonstruktion die ideologische Form von Autorität zu beseitigen (Seidman/Wagner 1992). Der Modernismus der Kritischen Theorie litt unter der Unvereinbarkeit zweier selbst gestellter Aufgaben: «breit genug zu sein, um alle menschlichen Tätigkeiten zu umfassen, und spezifisch genug, um dies in einer nicht-trivialen Weise zu tun» (Nicholson 1992, S. 83).

Leonard fügt der These vom Modernismus der Kritischen Theorie ein wichtiges Argument hinzu. Kritische Gesellschaftstheoretiker glauben, daß bestimmte Vorstellungen in einigen nicht-dominanten Diskursen der Moderne (wie dem Marxismus) Ausgangspunkt von Änderungsstrategien sind, die verdinglicht und verallgemeinert werden können. Kritisierten die kritischen Theoretiker die marxistische Theorie wegen ihrer Verallgemeinerung des emanzipatorischen Interesses (und seiner Verortung im Proletariat), so begingen sie doch einen ähnlichen Fehler, indem sie darauf bestanden, daß ihre Behauptungen über eine allgemeinere Herrschaft, Kommunikation und Rationalität transzendental sein müßten, um gültig zu sein (Leonard 1990). Alles, was darunter lag, war zu relativistisch, um noch theoretisch nützlich zu sein. Alles, was darüber lag, war nicht praktisch genug, um noch emanzipatorisch zu sein. So kann kritische Theorie als eine weitere «interessierte» Untersuchung angesehen werden, die aus einer uneingestanden situationsspezifischen Position heraus universale Wahrheiten reklamiert und daher zunehmend unfreiwilligen ideologischen Konsequenzen ausgesetzt ist (Aronowitz 1992).

Auf der positiven Seite sorgte der Modernismus für die wichtige Betonung der Historizität, Möglichkeit und Kontextualität, ein Ansatz, der die von den Postmodernisten, Foucault eingeschlossen, noch weitergetrieben wurde. Postmodernisten meiden die Postulierung transzendentaler Begriffe, die außerhalb kontextueller menschlicher Situationen angesiedelt sein sollen. Postmodernisten beanspruchen für ihre theoretischen Konstrukte nicht den logischen Status von Naturgesetzen.

Lowenberg (1993) zeigt, daß sich der postmoderne Einfluß durch verschiedene Untersuchungsansätze wie Phänomenologie, Hermeneutik und symbolischer Interaktionismus hindurch ausgewirkt hat. Foucault zum Beispiel lehnt die Möglichkeit einer sicheren, objektiven, wertneutralen Fundierung von empirischen Fakten oder transzendental allgemeinen gesellschaftlichen Vorstellungen für die Sozialwissenschaften ab (Seidman/Wagner 1992).

Postmodernisten lehnen totalisierende Erzählungen, Wesensdefinitionen und die Existenz einer Fundierung von «wahren Fakten» oder transzendentalen, allgemeinen, verdinglichten Begriffen wie «Herrschaft» oder «Emanzipation» ab. Anstatt die Gesellschaft von allgemeinen Normen aus zu kritisieren, kritisieren Postmodernisten allgemeine Normen von ihrem kontextspezifischen, gesellschaftlichen Grund her (Alexander 1992, S. 343). Die postmoderne Position «denkt die Beziehung sowohl zwischen Wissen, Macht und Gesellschaft als auch die zwischen Wissenschaft, Kritik und Erzählung neu» (Seidman/Wagner 1992, S. 2).

Methodologisch «ziehen Postmodernisten lokale Geschichten allgemeinen vor, lehnen jedoch methodologisch und analytisch durchgearbeitete Sozialanalysen nicht unbedingt ab, sondern sind nur gegenüber einer behaupteten Begründbarkeit der gesellschaftlichen Untersuchung, die letzterer einen privilegierten epistemologischen Status verleiht, mißtrauisch» (Nicholson 1992). Postmodernisten wie Foucault betreiben lieber Geschichte, als daß sie eine Theorie entwerfen. Sie sehen Moral und Politik als zentral, nicht jedoch als transzendental gültige, verdinglichte Entitäten an (Seidman/Wagner 1992).

Postmoderne Theorie wird als Erzählung mit moralischer Absicht vorgestellt (Seidman 1992, S. 47). Postmoderne Theoretiker wie Foucault lehnen die Legitimition von Autoritäten durch «Wahrheits»diskussionen ab. Statt dessen suchen sie die Zahl der möglichen Diskursteilnehmer zu erweitern, da ihre Absicht praktisch und moralisch ist. Lokale Erzählungen haben den Anspruch, allgemeine Ereignisse (AIDS, Obdachlosigkeit, Scheidung) in einem besonderen gesellschaftlichen Rahmen zu analysieren und zugleich die der Situation inhärenten Machtbeziehungen von einem historischen Standpunkt, den gegenwärtigen Umständen und zukünftigen Möglichkeiten aus zu betrachten (S. 73).

Die Foucaultsche Diskursanalyse ist eine postmoderne und anti-fundamentalphilosophische Machtperspektive. Die Implikationen dieser theoretischen Position sind in den Beschreibungen der dreiteiligen Analyse dieses Buchs enthalten. Weitere Konsequenzen dieser theoretischen Einstellung finden sich auch in der Diskussion über die Verallgemeinerbarkeit von Schlüssen und Handlungsempfehlungen.

Die Komponenten einer kritischen Diskursanalyse

Genealogie

Dieser Abschnitt diskutiert meinen Ansatz einer genealogischen, machtperspektivisch fundierten Analyse. Der genealogische Teil einer Foucaultschen Diskursanalyse betont, wie der Name schon sagt, die historische Komponente des Diskurses. Als Grundlage für die Bestimmung von aktuellen Machtbeziehungen sucht die Genealogie die Bedingungen auf, die die in einem bestimmten Diskurs (Kusch 1991) praktizierten diskursiven Prozesse ermöglichen. «Die beste Art zu erkennen, daß Dinge anders sein könnten, ist zu erkennen, daß sie einst anders waren und es in manchen Bereichen des Lebens noch immer sind» (Dreyfus 1987, S. 331).

Wegen der Bedeutung der historischen Formulierung von Machtbeziehungen zieht Genealogie die Analyse von sozialen Praktiken (inklusive der Diskurspraktiken) der Analyse einer kontextuellen Theorie vor. So analysierte Foucault etwa nicht die Geschichte des Straf*begriffs,* sondern die der Einsperrungs*praxis* sowie des sich darum rankenden Diskurses (Mish'alani 1988). Bezeichnenderweise jedoch kommt der Diskurs der Eingesperrten selbst bei Foucault nicht vor.

In Übereinstimmung mit der postmodernen Perspektive zieht die Genealogie lokale Erzählungen mit moralischer Absicht einem verallgemeinernden theoretischen Diskurs vor. Vorgezogen werden also spezifisch kontextualisierte Diskussionen, die ethische Themen behandeln, ohne die Position des desinteressierten Beobachters einzunehmen. «Genealogien wollen die sozialen Prozesse unterhalb der hegemonialen essentialistischen Diskurse aufdecken und diese in jene einbinden» (Seidman 1992, S. 70).

Anti-fundamentalphilosophisch orientiert, spricht Foucault dem Diskurs keine langfristige historische Kontinuität und objektive Bedeutung zu. Vielmehr setzt der Genealoge historische Einflüsse voraus, die die Regeln des Diskurses bestimmen. Auch der Einfluß nicht-diskursiver Faktoren wird berücksichtigt, u. a. Institutionen, Ereignisse, Praktiken, Politiken, Ökonomien, Demographien, Medien, Haltungen, Kleidung, Stil, Gewohnheiten, Terminologie und die Bandbreite von zu übernehmenden Rollen (Foss/Gill 1987).

Worauf sich ein Diskurs richtet, die Bandbreite seines Materials und was er für akzeptabel oder nicht-akzeptabel hält, das reflektiert seine historische Situiertheit. Eine Genealogie kann den zufälligen historischen Status des Diskurses aufzeigen und unsere Perspektive bis hin zu existierenden Praktiken, die nicht kooptiert oder ersetzt wurden, erweitern (Dreyfus 1987, S. 331). Das heißt nicht, daß wir uns nach fundamentalphilosophischer Manier außerhalb unserer selbst oder unserer Umständen stellen könnten, sondern öffnet den Blick für den historischen Beitrag zur Entwicklung der Praktiken von Macht und Widerstand im zu analysierenden Diskurs.

Nach Rawlinson (1987) ist eine Genealogie eine Analyse der historischen Entstehung eines Systems von Vorstellungen und Regeln für die Konstruktion sinnvoller Aussagen und Rechtfertigungen (S. 376). Wichtig ist hier die historische Herausbildung der Autorität des Diskurses und des Rechtes, in einem bestimmten Bereich der Erfahrung Wahrheit zu sprechen. Im Falle der Pflegediagnose zeigt die Genealogie, wie der Diskurs die Autorität und den Handlungsbereich konstruiert. Daß man objektiv genau bestimmen könne, wie die Menschen dazukamen, so zu denken und zu reden und zu handeln, wird nicht behauptet. Eine Genealogie ist eine Interpretation, die sich offen aus einer postmodernen, anti-fundamentalphilosophischen Orientierung bezüglich der Wirkungsweise von Macht ergibt.

Strukturale Diskursanalyse

Foucaults Idee der Strukturanalyse eines Diskurses basierte auf einer früheren Version der Genealogie: der Archäologie (Foucault 1972). Archäologie ist als ein strukturalistisches Projekt bezeichnet worden (Dreyfus/Rabinow 1983). Auch wenn die Strukturanalyse des Diskurses beim späteren Foucault ihre Bedeutung beibehielt, so wurde doch die Auffassung des Diskurses als eines autonomen und nicht mit anderen sozialen Machtverhältnissen in Beziehung stehenden fallengelassen.

Zur Durchführung einer breiten Diskursanalyse verweist Foucault (in Dreyfus/ Rabinow 1983, Anhang) auf folgende vier allgemeine Momente in der Struktur eines Diskurses: 1. das «System der Differenzierungen» oder der privilegierte Zugang, 2. die «Typen von Zielen», die eine Gruppe auf Kosten der anderen verfolgt, 3. die «Mittel der Machtausübung» (Überwachungssysteme, Drohungen, Entlassungen), 4. die «Formen der Institutionalisierung», wie bürokratische Strukturen und 5. der «Rationalisierungsgrad», der zur Unterstützung des Machtarrangements erforderlich ist. Den Zweck der Diskursanalyse sah Foucault in der Beschreibung von Verknüpfungen, Widersprüchen und Puzzles, die im Zuge und mit der Ziel der Schaffung eines Werkzeugs für radikale politische Aktion zur Erscheinung kommen (Foucault 1977, S. 205).

Foucault faßte den Diskurs nicht als ein einheitliches Ganzes auf (Mish'alani 1988). Ein Diskurs hat inhärente, nicht-zufällige Widersprüche. Die Widersprüche werden von bestimmten, ausgesprochenen oder unausgeprochenen Regeln bestimmt. Es gibt keine notwendige Einheit in der Anordnung der theoretischen Begriffe, die einen Diskurs betreffen. In einem Diskurs gibt es kein feststehendes Begriffsrepertoire. Es gibt keinen alleinigen Aussagestil. Es gibt keinen unveränderbaren Satz an theoretischen Strategien.

Was man über den Diskurs wissen muß, sind die *Regelhaftigkeit* oder die *Regeln*, die die ganze Vielfalt zwischen den vier Komponenten eines Diskurses regieren. Diese vier Komponenten sind die Gegenstände *(subjects)*, die Objekte, die Aussagestile und die theoretischen Strategien.

Die **Objekte** eines Diskurses sind die als extern zum Diskurs angenommenen Vorfindlichkeiten, die fundamentalphilosophisch als Zielobjekt der Erzeugung und Intervention von Wissen betrachtet werden. Im Pflegediskurs heißen die Objekte «menschliche Reaktionen auf Krankheit» oder «Pflegephänomene». Die Objekte eines Diskurses werden beschrieben und so durch die Prozesse des Diskurses konstruiert, die ihre Gegenstände formieren.

Die **Gegenstände** eines Diskurses werden vom Diskurs durch systematische Manipulation aus den Objekten konstruiert. Objekte sind also externe Ziele, und Gegenstände sind interne Begriffe, manchmal auch Variabeln genannt. Gegenstände werden aus Objekten konstruiert: durch die sozialen und diskursiven Prozesse des Diskurses, der sich auf das bezieht, was als eine objektiv existierende Sache angenommen wird. Im Diskurs der Pflegediagnose sind die Gegenstände die Diagnosen selbst.

Aussagestile eines Diskurses sind die Formen, die sinnvolle Aussagen annehmen können.

Theoretische Strategien sind die Formen, die die Prozesse des Diskurses annehmen dürfen. Stile und theoretische Strategien werden teils durch Annahmen, teils durch die diskursiven Praktiken des Diskurses bestimmt. Um die Struktur und Funktionsweise eines Diskurses aus einer Machtperspektive zu analysieren, setzt eine Foucaultsche Stilanalyse des Diskurses keine fundamentalphilosophische Objektivität voraus.

Die die Vielfalt der vier Komponenten regierende Regelhaftigkeit kann auch anders beschrieben werden. Die Fülle und Vielfalt der vier Komponenten kann auch als implizite Ordnung aufgefaßt werden, die die Regeln für das Erscheinen, das Verschwinden, die Ersetzung und die Koexistenz jeder der vier Diskurskomponenten bestimmen (Mish'alani 1988, S. 13).

Man betrachte zum Beispiel die Regeln für die Formierung (Erscheinung) von Gegenständen in einem Diskurs aus seinen Objekten. Es gibt drei Dimensionen, anhand derer Objekte in einem Diskurs Gegenstände werden: 1. Erscheinungs-oberflächen, 2. grenzziehende Instanzen und 3. Raster der Spezifizierung. Die Konstruktionsregeln von Gegenständen werden durch Beschreibung der Benutzungsarten dieser drei Dimensionen erläutert. Gegenstände in einem Diskurs vervielfältigen sich, weil es Regeln im Diskurs gibt, die bestimmen, was als Subjekte und Objekte gilt, was über sie ernsthaft ausgesagt werden kann, wer aussagen kann und welche Begriffe für die Aussage benützt werden können (Dreyfus/Rabinow 1983, S. 71).

Eine **Erscheinungsoberfläche** kann als der Rand eines Diskurskörpers gedacht werden, der gewissermaßen die Entstehung tangentialer Diskurse auf seiner Oberfläche erlaubt (Foucault 1973). Ein Diskurs entsteht in Beziehung zu anderen Formen des Denkens, nicht autonom. So entstand der medizinische Diskurs auf den Erscheinungsoberflächen der Naturwissenschaft und Philosophie. Unter **grenzziehender Instanz** wird ein anderer Diskurs verstanden, der der Bestimmung von Gegenständen für den betreffenden Diskurs Grenzen setzt. Eine grenzziehende Instanz für die Disziplin der Pathologie ist die Medizin, weil diese die Autorität ist, die Fälle der Pathologie zu bestimmen. Ein **Spezifizierungsraster** ist eine systematische diskursive Anordnung von Begriffen, die innerhalb des Diskurses konstruiert werden. Ein Beispiel eines Spezifizierungsrasters ist eine Taxonomie für Gegenstände in einem Diskurs.

Eines der Spezifizierungsraster in der Psychiatrie ist zum Beispiel das DSM-IV *(Diagnostic and Statistical Manual of Mental Disorder)*. In diesem Beispiel sind die Gegenstände des Diskurses die psychiatrischen Diagnosen. Die Objekte sind die vorausgesetzten physischen und verhaltensmäßigen Zustände, die durch die Diagnosen beschrieben werden. Es wird angenommen, daß die Zustände (die Objekte), die durch die Diagnosen des Diskurses beschrieben werden (die Gegenstände), in irgendeiner objektiven Weise tatsächlich in einer nicht-gedeuteten Realität existieren. Innerhalb dieses Spezifizierungsrasters sind die verschiedenen Diagnosen durch Definitionen voneinander getrennt, klassifiziert und in einer Taxonomie verbunden und plaziert. Die Diagnosen werden dann in der klinischen Praxis auf vorgegebene Oberflächen oder physische Räume (in diesem Fall individuelle menschliche Körper oder Gruppen von Körpern wie Familien) angewandt, die auch durch die diskursiven Praktiken des Diskurses beschrieben worden sind. Körper sind in diesem Beispiel die Erscheinungsoberflächen und bilden den Kontext, innerhalb dessen die individuellen Differenzen, Abweichungen und Beschwerden der Menschen durch die diskursiven Praktiken der Disziplin wahrgenommen werden. Beispiele dieser individuellen Differenzen in der Psychiatrie schließen die Familiendynamik und den Gemeindekontext ein. Spezifizierungsraster und Erscheinungsoberflächen werden beide in Zusammenarbeit mit den Abgrenzungs- und Fallbestimmungsautoritäten – wie Gerichte, Ärzte, religiöse Instanzen, Arbeitgeber, Familien und Schulbehörden – durch die Psychiatrie koordiniert. Grenzziehende Instanzen können auch als Referenzquellen bezeichnet werden.

In diesen Beziehungen zwischen den Dimensionen der Erscheinungsregeln von Gegenständen manipuliert Psychiatrie durch den Einsatz des wissenschaftlichen Diskurses ihre konstruierten Gegenstände. Wissenschaftliche Arbeit liefert die Begründung für die Manipulation der Diagnosen, indem sie sie formiert, deformiert, aufrechterhält, ableitet, ändert, ersetzt und auslöscht.

Auf diesem einen Schauplatz von Regeln (Erscheinung, Konstruktion oder Formation von Gegenständen) können wir die Verknüpfung des Diskurses mit institutionellen Strukturen (Kliniken und Krankenhäuser), nicht-diskursiven Praktiken (Riten und Annahmen) und Machtbeziehungen (zwischen Fachkraft und Fachkraft, zwischen Fachkraft und Klienten) beobachten. Andere Bereiche von Regelhaftigkeiten in der Formation von Gegenständen – neben den Formations- oder Erscheinungsregeln für Subjekte – sind die Formationsregeln für Aussagestile und die Formationsregeln für theoretische Strategien.

In Einklang mit der postmodernen, anti-fundamentalen Machtperspektive behauptet Foucault, daß Diskurs, Wissen und Macht so eng miteinander verwoben sind, daß sich das Operationsfeld eines Diskurses mit dem Machtfeld deckt. Da der Diskurs so eng mit anderen sozialen Praktiken verknüpft ist, sieht man leicht, warum es innerhalb eines einzelnen Diskurses so viele Widersprüche und Spannungen geben kann.

In der Psychiatrie zum Beispiel gibt es die Unvereinbarkeit zwischen dem medizinischen und psychologischen Diskurs in bezug auf die Gegenstände des psychiatrischen Diskurses: die Diagnosen. Innerhalb der Disziplin gibt es eine Konkurrenz zwischen Sub-Diskursen mit verschiedener wissenschaftlicher Beweisgrundlage – etwa für die Ursache der bipolaren Funktionsstörung. Aus einer Machtperspektive heraus können diese konkurrierenden Sub-Diskurse in einer Diskursanalyse identifiziert werden.

Die Bezogenheit eines Diskurses zu anderen sozialen Diskursen, Institutionen und Praktiken macht es auch unmöglich, sich bei der Betrachtung ganz und gar auf einen Diskurs allein zu beschränken. Ebenso unmöglich ist es, sich auf eine Kompromißposition außerhalb des betreffenden Diskurses zurückzuziehen und irgendein Wesen zu bestimmen, auf das man sich bei der Rechtfertigung von Schlußfolgerungen bezüglich der Feldes von Machtbeziehungen berufen kann.

Um zusammenzufassen: Diskursive Aussagen können nicht außerhalb ihres Kontextes untersucht werden. Die diskursiven Praktiken eines Diskurses produzieren die Gegenstände aus den Objekten. Die Gegenstände des Diskurses entstehen innerhalb des «Raumes» oder auf der «Erscheinungsoberfläche», die durch diskursive Praktiken angeeignet, benannt und sichtbar gemacht wurde. Der Diskurs kombiniert verschiedene Praktiken in einheitlicher Weise in einem bestimmten Raum und konstituiert diese Praktiken, wie er auch durch sie konstituiert wird. Dieser Prozeß kann auch als die Disziplin gesehen werden, sich «ein Einflußgebiet zu sichern» und zwar unter anderen Disziplinen, physischen Räumen, Machtbeziehungen, theoretischen Orientierungen und sozialen Prozessen.

Da Foucaults und andere Beschreibungen der Diskursanalyse recht vage sind, habe ich eine spezifische Beschreibung der strukturalen Diskursanalyse gewählt, die ich dem vierten Kapitel zugrundelege. Rawlinsons (1987) Ausführung der Foucaultschen Diskursanalyse liefert eine kompakte Zusammenfassung des Foucaultschen Ansatzes der strukturalen Diskursanalyse. Nach Rawlinson kann der Diskurs als der Denkhorizont eines Diskursteilnehmers vorgestellt werden (S. 375). Die Kennzeichen dieses Horizonts sind: die Begriffe, Regeln und Autoritäten, die den Diskurs bestimmen. Diese müssen zu einem Teil historisch: durch eine Genealogie aufgedeckt werden.

Nach Rawlinson (1987, S. 377) wird eine Diskursanalyse über drei Achsen durchgeführt. Die erste ist die Achse des Wissens. Diese enthält die Analyse des Begriffs- und Regelsystems für die Formation von Aussagen und die Regeln für die Bestimmung von wahr und falsch, die, als sogenannte «Methode» des Diskurses, mit der Macht ausgestattet sind, Wahrheit zu produzieren. Dies ist eine strukturale, archäologische Analyse, die die Regeln des Nachweisverfahrens und dessen enthält, was angesprochen werden kann und was nicht. Rawlinson nennt dies das geschlossene System der Wahrheit.

Die zweite Achse ist die der Autorität. Diese Achse enthält die Analyse der Regeln, die bestimmen, wer das Rederecht im Diskurs hat, die Systeme der Erhaltung, Weitergabe und allgemeinen Verbreitung des Diskurses, die Regeln für die Errichtung der relativen Autorität des Diskurses gegenüber anderen Diskursen und die Systeme der Ausbildung und Zusammenarbeit für die Reproduktion und Förderung der Diskursteilnehmer. Hier wird gezeigt, wie das Recht, Wahrheit zu sprechen, bewahrt, ausgeübt und reproduziert wird. Diese Dinge richtet der Diskurs für sich selbst ein. Rawlinson nennt dies das geschlossene System der Macht.

Die dritte Achse ist die des Wertes oder der Rechtfertigung. Die wichtigen Strukturen sind die Systeme der Regulierung, Organisierung, Normalisierung und Strafe und die Techniken der Macht. Wie rechtfertigt der Diskurs seinen Einsatz auf menschlichen Körpern?

Nicht nur, daß der Diskurs etwas konstituiert (die Gegenstände des Diskurses), indem er Gegenstände aus den Objekten und der Art, wie er sie für sich setzt, beschreibt, sondern, machtperspektivisch gesehen, er produziert auch etwas. Der Diskurs verallgemeinert seine Gegenstände, indem er durch wissenschaftliche Forschung ein Ideal, einen Standard, das Reguläre, das Normale produziert. Dann spielt der Diskurs eine Ordnungsrolle, um die Bandbreite des von ihm beschriebenen Normalen mittels Macht und Kontrolle aufrechtzuerhalten. Rawlinson nennt dies das geschlossene System des Wertes, welches notwendigerweise politisch ist.

Um zum Beispiel der Psychiatrie zurückzukehren: Der Diskurs definiert die normale Skala des psychologischen Verhaltens und bestimmt die Trennlinie zwischen normal und abnormal. Die ordnende, normalisierende und soziale Funktion der Psychiatrie kommt aus der Macht, Verhalten als normal oder abnormal zu klassifizieren und wird durch soziale Konventionen gestützt, die dem diagnostischen Handeln Konsequenzen zuweisen. Solche Konsequenzen können im Fall der Psychiatrie bis zur Einsperrung führen.

Auf Grundlage der Analyse dieser Achsen formuliert Rawlinson entscheidende Fragen. Die aus dieser Begriffsbildung hervorgehenden Fragen werden, entsprechend den drei Achsen, den Kapiteln drei, vier und fünf vorangestellt.

Machtanalytik

Die Durchführung einer Machtanalytik schließt die sorgfältige Lektüre ganzer Texte und anderer organisierender Systeme in ihrer gegenseitigen Beziehung ein, wobei der Blick auf diskursive Sinnmuster, Widersprüche und Inkonsistenzen (Weedon 1987) gerichtet ist, die Machtbeziehungen aufhellen. Die Analyse identifiziert Sprachprozesse und soziale Praktiken, mittels derer Menschen ihre subjektive Existenz konstituieren und ihre Auffassung des gesellschaftlichen Lebens konstruieren. Durch diese Prozesse wird die bestehende Machtverteilung entweder reproduziert oder in Frage gestellt (S. 467).

«Eine Machtanalytik erklärt die gesellschaftliche Produktion von Identitäten und institutionellen Ordnungen, die oft als natürlich angesehen werden; sie streben nach Befreiung der Individuen von essentialistischen Identitäten, die das Verhalten unter Zwang stellen; sie bemühen sich um die Hebung versunkener alternativer Sprachen, um Erfahrungen zu beschreiben und neue Möglichkeiten der gesellschaftlichen Identifizierung und des Verhaltens zu eröffnen» (Seidman 1992, S. 70). Unter dem Einfluß des Postmodernismus zeigt eine Machtanalytik, wie gesellschaftliche Macht konstruiert, verbreitet und ausgespielt wird (Seidel 1993, S. 175).

Eine Machtanalytik fokussiert u. a. Unterdrückung, die Art und Weise, wie machtlose Gruppen innerhalb von Machtbeziehungen unterdrückt werden, Möglichkeiten des Widerstandes und die Art und Weise, wie marginalisierte Stimmen versuchen können, den herrschenden Diskurs in Frage zu stellen. Mit ihrer antifundamentalphilosophischen Perspektive nimmt die Diskursanalyse an, daß Menschen über das, was vorgeht, getäuscht werden können, ohne zugleich anzunehmen, daß es möglich sei zu wissen, was «wirklich» vorgeht.

Eine Machtanalytik kann die Identifizierung mehrerer gesellschaftlicher Diskurse von Menschen zu einer bestimmten Situation und Zeit umfassen (Gavey 1989). Seidels (1993) Diskursanalyse im dritten Abschnitt ist ein Beispiel für diese

Art von Diskursanalyse. Eine Analyse dieses Typus zeigt, wie der Diskurs alternative Sprecherposition liefert (Gavey 1989) und bestehende Machtbeziehungen entweder reproduziert oder in Frage stellt.

Einige dieser alternativen Sprecherpositionen können **marginalisierte Diskurse** genannt werden. Marginalisierte Diskurse sind nicht-dominante Diskurse, die Widerstandsdiskurse oder -praktiken einschließen können. Wenn marginale Diskurse in den Blick mächtigerer Diskursen gelangen, besteht die Möglichkeit einer Kooptation in den dominanten Diskurs. Manchmal werden marginalisierte Diskurse ohne viel Veränderung kooptiert, in welchem Fall man von einer «Einverleibung» sprechen könnte. Andererseits können marginalisierte Diskurse so sehr verändert werden, daß sie als alternative Sprecherposition nicht mehr zur Verfügung stehen.

Eine Machtanalytik anerkennt die Fähigkeit von Individuen, Machtbeziehungen und die Formen, in denen ihre Optionen durch einen Glauben an die Repressionshypothese begrenzt werden, zu erkennen. Auch die Fähigkeit von Menschen zu Widerstandsaktionen und die Möglichkeit der Kooptation werden anerkannt. Systematische Begrenzungen können ans Licht gebracht werden.

In manchen Versionen der Diskursanalyse wird die Wünschbarkeit von Sprecherpositionen und -praktiken festgehalten. Bestimmte Widerstandspraktiken können offen verteidigt werden. Einer dieser Diskurse, die die Möglichkeit und Wünschbarkeit der Bildung neuer Optionen, neuer Sprecherpositionen – die umgekehrt neue Subjektivitäten, neue Ideologien mit neuen Grenzen und neuen Möglichkeiten bilden – anerkennen, ist der feministische Diskurs (McIntosh 1988).

Die Benennung und Beschreibung von Widerstand kann unter der scheinbaren Vorgabe eines emanzipatorischen Zieles den Prozeß der Kooptation und Kontrolle in Gang setzen. In einer solchen Prüfung, wie sie in einer Machtanalytik stattfindet, kommt feministischen Prozeßvariablen in der Identifizierung von Macht- und Widerstandspositionen in der Machtanalytik eines bestimmten Herrschaftsgebietes eine entscheidende Rolle zu. Foucault spricht diese Variablen nicht an, doch sind sie in der Analyse und Diskussion des Pflegediskurses von Bedeutung und werden weiter unten diskutiert.

Feministische Prozeßkriterien

Die feministischen Prozeßvariablen oder -kriterien sind diskursive Modifikationen des Habermasschen (1981) Begriffs des kommunikativen Ideals. Nach Habermas (1981) wird das kommunikative Ideal der Rationalität durch zwei Ziele des Diskursprozesses angegangen: Autonomie und Verantwortlichkeit. Rationalität wird nach Habermas vom möglichen Vertrauen in das Resultat des Gesprächs beeinflußt und durch Hinarbeiten auf diese beiden kommunikativen Ideale erreicht.

Einige Feministen haben Habermas' Begriffe der idealen Sprechsituation und deren Beziehung zur kommunikativen Rationalität revidiert. Sie haben bemerkt, daß Habermas' Begrifflichkeit auf einem transzendentalen individualistischen Modell und auf abstrakten Begriffen der Fairneß, Gerechtigkeit und Gegenseitigkeit als normativ erreichbaren Zielen beruht (Calhoun 1992). Habermas zieht nicht in Erwägung, ob eine akzeptable Form der Rationalität nicht besser mit Beziehungen, als mit individuellen Personen anhebt. Der Begriff des Individuellen wird von den Postmodernisten als historisch und kulturell spezifisch nachgewiesen. Wenn der Ausgangspunkt für den Diskurs bei Beziehungen anstatt bei Individuen liegt, muß man der Nicht-Äquivalenz und Nicht-Austauschbarkeit von Personen, d.h. ihrer Situativität Rechnung tragen. In der feministischen Methodologie wird daher die Verschiedenheit der Situationen als erwünscht angesehen.

Fraser (1987) etwa kritisiert Habermas kommunikatives Ideal vom postmodernen Standpunkt der Machtbeziehungen, Hegemonie und patriarchalen Gesellschaft aus. Die Bestimmung des Rechts einer Person, innerhalb eines Diskurses zu sprechen, ist ein gesellschaftlich konstruierter Akt und eine interessierte Bewegung von Macht. Für Habermas besteht der kommunikative Konsens in der Gewährleistung der Autonomie und Verantwortlichkeit von Sprechern mit Wahrheitsansprüchen innerhalb idealer Sprechsituationen. Es ist ein kommunikatives Ideal und kommt in realen menschlichen Situationen nicht vor. Das Streben nach einer idealen Sprechsituation kann zu einer rhetorischen Übung verkommen und genauso repressiv werden wie das, was es ersetzen will, es sei denn, es reflektiert seine eigenen Interessen, Prozesse und Ziele.

Nach Fraser ignorieren Habermas' Kriterien des rationalen Diskurses den unterdrückten Gruppenstatus von Frauen (Fraser 1987). Das Ziel des rationalen Konsenses setzt voraus, daß Individuen in der Lage sind, sich gegenseitig bei der Klärung zu helfen und gleichermaßen auf den Konsens hinzuarbeiten. Eingelassen in einem Netzwerk von Macht/Wissen, ist die Fähigkeit des Individuums zur klaren Argumentation begrenzt. Ferner sind die Teilnehmer in ihrem Handlungsspielraum aufgrund möglicher Konsequenzen für ihr Leben beschränkt. In anderen Worten, Individuen haben nicht alle die gleiche Wahlfreiheit. Die Definition eines Individuums, das nach Habermas die Anlage zu einem Sprecher hat, basiert auf verliehenenen Machtpositionen. Nach Fraser sind Habermas' Begriffe transzendental, nicht in situationsbezogenen Körpern lokalisiert.

Einige Feministen fügen daher Habermas' kommunikativen Zielen der Autonomie und Verantwortlichkeit die Begriffe der Verbundenheit von Teilnehmern, Intersubjektivität, Situativität und die Rollen von Gefühl, Verschiedenheit und Intuition als Stützen der Gruppenrationalität hinzu. Allen (1992) zum Beispiel erläutert diese Prozeßvariablen in Beziehung zur Pflegeuntersuchung. Der Begriff der Situativität legt nahe, daß Interaktion zuerst Werte, Perspektiven und Weltbilder fokussiert. Erst nach Untersuchung der Situativität der Teilnehmer macht es Sinn, sich dem vorliegenden Thema zuzuwenden. Diese Fokusse werden nicht als eine Form des Relativismus angesehen, sondern als Teil des Prozesses, innerhalb dessen die Sprecher ihr Weltbild und ihre Perspektive explizieren, anstatt nur entsprechende Mutmaßungen zuzulassen; dadurch können sie einschätzen, wieviel sie miteinander gemeinsam haben (Allen 1992). Prozeßideale garantieren keine rationalen Resultate. Vielmehr werden durch die Arbeit am Prozeß Fragen der Macht und des Kontextes beleuchtet – Fragen, die Habermas vernachlässigte.

Um die Kooptation von Widerstand zu verhindern, erstreckt sich die feministische Forschungsmethodologie auch auf das Engagement für partizipative, kommunikative und Prozeßideale (Allen 1992, S. 13). Typische Fragen, die aus dem postmodern-feministischen Engagement heraus gestellt werden, lauten: Wessen Stimme wird gehört? Wessen Stimme wird ausgelassen? Fühlen sich Menschen beim Sprechen eingeschränkt? Sind alle Stimmen gleichmäßig informiert? Die Politik der Forschungssituation kann wichtiger sein als die Forschung selbst (Street 1992). Für die Analyse des Pflegediskurses sind diese Fragestellungen ausschlaggebend.

Die feministischen Prozeßkriterien stellen eine historische Wendung dar: weg von Sprechern und Autoren, die für sich selbst schreiben und dann von sich auf andere schließen. Eine Implikation dieses Ansatzes ist es, vor Einschätzung der Rationalität eines Diskurses erst die aktuell versöhnte Intersubjektivität innerhalb der Sprechergemeinde zu evaluieren (Allen 1992).

Wenn Feministen daher mit konkurrierenden Ansprüchen konfrontiert werden, analysieren sie die Daten und den Kontext, innerhalb derer die Ansprüche erhoben wurden, um abzuklären, ob oder ob nicht der Prozeß Autonomie, Verantwortlichkeit, Situativität, Verbundenheit, Verschiedenheit, Gefühl und Intuition respektierte. Die Rolle von feministischen Prozeßkriterien in dieser Analyse eines Pflegediskurses wird am Ende dieses Kapitels diskutiert.

Beispiele einer kritischen Diskursanalyse

Dieser Abschnitt bringt Beispiele einer kritischen Diskursanalyse mit jeweils verschiedenen methodologischen Komponenten und aus verschiedenen akademischen Disziplinen. Es ist klar, daß sie alle die Foucaultsche Perspektive auf Macht, Widerstand und die Rolle des Diskurses teilen. Einige der Beispiele bleiben auf der Ebene der Deskription. Andere machen aufgrund der Identifizierung von Widerstandsstrategien Vorschläge zur Reduktion von Unterdrückung. Wieder andere bestimmen Widerstandsstrategien und lassen sie im Prozeß mitlaufen. Streets Arbeit (1992), die am Schluß zusammengefaßt wird, ist ein Beispiel für letzteren Ansatz in der Pflege.

Ein Diskurs über AIDS

Seidel (1993) analysierte den HIV/AIDS-Diskurs südlich der Sahara. Seine Analyse betrachtet den geschriebenen Diskurs, Verhaltens- und Sprechweisen über HIV/AIDS und unterteilt dieses Konglomerat in sich teilweise überschneidende abstrakte Diskurskategorien, um systematische Unterdrückung nachzuweisen und Widerstandsdiskurse gegenüber repressiven Beziehungen zu identifizieren. Er unterschied sechs Diskurse mit jeweils verschiedenen Darstellungen, Geschichten, Paradigmen, Machtbeziehungen, Zugängen zur Politik und zu öffentlichen Mitteln und Resultaten (S. 176).

Nach Seidel entsteht die Unterdrückung als unfreiwillige Konsequenz zweier dieser Diskurse: des medizinischen und medizinisch-moralischen. In Afrika haben beide Diskurse zu einer «Kontrolle, Medikalisierung», «massenhafter Belästigung» und dem «Ruf nach Ausweisung» von sogenannten «Hochrisikogruppen» geführt (S. 177). Seidel hebt die «stigmatisierende und irreführende Formulierung ‹Hochrisikogruppen›» heraus (S. 176). Anders als in Afrika wurde dieser Ausdruck im medizinischen AIDS-Diskurs der nördlichen Hemisphäre meistens durch den Terminus «Risikoverhalten» ersetzt. Von den identifizierten Diskursen charakterisiert Seidel die marginalisierten Diskurse der Ethik und Rechte als widerstandsfähig gegenüber der systematischen Unterdrückung von Menschengruppen durch die dominanteren Diskurse. Er schließt, daß zur Verminderung der Unterdrückung die Widerstandsdiskurse nach Strategien abgesucht werden sollten, die von den unterdrückten Gruppen übernommen werden könnten.

Seidels Analyse ist ein ausgezeichnetes Beispiel für die Identifikation alternativer Diskurse oder Sprecherpositionen innerhalb eines Diskurses. Dieses Beispiel zeigt auch die Auffindung von Quellen von Widerstandspraktiken.

Ein Diskurs über Schmerz und Angst

Nettleton (1989) analysierte den Diskurs über Schmerz und Angst in der Zahnmedizin. Der Schwerpunkt dieser Analyse liegt auf der Genealogie, den Zielen und den unfreiwilligen Konsequenzen dieses Diskurses. Die Existenz konkurrierender Diskurse nicht gezeigt, doch weist Nettleton darauf hin, daß Zahnärzte «durch ihren Versuch, die angenommenen Erfahrungen des Schmerzes und der Angst zu eliminieren, paradoxerweise die Existenz dieser beiden Begriffe festgeschrieben haben» (S. 1184). Dies geschieht durch Konstruktion eines um sie umliegenden Diskurses, der Schmerz und Angst als Gegenstände der Disziplin legitimiert. Der Diskurs hat die unfreiwillige Konsequenz, das Objekt des Diskurses am Leben zu erhalten, selbst wenn seine Absicht die Eliminierung ist.

Nettletons Analyse basiert auf Foucaults Konzept des medizinischen Blicks, der durch Bestimmung eines körperlichen Raums entsprechende Gegenstände schafft (Foucault 1973). Der Blick ist eine produktive Arte und Weise, einen durch die Disziplin vorbestimmten Raum zu betrachten, und ist mit Macht ausgestattet. So wird der Sinn von Schmerz zum Beispiel aus seiner räumlichen Lokalisierung abgeleitet.

In den frühen Jahren der Zahnmedizin wurde der Schmerz als etwas wahrgenommen, was auf den inneren Raum des physischen Körpers beschränkt war, als eine biologische Konsequenz der Reizung von Nervenenden. Kontrollstrategien, die sich an dieser Perspektive orientieren, sind daher auf physische Maßnahmen wie Medikamente beschränkt.

In den Jahren zwischen den Weltkriegen erkannte die Zahnmedizin, dem Beispiel der Medizin folgend, psychologische Faktoren wie Angst in der Auffassung von Schmerz an. Zahnmediziner entnahmen der Psychoanalyse eine Theorie über die Verbindung von Mund und Psyche, um eine umfassendere Erklärung der Zahnschmerzen als die einer bloßen Nervenübertragung zu ermöglichen. Entsprechend übernahm der Diskurs die Begriffe der Angst, Hysterie, oralen Lust und des Schmerzes und den «Sinn», den diese Begriffe für die Zahnarztpatienten haben. Damit wurde Schmerz in die Zone des «Geistes» verlagert und als ein subjektives Phänomen aufgefaßt. Eingriffe während dieser Phase des Diskurses waren z.B. Entspannungsübungen.

Ab den sechziger Jahren lokalisiert der Diskurs nach Nettletons Interpretation den Schmerz innerhalb eines noch weiter gespannten Blicks: in einem sozialen Raum, der den Patienten umgibt und die Umwelt einschließt. Aus dem weiter gespannten Blick folgte die Schaffung von Wissens- und Kontrollstrategien auf zwei Ebenen: der Mikro-Ebene des individuellen zahnärztlichen Subjekts und der Makro-Ebene der Bevölkerung. Auf der Mikro-Ebene wird die Praxis der Anamnese und körperlichen Untersuchung immer systematischer, um an die «richtige» Information heranzukommen, u. a. auch, um den Patienten dahin zu bekommen, sich als sprechendes Subjekt und Objekt der Untersuchung zu betrachten. Dies ist ein wissenschaftlicher Prozeß, der Skalen und Indexziffern für Schmerz und Angst benutzt. Die Makro-Ebene der Epidemiologie richtet den Blick auf die Konstruktion von Angst und Schmerz auf der Ebene der Bevölkerung, an der Messungen von Angst und Schmerz vorgenommen werden. Diese Konstruktion führt auf Bevölkerungsebene zu Maßstäben, die das Ziel einer angst- und schmerzfreien Zahnmedizin im Auge haben.

Absicht des Diskurses ist es, den Schmerz zu eliminieren, aber um etwas zu eliminieren, muß sich die Disziplin über das Wie verständigen. Kontrollstrategien müssen entwickelt werden. Die Bewegungen des Blickes *produzieren* einen neuen Gegenstand: eine Person, genannt Zahnarztpatient, und ein neues Wissen auf zwei Ebenen. Definitionen, die sich historisch ändern, werden nicht als Änderungen im

Diskurs oder im Blick wahrgenommen, sondern im Phänomen, das in den Blick kommt: dem Schmerz. «Das Konzept des Schmerzes war sowohl Objekt und als auch Wirkung der Beobachtungs- und Analysetechniken» (S. 1187).

Nettleton schließt, daß die «Funktionsweise von Macht/Wissen die Berufs- und Fachgrenzen überschreitet und ein Prozeß ist, der weitaus subtiler und fundamentaler ist als der einer Anhäufung zunehmend differenzierten Wissens oder politischer Manöver interessierter Individuen oder Gruppen, die ein humaneres Gesundheitswesen wollen» (S. 1189). Zwei unbeabsichtigte Konsequenzen des Diskurses über Schmerz und Angst in der Zahnmedizin sind zu nennen: Erstens partizipiert er an der wachsenden Kontrolle über seine verdinglichten Subjekte und zweitens schafft er fügsame Patienten. Paradoxerweise bringt er hervor, was er beschreibt und schließt alternative Erklärungen einer möglichen Zukunft aus.

Nettletons Analyse demonstriert die Bedeutung des Körpers für den Diskurs und die produktive Funktion von Macht/Wissen. Diese Analyse betont auch die Wirkungen des «medizinischen Blicks».

Der Diskurs über Disneyland

Foss und Gill (1987) analysierten den Disneyland-Vergnügungspark in Kalifornien als ein System von diskursiven Akten, das die Kunden unterdrückt, indem es ihr Bild vom gesellschaftlichen Leben verzerrt. Sie identifizierten drei große diskursive Praktiken: Designelemente, Rolle der Besucher und das Bild der Angestellten. Beispiele des Design sind Größenordnung, Perspektive, Architektur, Musik und Nicht-Authentizität. Bestimmte Dinge wie Verschmutzung, Abfälle, Tiermist und Insekten werden absichtlich aus den Elementen des Design ausgelassen. Nach den Autoren ist in einer Analyse der Machteffekte des Diskurses das Ausgelassene ebenso bedeutsam wie das Hervorhobene.

Die den Besuchern zugedachte Rolle ist die der Passivität. Die Wahlmöglichkeiten sind trivial. Die Rollen, die die Besucher einnehmen können, sind sehr begrenzt; Verstöße werden mit Platzverweis geahndet. Wirkliches Geld wird in diesem System nicht akzeptiert, sondern nur das, was in Coupons umgetauscht wurde. Die Interaktion zwischen Besuchern und Angestellten ist streng geregelt.

Das Bild der Angestellten ist infantil, asexuell und weiß. Die Angestellten bewegen sich nach strengen Regeln, die bestimmen, was und was nicht gesprochen und getan werden kann. Die Nichtakzeptanz von Sexualität im Park wird von den Angestellten oder Kunden nicht in Frage gestellt. Die Einstellungspraxis für Personal ist sehr eng und sorgt für einen homogenen Bestand an Menschen.

Macht/Wissen zeigt sich an den nicht-menschlichen und daher nicht-interaktiven physischen Mechanismen der Massenkontrolle. Der Sicherheitsdienst ist unsichtbar, die Überwachung jedoch pausenlos. Unpersönliche Seilpfade halten die

Schlangen unter Kontrolle, so daß es für Beschwerden oder Frustrationen keine erkennbaren menschlichen Ansprechpartner gibt.

Diese Analyse ist ein gutes Beispiel für die Betonung der sozialen Praktiken in Ergänzung zum geschriebenen Diskurs. Auch betont sie Praktiken, die die bestehenden Machtbeziehungen ohne menschliche Konsensbildung aufrechterhalten.

Diskursanalysen im Gesundheitswesen

Lupton (1992) meint, daß die Diskursanalyse im Gesundheitswesen eingesetzt werden sollte und zwar als ein interdisziplinäres Untersuchungsfeld. Lupton zeigt, daß die Diskursanalyse sich von einer Inhaltsanalyse, Semiotik und Ethnomethodologie unterscheidet, weil sie eine kritische Analyse des Sprachgebrauchs und der Reproduktion der herrschenden Ideologien in den Diskursen ist (S. 145). Die Diskursanalyse untersucht rhetorische Kunstgriffe, Struktur, Stil, Inhalt und die Reproduktionsform von Ideologie zum Zwecke der kulturellen Hegemonie.

Im Anschluß an Gross (1986) hebt Lupton hervor, daß «in jeder theoretischen Position und in jedem textuellen oder diskursiven System besondere Interessen bedient werden» und referiert kurz zwei Diskursanalysen dieses Typus. Die eine ist eine Diskursanalyse von Gewohnheitsrauchern, die versuchen, mit dem Rauchen aufzuhören. Die andere ist eine Analyse der Arzt-Patient-Kommunikation bei Erforschung von Geschlechterdifferenzen zwischen Arzt und Patient.

Dieser Artikel liefert eine ausgezeichnete Rechtfertigung für den Ansatz der Diskursanalyse als einer nützlichen Strategie für die Gesundheitsberufe, die Pflege eingeschlossen.

Der Diskurs über Rasse und Gesundheit

Allman (1992) analysiert den Diskurs über Rasse, Rassismus und Gesundheit in der Art einer Machtanalytik. Sie lehnt die Idee einer «Großen Erzählung» vom Wissenschaftsfortschritt ab und analysiert statt dessen konkurrierende Diskurse zu diesem Thema. Sie nennt ihren Ansatz insofern postmodern (S. 37), als sie mit Diskursanalyse und Dekonstruktion arbeitet. Sie fügt ihrer Analyse auch ein kritisches Element hinzu, indem sie neue Sichtweisen einzubringen versucht, die es erlauben, aus vergangenen Fehler zu lernen (S. 38).

Allman beschreibt den Diskurs über Rasse und Gesundheit in der Pflege und seine uneingestandenen Bedingungen und unbeabsichtigten Konsequenzen. Sie zeigt, daß das Schweigen in einem Diskurs ebenso wichtig ist wie das Reden. Es geht ihr um eine kritische Analyse, die die rassistischen Konsequenzen und Bedingungen des Diskurses identifiziert.

So beschreibt sie zum Beispiel historische Vorläufer des modernen Diskurses wie den Wissenschaftsdiskurs aus dem ersten Jahrzehnt des 20. Jahrhunderts über die roten Haare der irischen «Rasse» als angeblicher Ursache für eine Tendenz zum rheumatischen Fieber. Sie zeigt, daß die Konfrontation mit einer anderen, historischen Perspektive analytische Einsichten in verborgene Teile unserer eigenen Perspektive eröffnet.

Allman liefert eine Analyse des «naturalistischen» Diskurses im Gesundheitswesen, der eine von Kultur und menschlichem Bewußtsein getrennte Natur annimmt (S. 40). Seinerzeit sollte der naturalistische Ansatz die Schuld für einen körperlichen Zustand aus dem moralischen Bereich herausnehmen und in den angeblich «neutralen» Bereich der Natur verlagern, wo sie von einer wertfreien Wissenschaft behandelt und geheilt werden konnte. Die politische und soziale «Minderwertigkeit» einer Rasse wird so von der Ebene der Diskussion auf die von zu lösender Probleme verlagert. Leider wird die «Minderwertigkeit» vom sozialen Bereich in den «natürlichen» Gesichtspunkt mit verlagert, wo sie noch weniger zu ändern ist. Diese rassistische Betrachtung natürlicher Minderwertigkeit hebt die Schuld nicht auf, sondern schreibt sie nur noch tiefer und unheilbarer fest.

Allman zitiert Yamatos (1990) Definition von Rassismus als «die systematische Mißhandlung einer Gruppe von Menschen durch eine andere aufgrund rassischer Eigenschaft» (S. 22). Nach Allman kann rassische Diskrimierung nicht durch eine Trennung der Kategorie der Rasse von der der Klasse und des Geschlechts erklärt werden und zwar wegen der verschiedenen Gelegenheitsstrukturen, die rassenspezifisch organisiert und klassen- und geschlechtsspezifisch verstärkt werden (S. 42). Mit Foucault vertritt Allman die Meinung, daß Rasse weder eine körperliche Eigenschaft noch bei Menschen ursprünglich vorhanden ist. Rasse besteht statt dessen aus einer Reihe von Effekten, die in Körpern produziert werden. Die Körper sind der Schauplatz technischer Eingriffe, die die Effekte produzieren und zwar nur im Kontext der Untersuchung. Rasse ist ein semiotischer Apparat, ein System für die Zuweisung von Bedeutung und Wert.

Allman zitiert vier Probleme in der Forschung über Rasse und Gesundheit in Medizin und Pflege, auf die eingegangen werden sollte. Das erste Problem ist das einer Rasse, die nirgends und irgend repräsentiert wird. Zweitens das einer Forschung, in der Rasse als depersonalisiertes Experimentierobjekt figuriert, wie in den Tuskegee-Experimenten über schwarze Menschen und Syphilis. Drittens das der Gleichsetzung von Rasse mit Krankheit, wie bei den Experimenten der Nazis. Viertens nennt Allman das Problem einer Untersuchung von Kultur ohne Kontext, so als gehörte der Forscher keiner Rasse an.

Unterdrückung in der Pflege

Das Aufkommen einer kritischen Erkenntnishaltung und des Feminismus innerhalb der Pflege und besonders der Pflegeausbildung sind Zeichen einer allmähli-
chen Reaktion des Fachs auf die Erfahrungen von Pflegenden (Thompson 1987;
Heinrich/Witt 1993). Campbell und Bunting (1991) haben sich für das eingesetzt,
was sie «text review» nennen: eine kritische Literaturbesprechung, die die Widersprüche in unserer Gesellschaft aufdecken will. Doering (1992) unterstützt eine
feministische, postmoderne Ansicht von Macht und Wissen in der Pflege. Die
jährliche «Konferenz über kritische und feministische Perspektiven in der Pflege»
liefert viele Beispiele einer kritischen Theorie und feministischen Analyse (siehe
Allen, Thompson und Rodrigues-Fisher 1992).

Es gibt jedoch nur wenige Beispiele einer Diskursanalyse der Pflege. Eines davon – und ein ausgezeichnetes – aus der jüngeren Zeit habe ich ausgewählt, das
Leonards (1990) Kriterien einer postmodernen kritischen und kontextspezifisch
handlungsanleitenden Gesellschaftstheorie erfüllt.

Street (1992) führt eine teilnehmende feministische Forschung durch, die sie
kritische Ethnographie der klinischen Pflegepraxis nennt. In Australien basiert
eine «action research» genannte Forschung auf dem Paradigma einer kritischen
Gesellschaftstheorie, die Machtbeziehungen analysiert (S. 75). Street entschied
sich für kritische Sozialwissenschaft, weil diese von der ideologischen Natur des
Selbstverständnisses ausgeht (S. 84). In der Pflege gibt es viel technisches Wissen,
Ursachenwissen, das die Praxis im voraus bestimmt. Street bestreitet die Allge-
meinverbindlichkeit dieses Modells und verweist auf die verschiedenen Interessen
der je verschiedenen Wissensarten.

Street glaubt, daß die feministische Forschung ein politischer Akt ist (S. 11), der
auf Bewußtseinsbildung zielt. Diese Art von Bewußtseinsbildung fördert bei Pflegenden die Einsicht, daß die Bedingungen der beruflichen Autonomie von einer
handlungsorientierten Selbstverständigung zwischen Pflegenden gemeinsamer
Kultur bestimmt sind (Hiraki 1992, S. 135).

Streets Arbeit ist eine Variante der kritischen Pädagogik, die Pflegende in den
Stand setzt, die ideologischen, politischen und historischen Elemente des Pflege-
diskurses zu dekonstruieren. Die Interessen des Forschers sind von Anfang an klar.
Street setzt auf die metaphorische Phantasie der Pflegenden: Durch sie könne der
soziale Traum eines umgestalteten Gesundheitswesens auf der Grundlage von
Bewußtseinsbildung und Stärkung rekonstruiert werden (S. 87).

Die klinische Praxis wird als Schauplatz eines soziokulturellen Kampfes angesehen (S. 87). Sie nennt ihre Arbeit kritische Ethnographie, weil sie *für* Pflege ist und
nicht nur über sie handelt. Nach Street benutzt die traditionelle empirisch-analytische Forschung die Selbstaussagen von Handlungen und Bedeutungen, ein
Vorgehen, das falsches Bewußtsein ignoriert und den Forscher dem Verdacht der

Subjektivität aussetzt. Unter dem Deckmantel des desinteressierten Interpreten von Daten kann der Forscher in unfreiwilliger Konsequenz fundamentalphilosophischer Annahmen Formen der kulturellen Unterdrückung fortschreiben und legitimieren (S. 12).

Street ist bemüht, den Respekt vor den Teilnehmern zu wahren und zugleich deren angenommenen Weltbilder in Frage zu stellen. Die Forschungssubjekte wurden zur Teilnahme an allen Aspekten der Studie ermutigt, da durch sie Handlungen und Widersprüche aufgedeckt werden konnten, die für selbstverständlich gelten und doch Machtbeziehungen verhüllen, die wiederum ihre Autonomie und Verantwortung einschränken.

So hatten die Versuchspersonen zum Beispiel während der ganzen Untersuchung Zugang zu den Daten. Es war der Wunsch der Autorin, die Versuchspersonen als Mit-Autoren zu gewinnen, doch stieß sie bei den Pflegenden auf denselben passiven Widerstand, den diese auch an ihrem Arbeitsplatz behaupteten. Daraus schloß Street, daß sie ihr eigenes Macht/Wissen-System dazu benutzte, den Versuchspersonen eine Forschungsstrategie aufzuzwingen, die auf ihrem eigenen Forschungsplan und nicht auf den Stärken der Disziplin basierte. Die Pflegenden hatten eine mündliche, keine geschriebene Tradition. Aus diesem Grund nahm die Autorin zurück, was als Druck auf die Versuchspersonen zur Mit-Autorschaft angesehen wurde, und arbeitete mit ihnen in der von ihnen bevorzugten verbalen Art.

Nach Street ist es wichtig, nicht in strikten Dichotomien wie Reproduktion vs. Widerstand oder Schule vs. Praxis zu verharren. Diese Arbeit behandelt die Produktion von Sinn in zeitlicher, räumlicher, kultureller und historischer Situativität. Street benutzt die mündliche Kultur des Umfeldes von Praxis und Ausbildung. Die Arbeit lehnt Ansprüche auf eine Meistererzählung ab, situiert die Praxis der Autorin und stellt ihre eigenen Interessen bei der Arbeit klar heraus.

Als kritische Ethnographie geht die Studie davon aus, daß falsches Bewußtsein geändert werden kann, um Stärkung zu fördern und Unterdrückung zu vermindern. Solche Stärkung schaffe Bewußtsein über die gesellschaftlichen Konsequenzen geläufiger geschlechtsspezifischer Arbeitsteilungen im Gesundheitswesen, wo sich hegemoniale Herrschaft auf der Grundlage von Geschlecht, Rasse, Klasse und Alter reproduziere. Offen sucht Street nach Formen einer Pflegeautonomie, die sich der Logik patriarchaler Herrschaft verweigert. Manchmal sind patriarchale Diskurse schwer aufzudecken, weil sie «natürlich» scheinen und aus dem Blick zu «verschwinden» drohen (Allman 1991).

Street kritisiert Foucaults Begriff von Macht/Wissen als unzureichend für die Beschreibung der Unterdrückung von Frauen. Ihr zufolge sind Pflegende nicht voll an Macht/Wissen beteiligt, sondern an dem, was sie Hegen/Wissen nennt. So habe die von ihr benutzte feministische Kritik Umgestaltungen freigesetzt, die sich einer Analyse mittels Macht/Wissen entzogen hätten. Das führt Street zur Überzeugung, daß es in der Anwendbarkeit der Kritischen Theorie auf das Pflegewissen Grenzen gibt. Ich persönlich jedoch bin nicht überzeugt, daß Hegen/Wissen etwas anderes sein könnte als ein weiterer marginalisierter Diskurs, der das Potential zur Produktion von Widerstandsstrategien besitzt.

Der herrschende Diskurs in der Pflege, so Streets Schlußfolgerung, ist die Medizin, und Pflege ist eine grundsätzlich moralische Disziplin, die, parallel und zusammen mit anderen Disziplinen gesellschaftlicher Handlungskompetenz, vor allem der Medizin, die gesellschaftliche Produktion eines fügsamen Patienten zum Ziele hat. Die unausgesprochenen Werte der Pflegepraxis beißen sich mit den Werten von Pflegetheoretikern, und Handlungen mit Widerstandspotential entzünden sich an der Infragestellung der Rollengrenzen zwischen Medizin und Pflege.

Widerstandsdiskurse wurden in marginalisierten Praktiken – wie mündlicher Bericht und alles, was zum Bereich des Wissens nicht zugelassen wird, Schweigen, Vermeidung, bestimmte individuelle Informationen, die «die Geschichte» eines Patienten ausmachen – gefunden.

Pflegende, die an dieser Studie teilnahmen, berichteten Street, daß sie Veränderungen erlebt hatten, die ihre Praxis entscheidend beeinflußten. Jetzt nahmen sie horizontale Gewalt an ihrem Arbeitsplatz und repressive Situationen zwischen sich und den Ärzten und sich und der Krankenhausverwaltung wahr. Jetzt verstanden sie die Bedeutung von Bewußtwerdung und Stärkungstraining für die Ausbildung von Verhaltensweisen, die den Kreis der Unterdrückung sprengen.

Allmählich verstanden die Teilnehmer an Streets Studie, warum die Pflegenden über einige Aspekte ihrer Praxis, die wie Widerstand gegen Macht erschienen, nicht sprachen und dagegen andere Aspekte hervorhoben, die die Berherrscher imitierten. Zusammenarbeit und kollektive Stärkung wurden als Fertigkeiten erkannt, die schwierig zu erlernen seien, weil sie auf eine lange Geschichte des gegenseitigen Mißtraucns zwischen Pflegekräften stießen.

Schließlich identifizierte Street einen durchgängigen Widerstand von Pflegenden, sich auf eine geschriebene Kultur einzulassen, selbst wenn sie davon überzeugt worden waren, nur durch ihren Gebrauch mehr Macht/Wissen zu erlangen. Die Pflegenden dieser Studie schätzten die mündliche Natur ihres Tuns weiterhin als positiv und verbessernd ein. Street nannte diesen durchgängigen Widerstand «konterhegemonial» (S. 271) und bestand gegenüber den Pflegenden auf der Notwendigkeit der Analyse schriftlicher Protokolle für die Entwicklung von Wissen aus Praxis. Die Möglichkeit einer Bildung von Praxiswissen aus einer mündlichen Kultur heraus konnte Street nicht erkennen. Hier ist noch Raum für weitere Forschung.

Wie diese Diskursanalyse durchgeführt wurde

Nach den oben vorgestellten Begriffen, Einflüssen, Beschreibungen und Beispielen der Diskursanalyse beschreibt dieser Abschnitt die Durchführung dieser Analyse. Philosophische, medizinische und Pflegeliteratur über Diskursanalyse wurde gelesen, gelegentlich besprochen.

Mit dem konstruierten Problemansatz im Hintergrund wurden Fragen aus meiner Lektüre der diskursanalytischen Literatur entwickelt: Fragen, die an den pflegediagnostischen Diskurs gestellt – und von ihm beantwortet werden. Sie sind jeweils den Kapiteln drei, vier und fünf vorangestellt.

Als Teil des Textes für die Genealogie wurde Literatur über die Geschichte des allgemeinen Diagnosebegriffs herangezogen. Dann wurde die gesamte Literatur zum pflegediagnostischen Diskurs durchgegangen. Artikel und Bücher, die vergleichsweise redundant schienen, wurden überflogen. Während dieser ganzen Zeit wurden, orientiert an den von mir entwickelten Fragen, Notizen gemacht. Alles, was in meiner Lektüre mit den von mir entwickelten Fragen zu tun hatte, wurde notiert und unter entsprechenden Überschriften organisiert. Schließlich wurden, nach Überprüfung aller Daten und unter ständiger Vergewisserung der Ziele und Zwecke einer solchen Analyse, die Kapitel drei, vier und fünf geschrieben.

Sicher hätte diese Methode der Datenerhebung durch Interviews mit Teilnehmern des pflegediagnostischen Diskurses verbessert werden können. Von Nutzen hätte auch ein weiterer Einblick in die Sichtweisen der ursprünglichen Befürworter und ihrer gegenwärtigen Meinungen sein können. Doch schloß der bloße Umfang der Aufgabe für diesmal die Hinzunahme von Interviews aus.

Die Schlußfolgerungen dieser Analyse werden zu keinem anderen Diskurs verallgemeinert. Alternative Interpretationen dieser Daten aufgrund anderer Rahmenkonzepte wären möglich.

Verallgemeinerung von Resultaten und Handlungsempfehlungen

Unter dem Einfluß der postmodernistischen und anti-fundamentalphilosophischen Perspektiven war Foucault mit Voraussagen und Handlungsempfehlungen vorsichtig. Nach der fundamentalphilosophischen empirisch-analytischen Wissenschaft muß jede Disziplin, die den Namen «Wissenschaft» verdient, verallgemeinernd verfahren, das heißt, Verallgemeinerungen an Erfahrung prüfen. Die Kritische Theorie jedoch hat behauptet, daß erfolgreiche Voraussagen nicht unbedingt zur Wahrheit führen (Seidman 1992, S. 171). Im Gegensatz zum fundamentalphilosophischen muß sich ein kritischer Untersuchungsansatz nicht unbedingt an den Ergebnissen der Voraussage ausweisen (Held 1980).

Die Kritische Theorie hat die Ziele der Vorhersage, Effizienz, Ausnutzung und Kontrolle aufgrund ihrer systematischen Funktion im ideologischen Herrschaftsprozeß problematisiert. Voraussage, Effizienz und Kontrolle sind Werte; sie sind genauso «persönliche Interessen» wie die anderen, offensichtlicheren (Aronowitz 1992). Uns fällt es schwer, diese Begriffe als Werte oder Ziele anzusehen, weil sie den eigentlichen Grund dessen ausmachen, was wir, als Gesellschaft, «gesunden Menschenverstand» nennen (Weedon 1987). In dieser Hinsicht reflektiert eine zutreffende Voraussage nur das Ausmaß, in dem gesellschaftliche Phänomene durch aktuelle Meßprozesse kontrollierbar geworden sind. Sie reflektiert keine andere Realität als die, die sie sich selbst gesellschaftlich und historisch konstruiert hat.

Die interpretative, situative Natur von Beobachtungen wird von der Diskursanalyse methodologisch anerkannt. Umfangreiche Zitate helfen die Funde zu bestätigen, doch werden keine Ansprüche auf allgemeine Anwendbarkeit erhoben (Lupton 1992). Die Resultate einer so durchgeführten Diskursanalyse sind nicht unbedingt auf andere oder verwandte Verhältnisse anwendbar. Die Interpretationen bleiben in einem spezifischen Kontext lokalisiert.

Foucault widersetzte sich verallgemeinernden Behauptungen und Handlungsempfehlungen, die auf Widerstandspraktiken basieren, aus Furcht, solche Behauptungen könnten dasselbe Schicksal erleiden wie andere derartige Projekte, d.h., kooptiert und selbst repressiv zu werden. Solche Schlüsse haben in der Vergangenheit zur Rechtfertigung zunehmender Eingriffe hergehalten und zum verstärkten Einfluß von Macht und Kontrolle geführt (Foucault 1976). Bei der Postulierung einer besseren Welt übte sich Foucault in berechtigter Vorsicht. Nach ihm beruhen die Mittel, die wir für die Emanzipation haben, auf Strategien der Ausnutzung, nicht der Stärkung.

Der Feminismus spricht das Problem der Handlungsempfehlungen an

Für Leonard (1990) zeigt Foucaults Mangel an Handlungsempfehlungen, daß die praktische Intention der Kritischen Theorie verloren gegangen ist. Aronowitz (1992) fügt hinzu: «Wir können nicht länger auf Herrschaft als auf eine verallgemeinerte gesellschaftliche Form reflektieren, weil wir die Fähigkeit verloren haben, uns von der Welt, die wir auf der Basis von Wissenschaft konstruiert haben, zu distanzieren» (Aronowitz 1992, S. 294). Dieses Problem einer begrifflichen Basis für Handlungsempfehlungen wird von Teilen des akademischen Feminismus angesprochen.

Der feministische Diskurs fügt mit Erfolg der postmodernen Diskursanalyse eine emanzipatorische Praxis hinzu (Leonard 1990). Das feministische Denken ist oft als eine wichtige Perspektive für die Pflegeuntersuchung eingebracht worden

(Allen/Allman/ Powers 1991; Allen 1992; Smythe 1993; Schuster 1993; DeMarco et al. 1993; Wuest 1993b). «Eine der Stärken der feministischen Kritik liegt darin, daß sie ohne Boshaftigkeit, aber mit Insistenz und Mitgefühl Einseitigkeiten wissenschaftlich aufdecken kann» (DeMarco et al. 1993, S. 30).

Weedon (1987) definierte den feministischen Postmodernismus als «einen Modus der Wissensproduktion, der die poststrukturalistischen Theorien der Sprache, Subjektivität, sozialen Prozesse und Institutionen dazu benützt, bestehende Machtbeziehungen zu verstehen und Veränderungspotentiale zu identifizieren» (S. 40–41). Es geht dem feministischen Postmodernismus um die Unterbrechung und Ablösung des herrschenden (unterdrückerischen) Wissens (Gavey 1989, S. 463).

Emanzipatorische feministische Forschung weiß um ihre eigenen Interessen. Normativer Widerstand beruht nicht auf einer reaktionären Opposition gegen einen herrschenden, patriarchalen, hegemonialen Diskurs (Fraser 1987, S. 80). Ungeachtet des Relativismusvorwurfes, kann der Feminismus seine theoretische normative Stärke aus Geschichten ziehen und braucht keine großen Erzählungen (Nicholson 1992).

Thompson (1992) diskutiert die Bedeutung von Identitätspolitik im Feminismus für eine Pflegeuntersuchung, die auch Differenz und Verschiedenheit betont. Identitätspolitik verbindet nach Thompson das Persönliche und das Soziale, indem sie durch Differenzen hindurch politische Allianzen zu bilden versucht. Diese Versuche werden als historische und gesellschaftliche Konstruktionen angesehen, die eine gemeinsame (kollektive) Bedeutung für situationsbezogene Menschen annehmen. Identitätspolitik bemüht sich um den Aufbau dieser Allianzen, ohne Differenzen zu marginalisieren oder die Komplexität multipler Identitäten von Menschen zu übergehen (S. 25). Normatives Wissen in der Pflege wird als gesellschaftlich und politisch konstruiert und eng mit Macht verbunden gesehen (Gavey 1989; Doering 1992).

Aufgrund der expliziten Annahme, daß bestimmte Positionen gegen Rassismus, Sexismus und Klassismus anderen Positionen, die weniger oppositionell sind, kontextuell *vorzuziehen* sind (Allen 1992, S. 1), tut sich die feministische Theorie mit Handlungsempfehlungen nicht schwer. Feministische Autoren in der Pflegeuntersuchung fürchten nicht umsonst, die Erklärung des Forschers an die Stelle der erforschten Personen zu setzen. Dann erhebt sich folgende Frage: Wie können wir als feministische Pflegeforscher verfahren, um Fragen zu stellen und zu beantworten, die sowohl das Wissen voranbringen als auch vor dessen repressivem Potential oder der Fortschreibung schon bestehender Repression schützen (Allen 1992, S. 2)?

Nach Allen gibt es bei der Identifizierung solcher «vorzuziehenden» Schlüsse für die Untersuchung zwei wichtige Punkte zu bedenken. Diese zwei Punkte sind die Regeln des Beweises und das Problem der Erklärung. Welche Beweisarten sind akzeptabel? Sinnliche Daten sind nicht unproblematisch, aber nicht nutzlos. Nach Allen müssen wir unsere Handlungsempfehlungen durch das Verständnis der gesellschaftlichen Bedingungen, innerhalb derer sie verhandelt werden, und durch eine Prüfung der Beweisformen, die wir für solche Behauptungen akzeptabel finden, stützen.

Deutliche Fragen müssen gestellt werden: Aufgrund wessen ziehen wir eine Erklärung einer anderen vor? Interpretatives Wissen, das Sinn setzt, und analytisches Strukturwissen sind beide wichtig, doch vernachlässigen sie beide die Vorstellung eines falschen Bewußtseins. «Den Begriff der ‚Ursache‘ aufzugeben, besonders zugunsten interpretativer Traditionen, die die Sinnbildung den Individuen zuschreiben, entzieht den *Veränderungsprozeß* – das, was sie verhindert, sie ermöglicht, usw. – der Untersuchung, Theoretisierung und situativen Spezifizierung» (Allen, persönliche Mitteilung 1994).

Allen spricht das Problem der Ideologie und des falschen Bewußtseins an, das für den feministischen Postmodernismus sowohl die Idee der Kritik als auch der Bevorzugbarkeit einschließt. Die feministische Kritik behauptet, daß die repressiven Ideologien systematische Verdrehungen oder Verzerrungen sind (Thompson 1984), ohne deswegen eine objektive Realität, die verzerrt würde, anzunehmen. In einem gewissen Sinne setzt die feministische postmoderne Theorie die Repressionshypothese an die Stelle des falschen Bewußtseins.

Die feministische postmoderne Perspektive ist daher gerechtfertigt, Handlungsempfehlungen zu formulieren, gestützt auf der Beachtung von Prozeßvariablen und der Idee situationsspezifischer Bevorzugbarkeit. Auch wenn alle Daten aus Interpretationen bestehen mögen, so heißt das noch nicht, daß es keine Interpretation gibt, die (sich) über eine andere, verborgene Interpretation täuscht, die, wenn enthüllt, von den Teilnehmern bevorzugt wird.

Schluß

Aufgrund ihrer einzigartigen Umstände könnte Pflege als akademische und praktische Disziplin eine zentrale Rolle spielen. Sie setzt sich hauptsächlich aus Frauen zusammen und versteht sich historisch als eine weibliche Beschäftigung. Eingerichtet wurde sie primär für die Zwecke und unter der Leitung des mächtigsten Berufes, der in modernen Zeiten existiert: der Medizin. Aus ihrer langen Geschichte und aus täglicher Anschauung kennen Pflegende die Unterdrückung ihrer selbst als Frauen und als untergeordnetes Fach der Medizin.

Der potentielle Beitrag einer Foucaultschen Diskursanalyse zur Pflegedisziplin ist zweifach. Zum ersten ist die Diskursanalyse ein geeigneter Ansatz für die Auseinandersetzung mit bestimmten Pflegepraktiken, die als selbstverständlich gelten, mit der Geschichte des Pflegediskurses, den Machtbeziehungen innerhalb spezifischer Pflegediskurse, mit der gesellschaftlichen Stellung der Pflege, den langfristigen Zielen und Werten, den persönlichen Interessen der Teilnehmer, den uneingestandenen Bedingungen und unfreiwilligen Konsequenzen von Handlungen, mit möglicher systematischer Täuschung, mit den Bedingungen der Autonomie und Verantwortlichkeit von Sprechern, mit dem Prozeß der Formulierung und Strukturierung von Diskussionen, den Beweisformen für die produzierten Erklärungen und den Regeln, mittels derer Themen von einer Untersuchung ausgeschlossen werden. Die Analyse der Rolle von Pflegekräften als gesellschaftlich handlungskompetenten Personen ermöglicht wichtige Interpretationen. Wie partizipieren Pflegende an der politischen Selbsttechnologie? Angesichts der wachsenden Bedeutung von Technologie im Gesundheitswesen ist eine Analyse der Technologiepolitik innerhalb der Rolle von gesellschaftlich Handlungskompetenten entscheidend.

Die Pflegedisziplin hat ihren Platz an den Universitäten rund um die Welt eingenommen, ohne einer etablierten philosophischen Richtung oder Gesellschaftstheorie verpflichtet gewesen zu sein. Die Pflege ist heute in der beneidenswerten Lage, zwischen philosophischen Ansätzen als Modellen für Lehre, Forschung und Praxis auswählen zu können, die in anderen Diskursen marginalisiert und daher zu unpopulären Optionen unter Akademikern wurden (Hall et al. 1994).

Die Chance der Pflege liegt in der Demonstration einer praktischen Disziplin, die mehr bietet, als nur eine begrenzte, traditionelle Wissenschaftsphilosophie, die sich an Voraussage und Kontrolle von *Phänomenen* orientiert und dabei leider und unbeabsichtigt die Unterdrückung von *Menschen* im Gefolge hat. Die Pflegeuntersuchung kann zu einer Quelle von Widerstandsdiskursen werden, die *bevorzugbare* Situationen einer reduzierten Unterdrückung und möglicher Subjektpositionen beschreibt. Die Stärkung von Pflegepersonen am Arbeitsplatz durch Diskursanalyse und teilnehmende Aktionsforschung hat das Potential zur Schaffung einer umgestaltenden Gesundheitsreform: durch Heraushebung der Machtbeziehungen, anstatt durch ihre Ignorierung. Dadurch stünden Subjektpositionen für die Konstruktion alternativer Perspektiven auf Macht/Wissen zur Verfügung, die sowohl für praktizierende Pflegekräfte als auch andere Gesundheitsberufe nützlich wären.

Drittes Kapitel:
Genealogie der Pflegediagnostik

Dieses Kapitel untersucht aus der Perspektive der Macht die Geschichte und frühe Entwicklung des pflegediagnostischen Diskurses. Dies ist das erste von drei Kapiteln über Diskursanalyse. Genealogie verfährt historisch, indem sie die entscheidenden Einflüsse auf die Entwicklung der Pflegediagnose innerhalb des sozialen Kontextes bestimmt. Einige dieser Einflüsse werden unmittelbar aus der historischen Pflegeliteratur heraus beurteilt. Andere werden retrospektiv aus der Sicht der ersten beiden amerikanischen Bundeskongresse über Pflegediagnostik bestimmt.

Diese historischen Einflüsse üben ihre Wirkung auf den pflegediagnostischen Diskurs weiterhin aus und zwar über deren Struktur, Funktionsweise und Position innerhalb bestehender Machtbeziehungen. Auf die Implikationen der in diesem Kapitel dargestellten Entwicklungen gehen die folgenden zwei Kapitel ein.

Der erste Abschnitt dieses Kapitels beschreibt den Ursprung und die Entwicklung des Begriffs «Diagnose» in der Medizin. Dieser Abschnitt stellt die Basis für die Analyse des Beitrags der medizinischen Diagnose zur Entwicklung des pflegediagnostischen Diskurses dar. In einer Genealogie der Pflegediagnostik nimmt der Diskurs der medizinischen Diagnose einen kritischen Stellenwert ein.

Der zweite Abschnitt beschreibt die frühen Schriften, Definitionen und Einflüsse auf die Pflegediagnose bis zur Zeit des ersten NANDA-Kongresses *(North American Nursing Diagnosis Association)* in St. Louis, Missouri, 1973. Der dritte Abschnitt beantwortet bestimmte Fragen zur Genealogie. Die Fragen sind dem dritten Abschnitt vorangestellt und stammen aus der Beschreibung der methodologischen Perspektive der Diskursanalyse im zweiten Kapitel.

Aufgrund des in diesem Kapitel vorgelegten Materials werden folgende Thesen aufgestellt. Erstens: Die Entwicklung des pflegediagnostischen Diskurses war von den sozialen Modellen des Professionalismus, der Macht und gesellschaftlichen Handlungskompetenz der Medizin und fundamentalphilosophischer Wissenschaft beeinflußt. Zweitens: Die Entwicklung des pflegediagnostischen Diskurses kann als übereinstimmend mit Foucaults Beschreibung der Diskursentwicklung angesehen werden. Drittens: Es läßt sich zeigen, daß sich die Entwicklung des pflegediagnostischen Diskurses restriktiv – und zwar systematisch in Bezug auf die in den angewandten Modellen schon eingebauten Herrschaftsstrukturen – auf die Optionen für Struktur und Funktionsweise des bestehenden Diskurses ausgewirkt hat. Der vierte Abschnitt beschließt das Kapitel und zeigt, wie diese Thesen durch die Analyse erhärtet werden.

Geschichte des Wortes Diagnose

Aus dem zweiten Kapitel sei daran erinnert, daß eine Genealogie die Entwicklung eines Diskurses historisch betrachtet, um dessen Stellung innerhalb bestehender Machtbeziehungen zu beleuchten. Folglich gibt es bestimmte allgemeine Fragen auf der Basis einer anti-fundamentalphilosophischen, postmodernen, feministischen Machtperspektive, die bedacht werden müssen. In diesem Abschnitt werden folgende Fragen beantwortet: Welche Diskurse stellten Modelle zur Verfügung, die das Weltbild des pflegediagnostischen Diskurses beeinflußten? Welche Worte im Diskurs haben eine sprachliche und soziale Geschichte, die für die Festlegung der Rolle des Diskurses in den bestehenden Machtbeziehungen bedeutsam ist? Die Antworten auf diese Fragen stellen die Grundlage für die Analyse im vierten Kapitel dar. Systematisch repressive Effekte und Widerstandsdiskurse müssen in ihrem historischen Kontext situiert werden. So betrachtet, lassen sich repressive Machtbeziehungen als vom Diskurs aufrechterhaltene, erweiterte und/oder geschaffene bestimmen.

Das eindeutig wichtigste Wort im ganzen pflegediagnostischen Diskurs ist «Diagnose», eng gefolgt vom Wort «Pflege» und dann Worten wie «Beruf», «menschliche Reaktion», «Wissenschaft», «Ätiologie», «Definitionsmerkmale». Wie im zweiten Kapitel beschrieben, machen Definitionen und Re-Definitionen eine Bewegung von Macht aus (Allen 1986). Der wichtigste Diskurs in der Entwicklung der Pflegediagnose ist sicher der der medizinischen Diagnose.

Die Implikationen der Wortwahl «Diagnose» für den pflegediagnostischen Diskurs sind weitreichend. Die durch die Wahl dieses Wortes implizierten Sub-Diskurse und Modelle bestimmen weiterhin die Struktur und Funktionsweise des pflegediagnostischen Diskurses innerhalb der bestehenden Machtverhältnisse. Dieser Abschnitt liefert eine Geschichte des Wortes «Diagnose» und beschreibt ein Problem in der Funktionsweise der Diagnose in der heutigen medizinischen Praxis, das auch im pflegediagnostischen Diskurs gefunden werden kann. Durch die Beschreibung dieses Problems werden die Ähnlichkeiten zwischen den Begriffen der medizinischen und der Pflegediagnose hervorgehoben. Der pflegediagnostische Diskurs ignoriert die Geschichte und inneren Begriffsschwierigkeiten der vom medizinischen Diskurs übernommenen «Diagnose». Gestützt auf diesen übernommenen Begriff, setzt der pflegediagnostische Begriff die Autorität der

Medizin voraus, ohne die damit einhergehende Verantwortung für die Schäden an Pflegepersonen, Patienten und deren Familien zu übernehmen.

Das *Oxford English Dictionary* definiert das Wort «Diagnose» wie folgt:

> Griechisch, Substantiv, aus dem griechischen Wort «unterscheiden oder erkennen», das von zwei anderen griechischen Wörtern stammt, dessen eines «völlig auseinander» und dessen anderes «erkennen oder wahrnehmen» bedeutet. 1. In der Medizin ist es die Wesensbestimmung eines Krankheitszustandes; Bestimmung einer Krankheit durch sorgfältige Untersuchung ihrer Symptome und Geschichte. 2. Der Befund aufgrund der Untersuchung.

Diagnosen sind keine unwandelbaren Entitäten in einer absolut erkennbaren Realität, sondern dynamische gesellschaftliche und historische Konstruktionen (Bynum/Nutton 1981). Bemerkt werden muß, daß diese Definition von Diagnose ein indo-europäisches Weltbild widerspiegelt und mit anderen, asiatischen oder afrikanischen Weltbildern unvereinbar sein mag.

Mehr noch sollte festgehalten werden, daß diagnostizieren nicht heißt: zwischen gesunden und nicht-gesunden Zuständen unterscheiden, sondern die begriffliche Unterscheidung eines angenommenen nicht-gesunden Zustandes impliziert. Der Zweck einer diagnostischen Handlung ist die Erkenntnis der *Art* von Nicht-Gesundheit, unter der eine Person leidet, nicht, ob die Person gesund oder nicht gesund ist. Die diagnostische Handlung verfügt über die gesellschaftlich diskursive Macht der Nennung.

Die Bedeutung der griechischen Periode für den Diskurs der medizinischen Diagnostik liegt in der Beziehung zwischen Ursachen, Symptomen und Behandlungen. Die begriffliche Entsprechung von Ursache, Symptom und Behandlung ist Ausdruck einer gesellschaftlichen Annahme, daß das gleiche, was einer Person passiert, auch einer anderen Person passieren kann. In anderen Worten, es wird ein bestimmter Grad von Voraussagbarkeit in einem fundamentalphilosophischen und kausalen Sinn angenommen.

In der griechischen Antike gab es zwei wichtige Denkrichtungen: die ontologische und die reaktive Krankheitstheorie. Die ontologische Krankheitstheorie geht davon aus, daß Krankheiten im Innern einer Person wachsen und reifen und/oder auf eine andere Person übergehen können (Matlock 1975; Grmek 1989). Der Mythos von den Krankheiten in Pandoras Büchse beruht auf dieser Denkrichtung. Moderne Formulierungen wie: sich eine Erkältung «holen», von der Grippe «erwischt» werden und Vorstellungen der Ansteckung und Immunität basieren auf der ontologischen Theorie (Nutton 1983). Diese Vorstellung geht davon aus, daß es verschiedene Arten von Krankheiten gibt, die auf einer gemeinsamen Wesensbestimmung oder Natur beruhen.

Die zweite wichtige Theorie in der griechischen Antike ist die reaktive Krankheitstheorie (Taylor 1979). Nach dieser Theorie ist Krankheit die Reaktion des Körpers auf eine Schadensursache. Die Krankheit besteht aus pathologischen Veränderungen und körperlichen Reaktionen. Worte, die diese Art von Klassifikation reflektieren, beziehen sich auf die körperliche Reaktion als Wesen der Krankheit und nicht auf eine Schadensursache: Gehirntumor, Magengeschwür, Herzklappenverengung. Platon, Aristoteles und Hippokrates reflektieren in ihren Schriften die Existenz beider Theorien (Taylor 1979).

Der Hauptzweck des hipppokratischen Korpus jedoch war nicht die Bereitstellung einer Diagnose, sondern einer Prognose für einen individuellen Fall (Hudson 1983). Die detaillierten Symptombeschreibungen korrespondierten unmittelbar der Einschätzung des Verlaufs und nur mittelbar einer Bestimmung des Krankheitsnamens, dem dann Behandlungsempfehlungen zugeordnet werden. So wurde weißer Eiter als gutes Zeichen für eine Prognose erachtet; gelber Eiter jedoch galt als ein schlechtes prognostisches Zeichen (Hudson 1983). Zweck der Beschreibung des weißen oder gelben Eiters war es nicht, sich über den Namen des Vorgangs schlüssig zu werden, um zwischen diesem Namen und dem Namen eines möglicherweise anderen Vorgangs zu unterscheiden, sondern um den Verlauf *unmittelbar* zu beurteilen. Gelber Eiter bedeutet: der Patient wird innerhalb von 14 Tagen sterben. Weißer Eiter bedeutet: der Patient wird drei Tage lang Fieber haben, rote Galle erbrechen und nach fünf weiteren Tagen genesen. Behandlungen wurden nach ihrer Wirkung auf die Symptome klassifiziert, die die Prognose ändern konnten, falls die Behandlung das schlechte Symptom in ein besseres verwandelte. Bei der praktischen Anwendung von Behandlungen in der hippokratischen Medizin war die Änderung der Prognose eines Patienten wichtiger als die Benennung des Phänomens. Die Benennung und Klassifizierung von Krankheiten wurden als ein philosophisches, nicht als ein klinisches Unternehmen angesehen.

Der andere Ansatz zur Diagnose in der griechischen Antike ist weniger gut bekannt. Hippokrates gehörte der Ärzteschule von Kos an (Galdston 1981). Der andere Ansatz war die Ärzteschule von Knidos; ihr Haupt war Euryphon. Diese Diagnostik konzentrierte sich auf die Klassifikation von Krankheiten, die nach genauen individuellen Variationen von Zeichen und Symptomen spezifiziert und benannt wurden. Jede Variation hatte eine andere, eigens benannte und zu behandelnde Krankheitsart zur Folge.

Beide Schulen hatten ihre Verteidiger und Kritiker. Die Ärzte aus Kos schrieben Behandlungen je nach Symptomen vor und kritisierten die Ärzte von Knidos, daß sie «Typen vervielfältigten und nebensächlichen Details wesentliche Bedeutung zuschrieben» (Gladston 1981, S. 55). Die Knidos-Ärzte schrieben Behandlungen je nach benannten und klassifizierten Krankheitsbildern vor und warfen den Kos-Ärzten vor, sich mehr um individuelle klinische Angelegenheiten zu kümmern als um die Erweiterung des allgemeinen Wissens.

Beide Richtungen der Diagnostik haben die Medizin bis auf den heutigen Tag beeinflußt (Galdston 1981). Galdston betont die Differenz zwischen den Perspektiven wie folgt:

> Eine Krankheit als ein getrenntes Etwas zu diagnostizieren, ist eine primitivere Aufgabe. Sie erfordert eine nur mäßige geistige Disziplin. Oft kann sie mit Hilfe eines unbelebten Instrumentariums erreicht werden. Für eine effektive Therapie stellt sie nur eine schmale und nicht allzu stabile Basis dar... Eine weitaus überlegenere und schwierigere Aufgabe ist die Diagnose als Definition eines klinisch gegebenen Problems und Einzelfalls, der therapeutisch gelöst werden muß (S. 56).

Auch in anderer Hinsicht unterscheiden sich diese zwei Ansätze. Die abstrakte Klassifizierung von Krankheiten basierte auf der Untersuchung von Todesursachen, krankhafter Anatomie und Physiologie (Gladston 1981; Taylor 1979). Auf der anderen Seite basierte die Behandlung individueller klinischer Bekundungen auf dem Studium der Anatomie und Physiologie lebender Menschen. Diese divergenten Ansätze wirken in der modernen medizinischen Praxis fort. Heute wird der praktizierende Arzt mit beiden Problemen konfrontiert: in der klinischen Diagnose, der Vorlage eines abstrakten Konzepts für bürokratische Erfordernisse und der Behandlung eines spezifischen Individuums.

Taylor (1979) schlägt für diese alten Problemen der Medizin eine Lösung vor. Er hat die Geschichte der ontologischen und reaktiven Krankheitstheorien bis in die moderne Medizin hinein verfolgt. Für ihn ist der Krankheitsbegriff abstrakt, verantwortlich für taxonomische Klassifizierungsschemata. Daher unterscheidet er *disease* von *illness*, welch letzteren Begriff er als individuelle klinische Manifestation definiert, die durch begriffliche Krankheitskategorien *(disease)* notwendig kausal überdeterminiert ist.

Dann schlägt Taylor zur Bezeichnung eines Konzepts, das beide Komponenten der Krankheit vereinigt, den Begriff «Morbus» vor. Da es offensichtlich unmöglich geworden ist, alle Krankheiten in Form einer Einzelursache zu klassifizieren, spricht sich Taylor für eine Morbusklassifikation nach Art einer Taxonomie einzelner, je nach klinischer Situation spezifischer Kausalmechanismen aus. Taylor schließt mit der Hoffnung auf die Entdeckung einzelner objektiver Ursachen für einzelne objektive Morbi durch weitere biologische Forschung.

Diese zwei verschiedenen Diagnoseansätze, die die Medizin über zweitausend Jahre bestimmten, haben auch auf die Pflege im allgemeinen und die Pflegediagnose im besonderen eine tiefe Wirkung ausgeübt. Ohne daß die begrifflichen Schwierigkeiten anerkannt worden wären, hat sich die Spannung zwischen den beiden medizinischen Diagnoseansätzen durch die Wahl des Wortes «Diagnose» im Diskurs der Pflegediagnose reproduziert.

Ein wichtiger Effekt dieser Reproduktion besteht im fortgesetzten Einfluß fundamentalphilosophischer Annahmen auf den – analog zum medizindiagnostischen – pflegediagnostischen Diskurs. Mit anderen Worten verdunkelt die Spannung zwischen den beiden Diagnoseansätzen die dem medizinischen und pflegerischen Diagnosebegriff zugrundeliegenden Annahmen. Diese Annahmen lauten:

- Die diagnostizierte Entität besitzt eine objektive Existenz unabhängig von unserer Auffassung.

- Der der Entität gegebene Name trifft irgendwie das Wesen dieser in den Menschen existierenden Entität.

- Der objektive Begriff kann wert- und kontextfrei innerhalb einer noch nicht gedeuteten Realität angesprochen werden.

Für den pflegediagnostischen Diskurs hat die Geschichte dieses Problems innerhalb der medizinischen Diagnostik noch weitere Implikationen. Der Expertendiskurs der klinischen Praxis ist eine mögliche Quelle von Widerstandspraktiken gegenüber der Herrschaft der Pflegediagnostik. Üblicherweise sind praktizierende Pflegepersonen mehr mit der Betreuung individueller Patienten als mit der Erweiterung des allgemeinen Pflegewissens befaßt. Die schädlichen Machteffekte dieses Begriffsproblems werden im pflegediagnostischen Diskurs nicht angesprochen. Die Spannung zwischen den gegensätzlichen Zielen einer Erweiterung des allgemeinen Wissens und der Behandlung individueller klinischer Gegebenheiten wahrzunehmen, hilft bei der Aufklärung der Machtbeziehungen zwischen akademischen und praktizierenden Pflegepersonen und zwischen Pflege und Gesundheitsreform. Die Effekte dieser Spannung werden im fünften Kapitel untersucht.

Früher Kontext und frühe Einflüsse auf die Pflegediagnostik

Nach der obigen Diskussion der Spannung im «Diagnose»begriff der modernen Medizin, entwirft dieser Abschnitt eine Perspektive auf den frühen gesellschaftlichen Kontext des pflegediagnostischen Diskurses. Dieser Abschnitt wird folgende Fragen bezüglich der Genealogie des Diskurses beantworten: Welche anderen Diskurse und historischen Einflüsse wirkten auf die Entwicklung des pflegediagnostischen Diskurses ein? Welcher physische, körperliche Raum wurde mittels seiner Beschreibung durch die diskursiven Praktiken des pflegediagnostischen Diskurses geschaffen? Welche Erscheinungsoberflächen und Möglichkeitsbedingungen wurden durch diesen Diskurs anerkannt und angeeignet und sichtbar gemacht?

Durch welchen Prozeß kam der pflegediagnostische Diskurs zu dem Recht, in einem Bereich der Erfahrung Wahrheit zu sprechen?

Wie im vorangegangenen Abschnitt dieses Kapitels gezeigt, kommt das Wort «Diagnose» von der Medizin zur Pflege. Wenn Pflegende den einzelnen Terminus «Diagnose» verwenden, meinen sie die medizinische Diagnose. Nach Hornung (1956) stellen berufliche Pflegekräfte in der Tat medizinische Diagnosen, weil oft kein Arzt oder keine Ärztin verfügbar sind. Hornung nannte sie «Pflegediagnosen» (S. 29). Der Terminus «Pflegediagnose» wurde jedoch aus einer Pflegeperspektive heraus re-definiert und nahm seine eigene Geschichte. Wir erinnern uns aus dem zweiten Kapitel, daß jede Definition oder Re-Definition eine Machtbewegung ist. Medizinische Diagnosen aufzustellen, liegt jenseits der Kompetenzen von Pflegepersonen und gilt fast überall als unrechtmäßig. Da Pflegende keine medizinische Diagnose stellen können, griff die Pflege zur Definition von «Pflegediagnosen».

Historische Gesichtspunkte in der Entwicklung des pflegediagnostischen Diskurses

Es ist wichtig, den gesellschaftlichen Kontext der Pflegedisziplin zur Zeit des Aufkommens des fachspezifischen Begriffs «Pflegediagnose» in den Vereinigten Staaten der fünfziger Jahre zu verstehen. Dies ist wichtig, weil es Licht auf die damalige gesellschaftliche Stellung der Pflege und die Bandbreite der möglichen Ziele des Faches wirft. Damals gab es nur sehr wenige höher ausgebildete Pflegekräfte, und diese höheren Abschlüsse lagen vor allem in anderen Bereichen wie Pädagogik und Soziologie. Medizin war das herausragende Berufsmodell in der Kultur der Vereinigten Staaten. Die empirisch-analytische Tradition war das einzige allgemein verfügbare Wissenschaftsmodell, ungeachtet marginalisierter Diskurse wie der Kritischen Theorie und der Phänomenologie.

Im Nachkriegsamerika hatten aus dem Militärdienst zurückkehrende Pflegepersonen ihre Kooperation mit Ärzten im Umgang mit medizinischen Diagnosen erweitert. Die Arbeit in Friedenszeiten konfrontierte sie mit der erneuten Vorherrschaft von Ärzten und dem gesellschaftlichen Druck, zu ihren traditionell definierten weiblichen Rollen zurückzukehren (Kalisch/Kalisch 1995).

So spürten die Pflegepersonen ein wachsendes Bedürfnis, ihren spezifischen Status und Wert zu bestimmen. Seit 1900 war dieses Ziel verschiedentlich bekundet worden (Turkowski 1992), doch erlangte nach dem Zweiten Weltkrieg in Amerika das Ideal wieder Priorität, und viele Pflegekräfte gingen zurück in die Schule. Medizin, Wissenschaft und Professionalismus machten die begehrten Diskurse aus, mittels derer die Pflege (und jeder andere) in den fünfziger Jahren Wert, Macht und Status in der modernen amerikanischen Nachkriegsgesellschaft erlangen konnte. Noch immer ist sich die soziologische Literatur darüber unschlüssig, was eine Profession definiert, doch hält das Pflegefach am Ansatz der «wesentlichen Eigenschaft» fest und verbindet die Definition mit Autonomie (Ramprogus 1995, S. 32).

McManus (1951) und Fry (1953) verteidigten den fachspezifischen Terminus «Pflegediagnose» in der Pflegeliteratur und schlugen zur Anleitung der Pflegepraxis Betreuungspläne vor, die auf einem Modell der menschlichen Bedürfnisse basierten. Auch Abdellah (1957) definierte und benutzte den Terminus Pflegediagnose, doch ging diese Entwicklung nicht in den *Model Practice Act* der ANA von 1955 ein.

In den sechziger Jahren wurden nur sehr wenige Artikel zur Pflegediagnose veröffentlicht, wobei verschiedene Definitionen zugrundegelegt wurden (siehe die Zusammenfassung bei Edel 1982). Während der sechziger Jahren hatten die Termini «Problem» und «Bedürfnis» Vorrang vor dem Terminus «Diagnose», doch bezogen sich alle drei Termini auf eine «unabhängige» Aufgabe der Pflege, deren Wahrnehmung, so hoffte man, dazu führen könnte, daß «vage Beschreibungen des Patientenzustandes aus unserem Vokabular verschwinden» (Hornung 1965). Vagheit und individualisierte Beschreibungen der Pflegepraxis galten als unerwünschte Elemente im beruflichen Handeln.

In dieser Zeit (der späten fünfziger und frühen sechziger) wurde auch der Terminus «Wissenschaft» zum ersten Mal auf die Pflege angewandt. Aufgrund der Übernahme des «Diagnose»begriffs aus der Medizin hat der «Wissenschafts»-diskurs auf den pflegediagnostischen Diskurs einen wichtigen Einfluß ausgeübt. Zum ersten Mal in der Pflegeliteratur erwähnt wird der Terminus «Pflegewissenschaft» in der 1963 veröffentlichten Arbeit von Martha Rogers. Nach ihr konstituiere die Pflege einen unverwechselbaren Korpus wissenschaftlichen Wissens, und die Anwendung dieses Wissenskorpus konstituiere die Pflegepraxis. Auch Abdellah (1969) nannte die Pflege eine Wissenschaft und meinte, daß die Fähigkeit zur Diagnose zur Entwicklung einer jeden Wissenschaft gehöre. Jacox (1974) beschrieb die taxonomische Klassifizierung von Begriffen als einen der ersten Schritte in der Theorieentwicklung von Wissenschaften.

McFarland und MacFarlane (1993) betonen die Bedeutung dieses Jahrzehntes für die Entwicklung des pflegediagnostischen Diskureses und verweisen auf einen im *Journal of the American Medical Association* 1967 veröffentlichen Artikel eines Arztes, der Diagnose in allgemeinen Begriffen und nicht medizinspezifisch definiert. Dieser Artikel (King 1967) definiert Kriterien und Bestandteile, die für eine Diagnose unverzichtbar sind:

– Es muß eine Reihe von Kategorien oder Klassen vorgegeben sein, die einen Rahmen für die Diagnose abgeben.

– Es muß eine bestimmte Entität geben, die diagnostiziert werden soll.

– Es muß ein wohlüberlegtes Urteil darüber geben, daß das bewertete Phänomen oder die Reaktion in eine besondere Kategorie oder Klasse gehört.

Diese Definition entspricht unmittelbar der Ärzteschule von Kos: Klassifizierung abstrakter Entitäten unabhängig von individuellen Äußerungen und Kontext.

Nach McFarland und McFarlane (1993) war dieser Artikel möglicherweise der Anstoß zum ersten NANDA-Kongreß in den Vereinigten Staaten. Nach Douglas und Murphy (1990) stellte auch ein anderer, ähnlicher Artikel bezüglich des Begriffs wissenschaftlicher Klassifikation von Sokal im *Science* 1974 einen frühen Einfluß auf die Bemühungen um Klassifizierung der Pflegediagnosen dar (S. 17).

Im nachhinein machte Gebbie (im Vorwort zu Carlson et al. 1982), Mit-Vorsitzender des ersten Bundeskongresses, andere Einflüsse auf die historische Entwicklung des pflegediagnostischen Diskurses aus und stellte fest:

Keine Gruppe im Gesundheitswesen könnte eine Zunahme öffentlicher Unterstützung, beruflicher Anerkennung oder finanzieller Ausstattung erwarten, es sei denn, sie hatte eine bekanntermaßen direkte Auswirkung auf die Gesundheit der Bürger und konnte eine klare Qualitätskontrolle ihrer Versorgungsleistungen vorweisen… Eine präzise allgemeine Sprache der Pflegediagnostik könnte einen Rahmen für diesen benötigten Vorweis abgeben (Gebbie, Vorwort zu Carlson et al. 1982, S. vii).

Der Hauptdiskurs, die Sprache der Pflege*praxis* war und bleibt der medizinische (Street 1992). Der Begriff einer Pflegediagnose hatte jedoch den gesellschaftlichen Reiz, die gesellschaftlich begehrten und mächtigen Diskurse der Medizin, Wissenschaft und des Professionalismus – zentrale Modelle der sozialen Autorität, Macht und Bedeutung in den fünfziger und sechzigern – zu kombinieren. Im Klima der Reform des Gesundheitswesens sehen sich diese Modelle in den Vereinigten Staaten gegenwärtig der Dekonstruktion gegenüber.

Historisch schwankte Pflege zwischen der Heraushebung von Differenzen und der Heraushebung von Ähnlichkeiten zwischen sich und der Medizin, je nach ideologischem Bedürfnis der jeweiligen Position in einem spezifischen historischen Augenblick. Der Begriff der Pflegediagnose hatte den Vorteil, daß er beides: Ähnlichkeiten und Differenzen zugleich betonen konnte. «…medizinische und Pflegediagnosen unterscheiden sich insoweit, wie sich Medizin und Pflege unterscheiden und ähneln sich insoweit, wie sich Medizin und Pflege ähneln» (Edel 1982, S. 7). Die Pflegepraxis bleibt durch ihre Beziehung zur medizinischen Praxis bestimmt.

Der Einfluß des Pflegeprozesses auf den Diskurs der Pflegediagnostik

Von da an wurde der Begriff der Pflegediagnose dem Pflegeprozeß als Bestandteil einverleibt; damals galt der Pflegeprozeß fälschlicherweise als eine Variante der fundamentalphilosophischen empirisch-analytischen Wissenschaftsmethode (Douglas/Murphy 1990; Hiraki 1992).

Der Pflegeprozeß wurde in der Pflegeliteratur zuerst von Hall vertreten (1955). Der vierphasige Pflegeprozeß besteht aus Informationssammlung, Planung, Durchführung und Evaluation der Pflege (Yura/Walsh 1973). In den siebziger Jahren wurde die Pflegediagnose hinzugefügt und ans Ende der Informationssammlungsphase oder an den Anfang der Planungsphase gesetzt (Stelzer/Becker 1982; Douglas/Murphy 1990). Der fünfphasige Pflegeprozeß fügt den Schritt der Pflegediagnose zwischen die Informationssammlungs- und Planungsphase ein. Frühe Vorschläge eines fünfphasigen Pflegeprozesses stammen von Roy (1975), Aspinal (1976) und Mundinger und Jauron (1975).

Pflegediagnose und Pflegeprozeß wurden als eine Vermittlungsmöglichkeit zwischen Theorie und Praxis angesehen. Die Pflege benutzte den Diskurs des Pflegeprozesses, um in der Hoffnung auf professionellen Status den Begriff der Pflege im Curriculum zu standardisieren (Gebbie/Lavin 1975, S. 23; Hiraki 1992, S. 130). Nach McFarland und McFarlane (1993) ist die Pflegediagnose das kritische Bindeglied im Pflegeprozeß, weil «die Symptome der diagnostizierten Zustände durch Pflegehandlungen gelindert oder modifiziert werden können» (S. 11). Die Pflegediagnose wurde jedoch auch der schwächste Teil des Pflegeprozesses genannt (Aspinal 1976; Andersen/Briggs 1988).

Ursprüngliche Absichten des pflegediagnostischen Diskurses

Für die ursprüngliche Entwicklung des pflegediagnostischen Diskurses wurden viele Absichten genannt. Deutlich zeigen die aufgereihten Absichten eine Spannung zwischen zwei Auffassungen des diagnostischen Prozesses an: die Bereitstellung verallgemeinerten Wissens und die Anleitung bei individuellen praktischen Situationen. Zwei der Absichten für die Entwicklung der pflegediagnostischen Sprache wurden als die Bereitstellung einer präzisen Sprache für Praxis- (Levine 1989) und Theorieentwicklung bestimmt (Edel 1982). Das Protokoll des dritten und vierten NANDA-Kongresses (Kim/Moritz 1982) bestimmt den ursprünglichen Impuls für die Pflegediagnose wie folgt: «Der Kongreß… geht von der Voraussetzung aus, daß Pflegepersonen als Teil ihres beruflichen Handelns diagnostizieren und daß Pflegepersonen bei der klaren und genauen Formulierung der Pflegediagnosen und im weiteren Verständnis des theoretischen Rahmens, in dem diese Diagnosen eingebettet sind, angeleitet werden möchten» (S. xviii). Diese Behauptung, daß die Entwicklung des pflegediagnostischen Diskurses vom Wunsch der Pflegepersonen nach «Anleitung» initiiert und beeinflußt worden sei, wurde auf späteren Kongressen in Frage gestellt und wird im fünften Kapitel im Zusammenhang mit der Herrschaft der Akademiker über die Praktiker diskutiert werden.

Als Grund für die Entwicklung einer standardisierten Sprache wurden oft die Krankenkassenbürokratie und das Anerkennungsverfahren genannt. Gebbie und Lavin (1975) wiesen darauf hin, daß der wachsende Einfluß der Krankenhauscomputer eine standardisierte Sprache der Pflegekräfte erfordert. Nach Levine (1989) sollte sich diese standardisierte Pflegesprache durch Kliniker herausbilden, die das wirkliche Leben der klinischen Erfahrungen teilten (S. 5), doch dem war nicht so.

Effizienz, Standardisierung, Verantwortlichkeit (Edel 1982, S. 8) und Erleichterung der Computerisierung (Saba 1989) werden auch zu den beeinflussenden Faktoren für die Entwicklung des pflegediagnostischen Diskurses gerechnet. Die Pflegediagnostik wurde als ein möglicher «Bezugsrahmen» gesehen, von dem aus Pflegepersonen in einer klinischen praktischen Situation «bestimmen könnten, 1. was zu tun und 2. was zu erwarten sei» (Edel 1982, S. 9).

Pflegediagnosen waren auch dazu gedacht, die eindeutigen Grenzen der Pflege in Bezug zur Medizin zu bestimmen (Pridham/Schutz 1985; Douglas/Murphy 1990). Nach Harrington (1988) zum Beispiel ist Pflegediagnostik ein bestimmender Charakter der Pflegepraxis, da die Sozialpolitische Erklärung der ANA (1980) die Pflege ausdrücklich als Diagnose und Behandlung menschlicher Reaktionen definiere. «Die Frage der Validität der Pflegediagnosen ist der Schlüssel zur Verifizierung der Pflegepraxis und daher zur Erfüllung der sozialen Verantwortung des Berufes für effektive und kosteneffektive Pflege» (Derdiarian 1988, S. 140). Auf Grundlage dieses Urteils sah die NANDA in der Standardisierung der Pflegesprache einen ersten Schritt zu dem Ziel hin, die Leistungen der Pflegekräfte direkt von den Versicherungsgesellschaften bezahlen zu lassen (Gebbie/Lavin 1975, S. 23; Edel 1982; Gordon 1982 a, S. 284; Carpenito 1989; Webb 1992).

Frühe Definitionen der Pflegediagnose

Zur Demonstration des Einflusses der gesellschaftlichen Diskurse der Zeit als Modelle für berufliche Macht und sozialen Status der Pflege seien folgende frühe Definitionen der Pflegediagnose vor dem ersten NANDA-Kongreß herangezogen:

McManus (1951): «Pflegediagnose ist die Identifizierung des Pflegeproblems und das Erkennen seiner zusammenhängenden Aspekte.» (S. 54)

Abdellah (1957): «Die Bestimmung von Natur und Umfang des Pflegeproblems, das durch individuelle Patienten oder Familien, die Pflege beziehen, dargestellt wird.»

Chambers (1962): «Eine sorgfältige Untersuchung der Fakten zur Bestimmung der Natur eines Pflegeproblems». Ein Problem wird als ein spezifisches Patientenbedürfnis definiert. Der diagnostische Prozeß erzeugt eine sprachliche Feststellung der Patientenbedürfnisse.

Komorita (1963): «Eine Schlußfolgerung aus der wissenschaftlichen Bestimmung der Pflegebedürfnisse eines Individuums als Resultat der kritischen Analyse seines Verhaltens, der Natur seiner Krankheit und vieler anderer Faktoren, die seinen Zustand betreffen. Dieser Schluß sollte dann als Leitlinie für die Pflege dienen.»

Durand/Prince (1966): «Eine Schlußfolgerung aus der Erkenntnis eines Musters, die sich aus einem pflegerischen Assesment des Patienten ergibt.»

Abdellah (1969): «Pflegediagnose ist die Bestimmung von Natur und Umfang von Pflegeproblemen, die von individuellen Patienten oder Familien, die Pflege beziehen, dargestellt werden.» (S. 39)

Diese Definitionen stellen die pflegespezifischen Phänomene als Probleme, Bedürfnisse und/oder Muster unterschiedlich vor. Das Resultat des diagnostischen Prozesses wird Schlußfolgerung oder Urteil oder Pflegediagnose genannt.

Seitdem diese Definitionen aufgestellt wurden, harren die pflegespezifischen Phänomene noch immer einer klaren Beschreibung, trotz des Terminus «menschliche Reaktionen», den die American Nurse's Association eingeführt hat (Powers 1991). Auch in den Worten für die Beschreibung der pflegepraktischen Phänomene zeigt sich deutlich die Spannung zwischen den Zielen der allgemeinen Wissensvermittlung und der klinischen Praxis. Ebenso bedeutsam ist der *Stil* dieser Aussagen im pflegediagnostischen Diskurs; er soll im vierten Kapitel behandelt werden.

Genealogische Fragen

Erscheinungsoberflächen

Eine Erscheinungsoberfläche kann als der angrenzende Rand eines Diskurskörpers gedacht werden, dessen Implikationen tangentiale Diskurse erlauben, die sich auf seiner Oberfläche ergeben (Foucault 1973). So ergab sich etwa der Diskurs des Rezepteschreibens aus der Oberfläche der Diskurse Schreib-, Lese- und Nahrungszubereitungsdiskurses (Powers, im Druck).

Erscheinungsoberflächen und Möglichkeitsbedingungen haben im Rahmen der Foucaultschen Genealogie ihren wichtigen Stellenwert in der Beschreibung der Art und Weise, wie sich neue Diskurse innerhalb relativ stabiler Macht-beziehungen ergeben. Erscheinungsoberflächen und Bedingungen der Möglich-keit spielen auch eine wichtige Rolle bei der Konstruktion von Gegenständen *(subjects)* aus Objekten innerhalb der diskursiven Praktiken eines Diskurses.

Der pflegediagnostische Diskurs ergab sich in einem gesellschaftlichen Kontext, unter Verwendung von Erscheinungsoberflächen und Bedingungen der Möglich-keit, die von den erscheinenden diskursiven Praktiken der Pflegediagnose aner-kannt, angeeignet und sichtbar gemacht wurden.

Eine andere Erscheinungsoberfläche für den pflegediagnostischen Diskurs war der moderne Begriff von Gesundheit als eines Lebenszieles statt eines physischen Zustandes, der aus der Abwesenheit von Krankheit besteht (Foucault 1976). Wie im zweiten Kapitel gezeigt, wurde diese Erscheinungsoberfläche auch Medikalisie-rung der gesellschaftlichen Kontrolle genannt (O'Neill 1986). Diese Orientierung wird zu einer der Oberflächen, auf denen sich der pflegediagnostische Diskurs ergeben und eine Art von gesellschaftlicher Bedeutung, Macht und Wert erlangen kann. Als Ziel des modernen Lebens hat Gesundheit Heil ersetzt (Foucault 1976).

Eine andere Erscheinungsoberfläche ist das Korpus der erforderten Anerken-nungsnachweise für Krankenhäuser. In den 50er Jahren begannen professionelle Rationalisierungsexperten in den USA, das Umfeld der Industriearbeit zu analy-sieren, um Ineffizienz zu reduzieren und Produktivität zu erhöhen. Ähnlich ver-langten Krankenhausanerkennungsverfahren einen schriftlichen Nachweis zur Beurteilung der Pflegequalität. Wie kann Pflege ihren Beitrag zur Pflegequalität demonstrieren? Eben durch einen pflegediagnostischen Diskurs mit wissenschaft-licher Begründung und wissenschaftlichen Prozessen. So wurde zum Beispiel auf dem ersten Kongreß «automatisierte Unterlagenführung» als eine der Änderun-gen im Gesundheitswesen genannt, die eine spezifische Pflegesprache erforderten (Gebbie/Lavin 1975, S. 1).

Bedingungen der Möglichkeit

Bedingungen der Möglichkeit bestehen aus jenen physischen, sozialen und dis-kursiven Umständen, die die Sprache des Diskurses ermöglichen. Welche Bedin-gungen der Möglichkeit wurden durch den pflegediagnostischen Diskurs angeeig-net? Eine Bedingung der Möglichkeit besteht in dem Umstand, daß der Arzt oder die Ärztin in der Praxis nicht immer zur spezifischen Anleitung verfügbar ist. So müssen Pflegekräfte einzelne Pflegeurteile übernehmen. Die Pflegekraft wird zu der Person, mit der der Patient den meisten Kontakt hat, und Pflegepersonen ver-bringen mehr Zeit miteinander als mit Ärzten und Ärztinnen.

In den fünfziger Jahren warben Krankenhäuser Pflegekräfte mit der Aussicht auf reduzierte Patientenzuweisung und der Einrichtung von Abteilungsmanagern

(Powers 1988). Das bedeutete, daß Pflegende mehr Zeit für die Besprechung ihrer tagtäglichen Praxis und die direkte Patientenbetreuung gewannen und weniger Verwaltungsaufgaben, wie Telefondienst, erledigen mußten.

Eine andere Bedingung der Möglichkeit war die höhere Bildung einer zunehmenden Zahl von Pflegepersonen im Wissenschafts- und Technologieboom der Nachkriegszeit. Diese Situation brachte Pflegekräfte hervor, die Pflege lehren, die Zeitschriften herausgeben, in denen publiziert werden kann, die sich in einem Netzwerk von Gleichgesinnten bewegen und die die akademische Sprache sprechen können. Der pflegediagnostische Diskurs ist zu großen Teilen ein akademisches Projekt. Der erste Kongreß über Pflegediagnostik wurde in der St. Louis University School of Nursing and Allied Health Professions abgehalten. Pflegediagnostik sollte «Forschung und Ausbildung erleichtern» (Edel 1982, S. 8).

Die Erscheinungsoberflächen und Bedingungen der Möglichkeit schaffen eine Umgebung, die der Schaffung eines den Umständen angepaßten Diskurses förderlich ist. Diskursive Praktiken ergeben sich im Zusammenspiel mit ausgebildeten Pflegekräften der Nachkriegszeit, die ein Interesse daran haben, Pflegepraxis im gesellschaftlichen Kontext von Macht und Status neu zu bestimmen. Ein wichtiger Schritt in diesem Prozeß ist die Definition eines physischen Raumes, in dem das Recht zur Wahrheitssprechung geltend gemacht wird.

Der physische Raum und das Recht zur Wahrheitssprechung

Wie jeder Diskurs konstruiert auch der pflegediagnostische Diskurs mittels diskursiver Strategien die Beschreibung eines physisch angewandten, gesellschaftlich beschriebenen Raumes von körperbezogenen Handlungen. Der durch den pflegediagnostischen Diskurs konstruierte physische Raum kann «klinische Begegnung» genannt werden. Vor der Entwicklung des PflegeProzeßdiskurses, der als Bestandteil die Pflegediagnose einschließt, wurde die Begegnung zwischen Pflegeperson und Patient von anderen Diskursen als dem der Pflege bestimmt und beschrieben. So war der Begriff «Pflegeperson-Patient-Beziehung» etwa sozialpsychologisch konstruiert. Für die psychiatrische Pflege bleibt der Begriff der «Pflegeperson-Patient-Beziehung» zwar entscheidend, ist jedoch unzureichend für das Bedürfnis im Pflegediskurs nach einer medizinischen Sprache, die der computerisierten Standardisierung fähig ist, auf einer fundamentalphilosophischen Wissenschaft basiert und gesellschaftlich mächtig genug ist, um Pflege aus ihrem Status der dienenden Magd herauszuheben.

Der pflegediagnostische Diskurs stellt im gewissen Sinn den Versuch des Pflegediskurses dar, die klinische Begegnung physisch und begrifflich zu konstruieren und zu kontrollieren, um ein «Einflußgebiet» zu sichern. Innerhalb dieses Gebietes oder Territoriums beansprucht der Diskurs das Recht zur Beschreibung dessen, was ist oder sein wollte. Der Diskurs geht davon aus, daß das Sichern eines eigenen Territoriums ohne Bezugnahme auf andere Disziplinen, andere Territorien auskommt, wo doch jede Macht in der klinischen Begegnung, die die Pflegepraxis besitzt, restlos von ihrer Beziehung zur Medizin abgeleitet ist. Eine Diskussion dieser Macht zu übergehen, schafft eine andere Spannung innerhalb des gegenwärtigen pflegediagnostischen Diskurses, die im nächsten Kapitel besprochen wird.

Schluß

Zusammenfassend ließe sich sagen, daß der pflegediagnostische Diskurs in einem bestimmten sozialen Erfahrungsbereich das Recht zur Wahrheitssprechung wie folgt beansprucht: Indem die Pflegediagnostik Möglichkeiten der Bedingung benützt, Erscheinungsoberflächen aneignet, einflußreiche und gesellschaftlich erwünschte Diskurse (oder Modelle) identifiziert und einen physischen Raum konstruiert und benennt, konstruiert sie spezifische diskursive Praktiken. Diese Praktiken schaffen ein wahrgenommenes Bedürfnis nach Wahrheitssprechung in einer Bewegung von Macht hin zu weiteren langfristigen Berufszielen. Gerechtfertigt wurde diese Bewegung, die sich der gesellschaftlichen Macht der Redefinition bedient, in Begriffen der wissenschaftlich verifizierbaren Sprache des Patientenwohls und der finanziellen und sozialen Verantwortung.

Dieses Kapitel hat den Nachweis für die einleitenden Thesen erbracht. Nachgewiesen wurde, daß die Modelle von Macht und gesellschaftlicher Handlungskompetenz aus Medizin, Professionalismus und fundamentalphilosophischer Wissenschaft die Entwicklung des pflegediagnostischen Diskurses beeinflußten. Durch die Wahl des Wortes «Diagnose» erhob Pflege in Nachahmung der Medizin Anspruch auf gesellschaftliche Macht und Status, ohne einen Gedanken an die inhärenten Begriffsprobleme dieser Wortwahl zu verschwenden. Mehr noch, es ist nicht klar, was die Pflegepersonen eigentlich diagnostizieren, klar ist nur, was sie nicht diagnostizieren.

Durch die Wahl des Wortes «Wissenschaft» erhob Pflege Anspruch auf Sachkenntnis in der klinischen Begegnung, gestützt auf ein Wissenskorpus, das von uns konstruiert ist und im Einklang mit der fundamentalphilosophischen Wissenschaft steht.

Durch diese Entscheidungen sollten die lang ersehnten Ziele der unabhängigen Professionalität und der gesellschaftlichen Macht und des Status erreicht werden.

Das nächste Kapitel analysiert die diskursiven Praktiken des gegenwärtigen pflegediagnostischen Diskurses, um zu zeigen, wie die getroffenen Entscheidungen die Struktur und Funktion des Diskurses beeinflußten.

Angesprochen wurde auch die zweite These dieses Kapitels, wonach die Entwicklung des pflegediagnostischen Diskurses mit der Foucaultschen Beschreibung der Diskursentwicklung übereinstimme. Ich habe die Bedingungen der Möglichkeit und die Erscheinungsoberflächen beschrieben. Ich habe gezeigt, wie der pflegediagnostische Diskurs unter der Voraussetzung langfristiger Ziele und der richtigen Umstände die zur Verfügung stehenden Modelle benutzte, um mit der Konstruktion eigener diskursiver Praktiken zu beginnen.

Die dritte These des Kapitels lautet, daß die in der Entwicklung des pflegediagnostischen Diskurses getroffenen Entscheidungen die verfügbaren Optionen des Diskurses eingeschränkt habe. In diesem Kapitel wurde gezeigt, daß sich, machtperspektivisch gesehen, der pflegediagnostische Diskurs für die Nachahmung der in den fünfziger Jahren mächtigsten gesellschaftlichen Modelle des Wissens und des beruflichen gesellschaftlichen Status (Wissenschaft und Medizin) entschied. Durch diese Wahl entfallen Überlegungen zu Modellen, die nicht auf Wissenschaft oder Medizin beruhen. Ohne sich offen auf Alternativen zu beziehen, definiert und wertet Pflege den Diskurs nur insoweit, als er sich diesen Entscheidungen anpaßt.

Das vierte Kapitel wird zeigen, wie die eben beschriebenen Einflüsse auf die Entwicklung die Konsolidierung der diskursiven Praktiken des Diskurses selbst affizierten.

Viertes Kapitel:
Diskursanalyse der Pflegediagnostik

In diesem Kapitel analysiere ich Struktur und Binnenregeln des aktuellen pflege-diagnostischen Diskurses. Im ersten Abschnitt gebe ich einen kurzen Abriß der NANDA-Kongresse. Die Binnenregeln des heutigen pflegediagnostischen Dis-kurses sind zum Großteil festgelegt durch die Diskurspraktiken, die auf diesen Kongressen und in den aus ihnen hervorgegangenen Publikationen aufgebaut wurden.

Im zweiten Abschnitt stelle ich Klassifikationsschemata vor, die zwar für NANDA-Diagnosen entwickelt wurden, aber von der NANDA-Taxonomie I ab-weichen. Sie werden hier aus zwei Gründen erwähnt. Erstens dokumentieren sie die Machtbeziehungen zwischen dem NANDA-Diskurs und anderen Diskursen, die für sich reklamieren könnten, daß sie mit Hilfe eines für dieselben Diagnosen entwickelten alternativen Spezifikationsrasters in der klinischen Begegnung Wahrheit sprechen. Zweitens dokumentieren sie, auf welche Weise die Wahl des Wortes «Diagnose» sämtliche Versuche strukturiert, einen Spezifikationsraster nach dem Muster von Medizin, Professionalismus und Fundamentalwissenschaft festzulegen.

Im dritten Abschnitt analysiere ich den aktuellen pflegediagnostischen Diskurs entlang der drei von Rawlinson (1987) beschriebenen und im zweiten Kapitel erörterten Achsen: Wissen, Autorität sowie Wert oder Rechtfertigung.

Auf jeder der Achsen ergeben sich je besondere Fragen zu den Machtverhältnis-sen, in deren Zusammenhang ein Diskurs lokalisiert ist. Diese aus Rawlinsons Arbeit resultierenden Fragen werden am Beginn jedes Unterabschnitts aufgeführt. Genealogie- und Machtimplikationen können sich auch deshalb aufdrängen, weil genealogische Analyse, strukturale Diskursanalyse und Machtanalytik eng mit-einander verknüpft sind. Die Erörterung der wichtigsten Machtimplikationen folgt allerdings erst im fünften Kapitel.

Im vierten Abschnitt befasse ich mich mit der Frage, welchen Einfluß die vor-herrschenden Diskurse – Medizin, Fundamentalwissenschaft und Professionalis-mus – auf die Binnenregeln des pflegediagnostischen Diskurses ausüben. Dabei wird deutlich werden, daß der Einfluß der drei ersteren auf die anfängliche Entwicklung des letzteren die von den Kongressen konstruierten Diskurspraktiken immer stärker geprägt hat, aber immer weniger sichtbar war.

Mit dem fünften Abschnitt beschließe ich das Kapitel und lege dar, was die Analyse der vorangegangenen Abschnitte an Belegen erbracht hat. Das Kapitel belegt die folgende These: Die heutigen pflegediagnostischen Diskurspraktiken stehen nach wie vor unter dem Einfluß der von Medizin, Professionalismus und Fundamentalwissenschaft gelieferten Diskurse. Im fünften Abschnitt wird gezeigt, daß das hier vorgelegte Material diese These stützt.

Die NANDA-Kongresse

Der erste Bundeskongreß zur Klassifizierung der Pflegediagnosen stand unter der gemeinsamen Leitung von Gebbie und Lavin. Veranstaltet wurde er im Oktober 1973 in St. Louis im Staat Missouri. Verschiedene Klassifikationssysteme wurden diskutiert, um «die Erarbeitung eines organisierten, logischen, umfassenden Systems zur Klassifizierung der von Pflegekräften diagnostizierten und mit Hilfe von Pflegemaßnahmen behandelten Gesundheitsprobleme und -zustände in Gang zu bringen» (Gebbie/Lavin 1975, S. 1). Unter den diskutierten Ansätzen waren auch ein Bedürfnis- sowie ein Problemlistenmodell, aber weder das eine noch das andere kam in die nähere Auswahl. Anwesend waren hundert Pflegekräfte. Vorgeschlagen und dargestellt wurden bei diesem Kongreß hundert Diagnosen.

Siebzehn Monate später, im März 1975, fand der zweite Kongreß statt. Diesmal waren 119 Pflegekräfte gekommen. Neunzehn zusätzliche Diagnosen wurden späteren Kongressen zur Beratung empfohlen, womit es nun insgesamt 119 Diagnosen waren (Gebbie 1976). Fragen zur Taxonomie wurden auf den dritten und vierten Kongreß (1978 und 1980) vertagt (Kim/Moritz 1982).

Etwa zur Zeit des dritten Kongresses trafen sich vierzehn Pflegetheoretikerinnen mit dem Ziel, in der Wahl des Bezugssystems für eine taxonomische Einordnung der diagnostischen Termini zu einem Konsens zu kommen. Der dritte Kongreß lieferte zwar keine Taxonomie, aber vorgestellt wurden theoretische und praktische Perspektiven für Klassifizierung und Einsatz von Pflegediagnosen. Auf dem vierten Kongreß widmeten sich drei klinische Spezialistinnen zusammen mit den Theoretikerinnen der Aufgabe, «die Auffassungen der praktisch tätigen Pflegekräfte in das Bezugssystem der Theoretikerinnen zu integrieren» (McFarland/ McFarlane 1993).

Offiziell gegründet wurde die NANDA auf dem fünften Kongreß im April 1982, der letzten Veranstaltung mit persönlicher Einladung. Die Verbandsstatuten wurden noch im selben Jahr von den Mitgliedern gebilligt. Laut Satzung besteht das Ziel der Organisation darin, «eine Taxonomie pflegediagnostischer Fachtermini zum allgemeinen Gebrauch für professionelle Pflegekräfte zu entwickeln, laufend zu verbessern und ihre praktische Verwendung zu fördern» (Kim et al. 1984, S. 574). Auf dem fünften Kongreß (1982) stellten die Pflegetheoretikerinnen ihre Arbeit vor. Trotz der Einwände und Vorbehalte von seiten der Anwesenden entschied man sich für die neun Verhaltensmuster des «ganzheitlichen Menschen», die das Organisationsprinzip für die in den Zuständigkeitsbereich der Pflege fallenden Phänomene abgeben sollten. Dieses Organisationsprinzip wurde auf dem achten Kongreß umbenannt und hieß von nun an die neun wichtigsten «menschlichen Reaktionsmuster» (*human response patterns*, Carroll-Johnson 1989); die Namen dieser Muster blieben allerdings erhalten. Es sind:

1. Austauschen

2. Kommunizieren

3. Beziehungen eingehen

4. Werten

5. Wählen

6. Sich bewegen

7. Wahrnehmen

8. Wissen

9. Fühlen

Mit Hilfe dieser Muster werden die Diagnosen noch heute in Reaktionskategorien eingeordnet – freilich nicht ohne daß ihre Angemessenheit und Nützlichkeit immer wieder in Zweifel gezogen und diskutiert wird (Carroll-Johnson 1991). In aller Form definiert wurden die Muster auf dem neunten Kongreß (Fitzpatrick 1991, S. 25).

Der sechste Kongreß fand 1984 statt und der siebte 1986. Auf beiden ging es um die weitere Ausarbeitung einer Taxonomie und die bis dahin vorgelegten Forschungsarbeiten zur Bestimmung und Bestätigung der neuen Pflegediagnosen. Auf dem siebten Kongreß (1986) wurde die Taxonomie I vorgestellt und später von den Verbandsmitgliedern gebilligt. Keine neuen Diagnosen gab es auf dem sechsten, zweiundzwanzig neue auf dem siebten Kongreß. Einundzwanzig von ihnen wurden angenommen und den schon vorhandenen hinzugefügt. Auf dem achten Kongreß (1988) wurde neben der Revision von zwei früheren Diagnosen die Aufnahme von fünfzehn zusätzlichen Diagnosen beantragt. Vierzehn von ihnen wurden gebilligt.

Der achte Kongreß hat die Taxonomie I einer Revision unterzogen. Der neunte Kongreß fand 1990 statt, und dort wurde ein Arbeitsentwurf zur Taxonomie II vorgelegt. Zwei neu vorgeschlagene Diagnosen wurden bestätigt, so daß es nun insgesamt hundert für den praktischen Gebrauch freigegebene Diagnosen gab. Auf diesem Kongreß schlug der Vorstand die Klärung einiger im pflegediagnostischen Zusammenhang verwendeten Termini vor; außerdem wurden die Richtlinien für die Vorlage von Pflegediagnosen und die Diagnoseprüfverfahren weiter verbessert (Carroll-Johnson 1991).

Der neunte Kongreß billigte die folgende Definition der Pflegediagnose: «Eine Pflegediagnose ist eine klinische Beurteilung der Reaktionen von Individuen, der Familie oder der Gemeinschaft auf aktuelle oder potentielle Gesundheitsprobleme/ Lebensprozesse. Eine Pflegediagnose liefert die Grundlage für die Wahl von Pflegemaßnahmen, um Ergebnisse zu erzielen, für die die Pflegeperson verantwortlich ist.» (Fitzpatrick 1991, S. 25) Die ANA definierte dann in den Standards of Clinical Nursing Practice (ANA 1991) die Pflegediagnose als «eine klinische Beurteilung der Reaktion des Klienten auf aktuelle oder potentielle Gesundheitszustände oder Bedürfnisse»; die Pflegeergebnisse, so hieß es weiter, seien «aus den Diagnosen abgeleitet». Auf dem neunten Kongreß wurde auch über die Bemühungen um eine Zusammenarbeit zwischen NANDA und ANA berichtet; außerdem darüber, daß die ANA mit Unterstützung der NANDA für die International Classification of Diseases – Tenth Edition (ICD-10) die revidierte Fassung der Taxonomie I (als Klassifizierung der «Zustände, die pflegerische Versorgung und Betreuung erfordern») eingereicht hatte. Diese Fassung war 1989 bei der WHO vorgelegt, aber nicht in die ICD-10 aufgenommen worden (NANDA 1992).

In der heutigen Arbeit an der Taxonomie II geht es nach wie vor um mehrere Probleme: Abstraktionsebene der jeweiligen Diagnose (einschließlich der Möglichkeit von Achsen), Form und Lokalisierung der am Wohlbefinden orientierten Diagnosen, Testmethoden zur Prüfung der taxonomischen Struktur und des Klassifikationsschemas, praktisches Arbeiten mit der Taxonomie sowie Revision oder Streichung von Diagnosen, die den von der NANDA festgelegten Kriterien nicht gerecht werden. Weitere Probleme sind die Spezifizierung von Syndromen in der Pflegepraxis sowie bevölkerungsbezogene Diagnosen (Carroll-Johnson 1991).

Auf dem zehnten Kongreß wurden Kollektiv-Pflegediagnosen für die Gesundheitsprobleme der Gemeinde vorgestellt (Ridenour 1994). Außerdem gab es einen Beitrag über Entwicklung und Einsatz von gesundheitsbezogenen Pflegediagnosen (Stolte 1994). Stolte hat für solche an Wohlbefinden und Gesundheit orientierten Pflegediagnosen mittlerweile auch eine Taxonomie vorgelegt (Stolte 1996).

Auf dem elften Kongreß im Jahr 1994 hat der NANDA-Vorstand ein neues Prüfsystem für Pflegediagnose-Vorschläge gebilligt (NANDA News 1994). Der Prüfprozeß besteht aus vier Stufen: 1. zugelassen zur Ausarbeitung, 2. zugelassen zur klinischen Entwicklung, 3. klinisch abgesichert und 4. Revision. An den Kriterien für die letzten beiden Stufen wird noch gearbeitet (Carpenito 1995). 1994 wurden neunzehn weitere Pflegediagnosen hinzugenommen.

Alternative Klassifikationschemata für Pflegediagnosen

Neben der auf den menschlichen Reaktionsmustern basierenden NANDA-Taxonomie gibt es noch andere Klassifikationssysteme für die NANDA-Pflegediagnosen. Im Jahr 1983 kam der ANA-Ausschuß, der die Entwicklungen in Sachen Klassifizierungssysteme überwachen und eine Taxonomie für die Pflegepraxis erarbeiten sollte, zu dem Ergebnis, daß die Pflege «eine solche Fülle von Daten umfaßt, daß man zum gegenwärtigen Zeitpunkt mit einem einzigen Klassifikationssystem gar nicht auskommt» (*American Nurse* 1983, zitiert in Douglas/Murphy 1990, S. 21). Levine (1989) weist darauf hin, daß die American Nurse Foundation sich erfolglos für eine Übereinkunft unter den verschiedenen Gruppierungen stark gemacht hat, weil damit der Aufbau einer Taxonomie erleichtert werden könnte. Dann, im Jahr 1986, verabschiedete der Vorstand der ANA ein Aktionsprogramm zur Erarbeitung eines Klassifikationssystems für die Pflegepraxis (Griffith 1989). Dieses Programm lautet (S. 4):

1. Der Berufsverband wird mithelfen bei der Klassifizierung der Pflegepraxis in den vier Sektoren: Problemerfassung, Diagnosen, Pflegemaßnahmen und Ergebnisse.

2. Der Verband setzt sich ein für die Erarbeitung eines einheitlichen allgemeinen Systems zur Klassifizierung der Pflegepraxis.

3. Dieses einheitliche pflegespezifische Klassifikationssystem wird so angelegt sein, daß es in sämtlichen pflegepraktischen Situationen eingesetzt werden kann.

4. Der Verband wird mit allen Gruppen zusammenarbeiten, die innerhalb der Disziplin an der Entwicklung pflegespezifischer Klassifikationssysteme mitwirken.

5. Der Verband wird sich dafür stark machen, daß das Klassifikationssystem in der Pflegeausbildung und bei der pflegerischen Dienstleistung konsequent eingesetzt wird.

6. Der Verband wird sich dafür stark machen, daß pflegespezifische Informationen in die Datensysteme des Gesundheitswesens integriert werden.

7. Der Verband wird für die Schaffung eines internationalen Klassifikationssystems der Pflegepraxis plädieren und sie aktiv betreiben.

8. Der Verband wird zusammen mit interdisziplinären Gruppen an der Entwicklung von Klassifikationssystemen für das Gesundheitswesen arbeiten.

Dieses Aktionsprogramm wurde von Lang (1986) vor dem sechsten Bundeskongreß vorgetragen; sie sprach sowohl als Mitglied des von der ANA eingesetzten Steering Committee on Classifications of Nursing Practice Phenomena wie auch als Mitglied der NANDA. Sie berichtete über die Geschichte des Verhältnisses zwischen ANA und NANDA und plädierte für eine vermehrte Zusammenarbeit auf sogenannten «Konsenskongressen» (S. 21).

Auf dem fünften Bundeskongreß hielt Kathryn Barnard, Mitglied in dem für das Social Policy Statement verantwortlichen ANA-Ausschuß, den Einführungsvortrag (Kim et al. 1984). Darin hob sie die Übereinstimmungen in der Arbeit von ANA und NANDA hervor. In einem der Diskussionsbeiträge zu dem Vortrag wurde eingewendet, beide Verbände und die Pflegetheorie-Gruppe arbeiteten gegeneinander. Barnard erwiderte, gerade über eine Vielfalt von Meinungen könne die pflegediagnostische Bewegung stark werden, und sagte wörtlich: «Klarheit und der für die Praxis wichtigste Standpunkt werden sich über die Mechanismen des Marktes herauskristallisieren.» (S. 11)

Ebenfalls auf dem fünften Kongreß warnte Kritek (1984) davor, sich allzu schnell für ein Klassifikationsschema zu entscheiden. Sie analysierte zwölf Klassifizierungssysteme, darunter das bereits vorgelegte Modell des ganzheitlichen Menschen, und fragte nach Überschneidungen und Widersprüchen. Sie plädierte dafür, Ambiguität zuzulassen und Kritik und Analyse weiterzutreiben mit dem Ziel, alle unübersehbar werdenden Vorurteile und Probleme dingfest zu machen. Ihr Appell verhallte ungehört, und der Kongreß entschied sich dafür, die Taxonomie I auf dem Modell des «ganzheitlichen Menschen» aufzubauen.

Im Dezember 1986 reichte die ANA bei der Leitung des US-amerikanischen WHO Center for Classification of Diseases ein funktionsfähiges Klassifikationsschema für die Pflegepraxis ein. Zusammengefaßt waren darin die Arbeit der NANDA, das Projekt der Visiting Nurses (der Ambulanten Pflegedienste) aus Omaha und die Arbeit des von der ANA eingesetzten Council on Psychiatric and Mental Health Nursing (ANA 1989). Diese Initiative hatte der ANA zufolge das Ziel, «für die koordinierte Erarbeitung einer international anerkannten Klassifizierung der Pflegepraxis zu sorgen. In der International Classification of Diseases der WHO soll die pflegespezifische Klassifizierung dann eine der Untergruppen bilden» (S. 4). Im ANA-Bericht über dieses Projekt hat Kritek (1989) noch einmal die Prüfung vieler verschiedener Klassifikationsschemata empfohlen, um «näher an das Ganze heranzukommen» (S. 9).

Nach Darstellung von Warren und Hopkins (1990) sind im Gefolge der Zusammenarbeit zwischen ANA und NANDA einige der ANA-Diagnosen in eckigen Klammern in die NANDA-Taxonomie eingefügt worden: «Dies führte dazu, daß … die ANA ihre Mitarbeit bei der Erarbeitung unterschiedlicher pflegediagnostischer Taxonomien einstellte und sich den Bemühungen der NANDA anschloß, die auf die Klassifizierung der Pflegediagnosen in Gestalt einer offiziellen pflegediagnostischen Taxonomie zielten.» (S. 166)

Es gibt mehrere alternative Ansätze zur Klassifizierung der NANDA-Diagnosen, die von der NANDA nicht offiziell verworfen werden. Verwendet wurden zum Beispiel Marjory Gordons elf funktionelle Verhaltensmuster (*functional health patterns*, siehe Gordon 1982a). Sie lauten:

1. Wahrnehmung und Umgang mit der eigenen Gesundheit

2. Ernährung und Stoffwechsel

3. Ausscheidung

4. Aktivität und Bewegung

5. Schlaf und Ruhe

6. Kognition und Perzeption

7. Selbstwahrnehmung und Selbstkonzept

8. Rolle und Beziehung

9. Sexualität und Reproduktion

10. Bewältigungsverhalten und Streßtoleranz

11. Werte und Überzeugungen

Ein weiterer Organisationsrahmen stammt von der Visiting Nurse Association aus Omaha (Martin 1989); entwickelt wurde er für die Gesundheitsfürsorge in der Gemeinde. Er basiert auf den vier Sektoren, mit denen die gemeindenahe Pflegepraxis zu tun hat: Umwelt, psychosoziale und physiologische Probleme sowie Umgang mit der eigenen Gesundheit.

Ferner gibt es einen Diagnoseraster für Medicare-Patienten im Bereich der häuslichen Gesundheitsfürsorge; damit sollte der Bedarf an Pflege- und sonstigen Dienstleistungen in diesem Bereich prognostiziert werden. Die Pflegediagnosen sind hier auf 20 Einzelkomponenten verteilt, die zusammengenommen die komplette Versorgung von Hauspflegepatienten ausmachen sollten (McFarland/McFarlane 1993).

Eine Projektgruppe der ANA hat 1984 einen Organisationsrahmen für Reaktionsweisen erarbeitet, mit denen die psychiatrische und psychotherapeutische Pflegepraxis zu tun hat (ANA 1989). Dieses Modell wurde vom Exekutivausschuß der Psychiatrie- und Psychotherapieabteilung in der ANA unterstützt, weil «die Definitionsmerkmale der NANDA-Pflegediagnosen und die Diagnosekriterien der psychiatrischen DSM-III-Diagnosen in Wirklichkeit nichts anderes sind als menschliche Reaktionen» (Loomis et al. 1987). Daß im Bereich der Kinderpflege noch heute an einem pflegediagnostischen Klassifikationssystem gearbeitet wird, berichtet Burns (1991).

Viele Lehrbücher, Handbücher und Nachschlagewerke benutzen die Pflegediagnose als Bezugssystem oder Organisationsprinzip für ihre Inhalte. Eine ausgezeichnete kommentierte Bibliographie dieser und früherer Werke findet sich bei Gordon (1982a). In der kommentierten Bibliographie von Bulechek (1987) sind auch Filme, Videos, Tonbänder und Software aufgeführt. Stolte (1996) hat eine kommentierte Bibliographie zu den an Gesundheit und Wohlbefinden orientierten Diagnosen zusammengestellt.

Das größte pflegerische Klassifikationssystem ist das Nursing Minimum Data Set (NMDS), mit dem einheitliche Standards für die Sammlung unverzichtbarer pflegerischer Minimaldaten geschaffen werden sollten (Werley 1987; Werley/Zorn 1989, S. 50). Nachgebildet ist es dem Uniform Minimum Health Data Set (UMHDS), einem – wie der amerikanische Health Information Policy Council feststellt – gesundheitsbezogenen Datensystem, das die Bedürfnisse ganz verschiedener Datenbenutzer befriedigen kann. Zum NMDS gehören: die pflegediagnostische Klassifikation der NANDA, Pflegemaßnahmen und Pflegeergebnisse sowie – in einer eigenen Sektion – eine Intensitätsskala für pflegerische Betreuung.

Diese pflegediagnostischen Klassifikationsschemata oder Alternativmodelle zeugen allesamt von dem im Innern des Diskurses stattfindenden Dialog. Vorgestellt werden sie hier, um die innerhalb des Diskurses vertretenen unterschiedlichen Positionen zum Aufbau einer Taxonomie zu dokumentieren.

Wohlgemerkt: die diversen Klassifikationsschemata weisen untereinander mehr Übereinstimmung als Unterschiede auf. Allen gemeinsam sind die Prämissen und Ziele des durch Medizin, Professionalismus und Fundamentalwissenschaft geprägten Dominanzdiskurses. Gemeinsam ist ihnen neben dem Interesse an objektiver Gültigkeit der Diagnosen auch das Konzept einer Taxonomie sowie der Einsatz der Diagnosen als Richtschnur für die Praxis. Wer daher über die Verdienste dieser konkurrierenden Bezugssysteme diskutiert, lenkt ohne es zu wollen von der Analyse der grundlegenden Prämissen und philosophischen Orientierungen ab.

Diskursanalyse auf der Wissensachse

Der folgende Abschnitt basiert auf diesem Abriß der Kongresse und der im dritten Kapitel entfalteten Genealogie, die die historischen Einflüsse auf die Entwicklung des Diskurses aufgezeigt hat, und besteht aus drei Teilen. Analysiert werden die pflegediagnostischen Diskurspraktiken, wie sie auf den Kongressen und in der sie begleitenden Fachliteratur vorgestellt worden sind. Im ersten Teil, auf der Wissensachse, will ich die folgenden, aus dem zweiten Kapitel gewonnenen Fragen beantworten:

– Welches sind die Objekte *(objects)* und die Gegenstände *(subjects)* des Diskurses?

– Was macht der Diskurs mit den sekundär entstehenden Gegenständen?

– Wie ist das Nachweisverfahren im pflegediagnostischen Diskurs geregelt?

– Welche Spezifikationsraster gibt es?

– Wo tauchen in den Regeln für die Bildung von Gegenständen aus Objekten individuelle Differenzen, Abweichungen und Beschwerden auf – und welche?

– Wie sollen diese Gegenstände auf vorgegebenen Oberflächen, in konstruierten Räumen oder an Körpern eingesetzt werden?

– Welche grenzziehenden Instanzen gibt es?

– Welche Ordnung regiert Vielfalt und Formenreichtum der pflegediagnostischen Gegenstände, Objekte, Begriffe, Aussagestile und theoretischen Strategien?

– Welche Ordnung regiert das Auftreten, Verschwinden, Ersetzen und Koexistieren der pflegediagnostischen Gegenstände, Objekte, Begriffe, Aussagestile und theoretischen Strategien?

Die in den drei Teilen dieser strukturalen Diskursanalyse gegebenen Antworten auf diese Fragen beziehen sich immer auf die These dieses Kapitels. Sie liefern reichlich Belege, mit denen die These sich stützen läßt.

Welches sind die Objekte und Gegenstände des Diskurses?

Als die ihn interessierenden Objekte definiert der Diskurs die – wie spätere Kongresse sie genannt haben – menschlichen Reaktionen (oder menschlichen Reaktionsmuster) auf Krankheit. Die Gegenstände des Diskurses, also die für die pflegerische Einflußnahme erforderlichen Variablen, die der Diskurs aus den Objekten konstruiert, sind die Pflegediagnosen. Rasch (1987) etwa macht geltend, wenn die ANA im Social Policy Statement erkläre, die menschlichen Reaktionen und die Pflegediagnosen seien dasselbe, verwechsle sie die Sache mit dem begrifflichen Namen der Sache.

Weiter heißt es bei Rasch, man müsse erst noch herausfinden, was das von den Pflegekräften Diagnostizierte eigentlich ist. Überdeutlich wurde diese Begriffsverwirrung auf dem siebten Kongreß, als Newman (1987) behauptete, Pflegekräfte diagnostizierten Reaktions-«Muster» und nicht etwa «einzelne» Reaktionen. Nach dieser Debatte wurde der Organisationsrahmen der Taxonomie I neu benannt: statt wie bisher «ganzheitlicher Mensch» hieß er von nun an «menschliche Reaktionen» (Carroll-Johnson 1989).

Folgt man dem pflegediagnostischen Diskurs, so sind die menschlichen Reaktionen (die Objekte des Diskurses) universelle und objektive Sachverhalte, die in einer noch nicht gedeuteten Realität selbständig existieren und durch wissenschaftliche Forschung ermittelt werden können. In den Diagnosen hingegen erkennt der Diskurs wissenschaftliche Konstrukte, die die objektiven Sachverhalte sprachlich repräsentieren.

Die Pflegediagnosen (die Gegenstände des Diskurses) gelten als *Namen* der Objekte, so wie psychiatrische Diagnosen oft als die Namen für Zustände gelten, die als solche im Menschen vorkommen und sich von der empirischen Forschung deskriptiv erfassen lassen. Aus Foucaultscher Sicht sind sowohl die Diagnosen als auch die menschlichen Reaktionen (also Objekte und Gegenstände) verdinglichte Sachverhalte, die statistisch mit anderen verdinglichten Sachverhalten – genannt Ursache, Ätiologie, bestimmendes Merkmal etc. – verknüpft werden; alles ganz nach Art der Fundamentalwissenschaft. Die Verdinglichung schreibt eine Sache als unveränderliches Ding fest, das angeblich unabhängig von seiner Beschreibung in einer noch nicht interpretierten, unmittelbar zugänglichen, objektiven Realität existiert.

Die meisten Diagnosen treten heutzutage als «Veränderung» oder «Defizit» von etwas auf, wie beispielsweise die «veränderten Familienprozesse» oder das «Flüssigkeitsdefizit». Auf dem ersten Kongreß wurde angeregt, es sollte nicht nur Diagnosen geben, die die Schwächen, sondern auch solche, die die Stärken der Patienten festhalten (Gebbie/Lavin 1975, S. 43); faktisch jedoch gibt es wenige Diagnosen dieser Art, und sie sind ungeschickt formuliert. Zwei dieser positiven Pflegediagnosen wurden 1994 hinzugenommen: 1. verbessertes organisiertes Kleinkindverhalten möglich (6.8.3) und 2. verbesserter Umgang mit der Gruppe möglich (5.1.3.1).

Als Synonyma für die Objekte des Diskurses werden in der pflegediagnostischen Literatur und den Kongreßberichten häufig die Wörter «Situation», «Zustand» («Verfassung») und «menschliche Reaktion» verwendet. Man bezeichnet sie auch als den Fokus der Pflege und/oder deren ureigenes Gebiet (Wooldridge et al. 1993). Carpenito zum Beispiel (1993) schreibt, sie gebe mittlerweile dem Ausdruck «Situationen, die Pflege erfordern» den Vorzug vor «Pflegediagnosen». Die Objekte des pflegediagnostischen Diskurses, die menschlichen Reaktionen, sind also zweifellos keine Krankheiten.

Die Regeln für das Auftreten von Gegenständen

Die Regeln der Diskurspraktiken legen fest, wie eine Diagnose vom Diskurs als bedenkenswert in Betracht gezogen wird. Der durch den pflegediagnostischen Diskurs geordnete Zeit/Raum kann als klinische Begegnung bezeichnet werden. In den Regeln für das Erkennen potentieller Gegenstände (Diagnosen) durch den hier gemeinten Diskurs werden mehrere Dinge stillschweigend vorausgesetzt.

Die Pflegepraxis ist zu großen Teilen eine mündliche Kultur, die Pflegemaßnahmen sind an den verwaltungstechnisch konstruierten Zeit/Raum einer Arbeitsschicht gebunden, und entsprechend organisiert ist das Nachdenken über die Praxis (Street 1992). So sagen praktizierende Pflegekräfte, wenn sie zu einem bestimmten Zeitpunkt der Schicht über ihre Arbeit sprechen: «Ich liege weit zurück» oder «Ich habe den Rückstand aufgeholt». An vielen Arbeitsplätzen der Vereinigten Staaten müssen die Pflegenden noch Stechuhren bedienen. Im pflegediagnostischen Diskurs findet diese mündliche Seite der im Zeit/Raum der Schichtarbeit ablaufenden Pflegepraxis keinerlei Beachtung. Als Teil der schriftlichen Tradition soll die Pflegediagnose eine Orientierung für das Geschehen in der klinischen Begegnung abgeben; die aber gehört in die mündliche Tradition von Angehörigen eines Dienstleistungsberufs, die bislang diesen Beruf im Rahmen der Lehre erlernt haben.

Mit dem Machtthema befaßt sich weder der Pflegediskurs im allgemeinen noch die Pflegediagnostik im besonderen. Machtprobleme werden kaum erwähnt, und wenn von ihnen geredet wird, dann mit veralteten Definitionen und falscher Wortverwendung (Allen/Allman/Powers 1991; Powers 1992b). Die Pflegetheorie hat sich dem Machtbegriff nirgendwo systematisch gewidmet. Im Pflegezusammenhang ist Macht nur an bestimmten Punkten diskutiert worden, wo sie als persönliche, politische, gewerkschaftliche oder berufsständische Macht begriffen wird (Sweeney 1990). Wo immer Macht erwähnt wird, geschieht das zumeist aus der Sicht der frühen Soziologie oder der mit Organisationsfragen befaßten Literatur und auf der Basis eines politischen Modells (Sweeney 1990).

Eine weitere stillschweigende Voraussetzung ist die Abhängigkeit von medizinischen Diagnosen. Unzweifelhaft hängen die Objekte des Diskurses, die «menschlichen Reaktionen auf Krankheit», vom Begriff her direkt mit Zuständen zusammen, die von der Medizin definiert werden: körperliche Beschwerden und Krankheit. Die Pflegediagnose ist deshalb ein spezifisches soziales Konstrukt: Sie besteht nur, weil es ärztliche Diagnosen gibt, die die «Krankheit», auf die der Patient «reagiert», dingfest machen. Dieser Zusammenhang bleibt zum Großteil unbeachtet.

All diese stillschweigenden Voraussetzungen stecken in den speziellen Strukturregeln, nach denen potentielle Diskursgegenstände erkannt werden. Auf dem ersten Kongreß wurde festgelegt: «Eine Hauptaufgabe aller Pflegekräfte besteht darin, bisher übersehene Diagnosen zu lokalisieren, sie zu testen und auszuarbeiten und der Berufsvertretung vorzulegen, so daß sie in spätere Listen aufgenommen werden können.» (Gebbie/Lavin 1975, S. 57–58). Es sieht nicht so aus, als hätten dies alle Pflegekräfte als ihre Aufgabe begriffen; seit 1982 jedenfalls wurden die Diagnosen verbandsintern, von einer kleinen Gruppe von Pflegetheoretikerinnen innerhalb der NANDA entwickelt.

Die offizielle Anerkennung der Diagnosen läuft folgendermaßen ab: Seit 1982 müssen sie bei einem Prüfungsausschuß eingereicht werden, der den Vorschlag als erwägenswert annimmt oder ablehnt. Die Empfehlung wird weitergegeben an die zuständige Projektgruppe. Wird der Vorschlag angenommen, so bedeutet das zuerst einmal die Zulassung zu klinischen Testreihen. Durchgeführt werden diese von Pflegeforscherinnen in Zusammenarbeit mit Klinikerinnen.

Fawcett (1986) fordert jede an der Pflegediagnostik interessierte Pflegeperson auf, sich eine theoretische Strategie auszusuchen und selbst zusätzliche Pflegediagnosen zu entwickeln und ihre Gültigkeit zu prüfen. Derdiarian schlägt vor, den Pflegenden beizubringen, wie sie neue Pflegediagnosen formulieren, testen und evaluieren können (Derdiarian 1988, S. 139). Gebbie und Lavin (1975) schreiben: «Es gibt keine einzige Kategorie, die von den Pflegekräften nicht auf dem zweiten oder einem der folgenden Kongresse verworfen werden könnte; es wird auch von niemandem behauptet, diese Kategorien deckten den gesamten Pflegebereich ab. Jede Ablehnung einer Kategorie sollte auf den klinischen Nachweis gestützt sein, daß die betreffende Diagnose keine Grundlage für eine Pflegemaßnahme bereitstellt.» (S. 57-58) Carpenito (1993) dagegen ist der Ansicht, wir sollten uns ausgiebiger mit den Diagnosen befassen, die wir bereits haben, statt neue zu erfinden. Für Vollzeitpflegekräfte dürfte all das freilich unter normalen Praxisbedingungen schwer zu schaffen sein, und von dieser Schwierigkeit nimmt man keine Notiz.

Die Richtlinien zur Vorlage von Diagnosen wurden auf dem neunten und dem elften Kongreß revidiert und in der veränderten Fassung in beiden Kongreßberichten veröffentlicht. Angesichts des mit der Vorlageprozedur verbundenen Arbeitsaufwandes ist es wenig wahrscheinlich, daß die in der Pflege Tätigen dieser Aufgabe gewachsen sind (siehe Anhang VIII bei Carpenito 1995). Überdies ist die Annahme und Einordnung der Diagnose in die Taxonomie Aufgabe eines Ausschusses und kann nicht durch die Mitgliederversammlung überprüft werden. Porter (1986) macht darauf aufmerksam, daß man damit in Widerspruch zu der von allen angenommenen Taxonomielehre gerät, denn die Mitglieder haben nicht das letzte Wort.

Avant (1990) hingegen vertritt die These, das abschließende Mitgliedervotum sei «eine unkluge und unwissenschaftliche Methode der Entscheidungsfindung» (S. 54), und empfiehlt, Wissenschaftler und Klinikerteams sollten entscheiden, welche Nachweise für eine Pflegediagnose angeführt werden müssen. Unklar bleibt dabei, wie Meinungsverschiedenheiten zwischen den Teammitgliedern behandelt werden.

Regelung des Nachweisverfahrens

Ist eine Diagnose zur Beratung zugelassen, wird sie dem genau geregelten Nachweisverfahren unterworfen, das der Diskurs für die Annahme und Einordnung in den Spezifikationsraster festgelegt hat. Die Richtlinien zur Vorlage von Pflegediagnosen bei der NANDA wurden erstmals 1982 in den Berichten zum dritten und vierten Kongreß veröffentlicht (Gordon 1982b). Als unzweideutige Beispiele für Pflegediagnosen wurden Obstipation und Diarrhoe angeführt. Beraten werden sollten die folgenden fünf Informations-Sparten:

A. Name (oder Titel) der Kategorie. Der «Name bezeichnet immer einen identifizierbaren klinischen Sachverhalt».

B. Gemeinsame ätiologische (ursächliche) Faktoren. In diese Sparte gehört die Benennung der ätiologischen Subkategorie.

C. Die Definitionsmerkmale der diagnostischen Kategorie. Das wären die «beobachtbaren Zeichen und Symptome, die immer zusammen mit dem Gesundheitsproblem auftreten».

D. Unterstützende Materialien. Diese Sparte besteht in Fachtexten, die die Namensgebung, die ätiologischen Kategorien und die Definitionsmerkmale absichern sollen.

E. Quantitative Einordnung der mit der Behandlung des Gesundheitsproblems verbundenen selbständigen Pflege. Die Einordnung erfolgt in drei Stufen – hohe, mittlere und niedrige Stufe –, je nach dem Ausmaß der selbständigen pflegerischen Therapie, die in der Regel zur Behandlung der Diagnose erfordert ist. (S. 340)

Bis 1980 wurde eine Pflegediagnose durch Abstimmung von der Mehrheit der Kongreßteilnehmerinnen gebilligt (Kim/Moritz 1982). Auf dem vierten Bundeskongreß wurde eigens definiert, was eine «anerkannte Pflegediagnose» ist (Kim und Moritz 1982): «nach Ansicht des Bundesverbandes ein für Pflegemaßnahmen geeignetes Gesundheitsproblem, das hinreichend definiert ist, um klinisch getestet zu werden». (S. 6)

Nach 1980 wurden die Diagnosen von kleinen Gruppen aus den Reihen der Kongreßteilnehmerinnen geprüft. Die Empfehlungen der Gruppen wurden dem Planungsausschuß vorgelegt, der abschließend darüber entschied, ob die betreffende Diagnose den Richtlinien und formalen Vorgaben entsprach. Nach den vom neunten Kongreß getroffenen Entscheidungen nimmt nunmehr der Prüfungsausschuß die Diagnose-Vorschläge an und mißt sie an den mittlerweile veröffentlichten Richtlinien (Carroll-Johnson 1991).

Diese Richtlinien wurden weiter differenziert und in den Berichten zum siebten Kongreß erneut publiziert (McLane 1987). Aus der «Ätiologie» wurden «wichtige und weniger wichtige Definitionsmerkmale», und wahlweise können noch zusätzliche Informationen gegeben werden (McLane 1987). Bei der Vorlage einer neuen Diagnose werden Name, Definition, Definitionsmerkmale, ätiologische und assoziierte Faktoren sowie Absicherung durch Fachliteratur oder klinische Gültigkeitserklärung verlangt (Carroll-Johnson 1991). Es gibt eine Liste mit «noch zu entwickelnden diagnostischen Begriffen und Definitionen»; erschienen ist sie in McFarland/McFarlane (1993) und enthält Diagnosen wie etwa «ineffektive Handhabung des Behandlungsprogramms (Familien)» oder «Vereinsamungsgefahr» (S. 766). Der elfte Kongreß hat die Stadien der Ausarbeitung einer Pflegediagnose und die Vorlagekriterien noch einmal neu gefaßt.

Ist eine Diagnose angenommen, getestet und gebilligt, wird sie in die taxonomische Ordnung eingepaßt und erhält eine Kennziffer, die ihre Stellung im Gefüge der Reaktionsmuster anzeigt. Die Diagnose «veränderter Selbstschutz» zum Beispiel wird mit den Ziffern 1.6.2 gekennzeichnet. Gordons Taxonomie der Funktionellen Verhaltensmuster hat keine Ziffern. Im Klassifikationsschema für die Hauspflege findet sich in der Kategorie «Selbstkonzept» die Subkategorie «veränderte Bedeutsamkeit» mit der Nummer 42. Die am Wohlbefinden orientierten Diagnosen sind zwar kategorisiert, aber bislang nicht durchnumeriert (Stolte 1996).

Spezifikationsraster

Bei Foucault sind Taxonomien Beispiele für die von ihm so genannten Spezifikationsraster. Sind die Diagnosen erfaßt und nach den Regeln des Nachweisverfahrens anerkannt, werden sie in einen Spezifikationsraster eingeordnet. Die NANDA-Taxonomie I ist vergleichbar dem Raster, den ich im zweiten Kapitel am Beispiel der Psychiatrie dargestellt habe; sie trennt die Diagnosen voneinander, bringt sie in einen Zusammenhang und integriert sie in ein Klassifikationsschema. Die Diskurse machen, wie schon im zweiten Kapitel dargestellt, Definitionsmerkmale ausfindig, quantifizieren Definitionen, ordnen Gegenstände in einer Taxonomie, weisen kausale Mechanismen zu und schreiben Regeln für die Anwendung der Diagnosen auf die individuellen Körper von Pflegekraft und Patient vor. Der Ausdruck «Spezifikationsraster» zielt auf den *Prozeß*, in dessen Verlauf eine Taxonomie konstruiert und der Raster in Praxissituationen angewendet wird.

Auf dem fünften Kongreß hat Webster ein Referat über Klassifikationsschemata in der wissenschaftlichen Untersuchung gehalten und den Anwesenden empfohlen, Pflegediagnosen bis auf weiteres in alphabetischer Reihenfolge zu belassen (Webster 1984). Da Pflegekräfte sowohl mit dem Allgemeinen als auch mit dem Besonderen zu tun haben, ist nach seiner Überzeugung das Wichtigste am diagnostischen Prozeß, *wie* den Patienten die Diagnose zugeschrieben wird (Webster 1984, S. 24).

Aus Foucaultscher Sicht indessen erweist sich der für die Diagnose bereitgestellte Spezifikationsraster als *Verkörperung* von Macht/Wissen oder Diskurstechnologie. Der Raster *strukturiert* die Pflegemaßnahmen. Er ist kein neutrales Werkzeug. Wer behauptet, das Wichtigste sei die Frage, wie die Pflegeperson eine Diagnose einsetzt, lenkt den Blick weg von dem Problem, daß das verdinglichte Diagnosekonzept selbst bereits Einfluß darauf haben kann, mit welcher Orientierung die Pflegekraft an die klinische Begegnung herangeht.

Die Teilnehmer des ersten Kongresses haben ganz klar gesehen, daß die unter ein Klassifikationsschema gebrachten Sachverhalte sich überschneiden können. Für die Überschneidung wurde der Mangel an wissenschaftlichen Kenntnissen und nicht etwa die einzelne Diagnose oder das Klassifikationsschema verantwortlich gemacht (Gebbie/Lavin 1975, S. 59). Auch bei den folgenden Kongressen wurde sie als Problem debattiert. Kritek (1986) hat vor dem sechsten Kongreß darauf hingewiesen, daß hierarchische, sich wechselseitig ausschließende Klassifikationsschemata für die allgemeinen Konzepte der menschlichen Reaktionsweisen zu eng sein könnten; dennoch ging man bei der Arbeit am Modell des ganzheitlichen Menschen respektive der menschlichen Reaktionsmuster auch weiterhin von der Annahme aus, die Konzepte seien klar umrissen.

McCloskey et al. (1990) haben eine standardisierte Sprache für pflegerische Behandlungen festgelegt, um die Verbindungen zwischen Diagnose, Behandlung und Ergebnis zu thematisieren, die Entwicklung von Informationssystemen sowie die Anleitung zur Entscheidungsfindung zu erleichtern, bei der Feststellung der Kosten für Pflegedienste und bei der Mittelplanung zu helfen, die Weitergabe der unverwechselbaren Pflegefunktionen zu ermöglichen und einen Zusammenhang mit den Klassifikationssystemen anderer Gesundheitsberufe herzustellen. Einige Jahre (1993) später haben sie ihre bisherige Arbeit an einer Taxonomie der Pflegemaßnahmen vorgestellt.

Das Verschwinden der Gegenstände

Wenn es stimmt, daß Gegenstände in ganz bestimmter Weise im Diskurs auftauchen, gibt es dann auch Regeln, nach denen sie verabschiedet werden? Welche Ordnung regiert das Verschwinden eines Gegenstandes? Hier als Beispiel zwei

Diagnosen, deren Ausschluß aus dem Spezifikationsraster vorgeschlagen worden ist. Jenny (1987) macht geltend, daß «Wissensdefizit» keine menschliche Reaktion ist und demnach auch keine Pflegediagnose sein kann. Bei der Betrachtung der Kriterien – richtige begriffliche Zentrierung, notwendige diagnostische Attribute, theoretische Fundierung und klinischer Nutzen – kommt sie zu dem Schluß, diese Diagnose sei unzulässig, und empfiehlt ihre Streichung aus der Taxonomie.

Die Autorin vertritt die Ansicht, Wissendefizit sei eigentlich eher Risikofaktor, Zusatzfaktor, ätiologischer Faktor oder aber das Definitionsmerkmal einer anderen Diagnose. Pokorny (1985) teilt diese Einschätzung und sieht sich außerstande, ein entscheidendes Definitionsmerkmal dieser Diagnose zu entdecken, obgleich den Daten zufolge ein wichtiger Indikator vorhanden ist: die Äußerung des Patienten, er benötige Informationen oder Klarstellungen. Bei Jenny selber heißt es: «Die fortgesetzte Arbeit mit der Diagnose Wissensdefizit perpetuiert die falsche Prämisse, Wissen sei die alleinige und/oder automatische Determinante menschlichen Verhaltens» (Jenny 1987, S. 185).

In Anlehnung an Jennys theoretische Schlußfolgerungen haben Dennison und Keeling (1989) weitere klinische Argumente für den Verzicht auf diese Diagnose vorgetragen. Auf der Grundlage klinischer Daten kamen sie zu dem Ergebnis, Wissensdefizit falle aus der Disziplin heraus und schon die Namensgebung fordere die Pflegekräfte auf, den Blick auf ein selbständig existierendes Wissen zu richten, statt ein Verhalten zu thematisieren, das mit dem Informationsmangel des Patienten zusammenhängt (S. 142).

Trotz dieser überzeugenden Argumente ist Wissensdefizit aus dem Spezifikationsraster, dem vorgegebenen Wissensmuster nicht entfernt worden, obgleich der neunte Kongreß die Empfehlung ausgesprochen hat, die Diagnose solle entweder revidiert oder gestrichen werden (Carroll-Johnson 1991, S. 28).

Das zweite Beispiel ist die Diagnose Noncompliance, «fehlende Kooperationsbereitschaft». Keeling et al. (1993) plädieren dafür, die NANDA solle auf sie verzichten. Nach ihrer Überzeugung entspricht sie der Pflege weder in ethischer noch historischer oder philosophischer Hinsicht, besitzt nur zweifelhaften klinischen Nutzen und ist ihrem Wesen nach abwertend. Sie empfehlen, diese Diagnose durch eine andere zu ersetzen, die wahlweise als «Bedarf an Engagement für die Behandlung oder Unfähigkeit, sich dem Behandlungsprogramm anzupassen, oder Selbstpflegedefizit oder Möglichkeit der Klientenbeteiligung an der Therapie» bezeichnet werden könnte (S. 96). Trotz solcher Vorstöße verbleibt jedoch auch die «fehlende Kooperationsbereitschaft» weiterhin im Spezifikationsraster.

Daß Diagnosen fortbestehen, obwohl sie nachweislich den öffentlich bekannten NANDA-Anerkennungskriterien widersprechen, legt den Gedanken nahe, daß der Diskurs selber eine bestimmte Dynamik bekommen hat, die sich erhalten kann, weil er an Macht/Wissen teilhat. Die durch das Bündnis mit Wissenschaft und Professionalismus gesicherte Teilhabe des Diskurses an der Vorherrschaft heutiger Biomacht verschafft den Konstrukten eine Stabilität, die begriffliche Beständigkeit mit sich bringt – sei's mit, sei's ohne äußere Rechtfertigung. Die wissenschaftliche Namensgebung ist Legitimation genug. Derselben Begriffsdynamik sehen sich alle gegenüber, die für die Streichung der Homosexualität aus der DSM-III-R kämpfen. Erinnert sei hier auch an die Unverwüstlichkeit des Begriffs «Ängstlichkeit» in der Zahnheilkunde, die von Nettleton (1989) analysiert und im zweiten Kapitel dieses Buches dargestellt worden ist.

Ein Beispiel für solcherlei begriffsgebundene Dynamik ist Carpenitos Vorschlag (1993), die gesamte klinische Forschung müsse heute von der Pflegediagnose her definiert werden. Begründet hat die Autorin dies mit dem Argument, jede Studie, die sich nicht der pflegediagnostischen Terminologie bedient, sei nichts weiter als eine persönliche Pflegegeschichte; erst die Verwendung der pflegediagnostischen Sprache mache aus ihr ein expandierendes Pflegewissen (Carpenito 1993).

Grenzziehende Instanzen

Der Einsatz von Macht/Wissen via Diskurspraktiken gehorcht der Ordnung des Spezifikationsrasters. Die Diagnosen werden angewendet auf die Körper von Pflegekraft und Patient, die unter dem Einfluß eines nicht zuletzt durch grenzziehende Instanzen strukturierten Zeit/Raums stehen. Die Diagnosen schreiben nicht nur das Verhalten der Patienten, sondern auch der Pflegenden vor, denn die Pflegeperson stellt die Diagnose mit Hilfe eines bestimmten Verfahrens, des sogenannten Assessment (Problemerfassung). Dieses wiederum wird vorgeschrieben vom Spezifikationsraster, denn die Pflegekraft ist gehalten, nach Zeichen und Symptomen aller nur möglichen Diagnosen zu suchen. Wie im zweiten Kapitel dargestellt, sind grenzziehende Instanzen nichts anderes als jene Disziplinen, die Bestand und Grenzen der vorgegebenen, für das Tun des Diskurses bestimmten Räume überwachen. Im Fall der Pflegediagnose sind es vor allem Ärzte, Krankenhausverwaltung und Versicherungen, denn sie bestimmen, ob jemand Zutritt zum Gesundheitssystem erhält. Die Aufnahme in dieses System geschieht auch auf Antrag des einzelnen Patienten, der Familie oder eines anderen Betroffenen und gelegentlich ohne die Zustimmung des Patienten.

Zweifellos ist die Konstruktion der klinischen Begegnung durch den pflegediagnostischen Diskurs kein autonomer Akt, aber die grenzziehenden Instanzen bleiben unerkannt. Diesen Diskurs wenden wir auf die Körper von Pflegekraft und Patient an. Der Patient wird medizinisch identifiziert durch eine ärztliche Diagnose. Bei der Pflegeperson hingegen gelten als Kriterien die Berufserlaubnis sowie die Anstellung durch einen Arzt oder eine Einrichtung, in der Ärzte über die Zulassung bestimmen. Teildisziplinen der Pflege, die nicht genau in dieses Modell

hineinpassen, sind öffentlicher Gesundheitsdienst und – nicht zufällig – Pflegeausbildung.

Haben die grenzziehenden Instanzen erst einmal die Körper dingfest gemacht,
auf die der Diskurs angewendet wird, so gibt es Regeln, nach denen die Diagnosen
im Zeit/Raum der klinischen Begegnung eingesetzt werden.

Vom Einsatz des Diskurses auf den vorgegebenen Erscheinungsoberflächen

Zur Erinnerung: Die Erscheinungsoberflächen, die wir in der Genealogie für das
Auftreten, das Zum-Vorschein-Kommen des pflegediagnostischen Diskurses benannt haben, sind 1. der Wechsel von ausschließlicher Konzentration auf die
Krankheit zu vorbeugender Gesundheitsfürsorge und 2. die mit dem offiziellen
Klinik-Anerkennungsverfahren verbundenen Dokumentationserfordernisse. Auf
diesen Erscheinungsoberflächen agiert der pflegediagnostische Diskurs, indem er
die Bedingungen einer möglichen Strukturierung des Zeit/Raums namens klinische Begegnung nutzt. In der klinischen Begegnung wird Wahrheit gesprochen
und durch das zielgerichtete Tun der über soziale Handlungskompetenz verfügenden Personen unter Einsatz von Macht/Wissen auf menschliche Körper angewendet. In einer von ihnen selbst beschriebenen Region des Zeit/Raums sprechen Diskurse Wahrheit über menschliche Körper.

Was in der klinischen Begegnung geschieht, wird im Social Policy Statement
(1980) folgendermaßen auf den Begriff gebracht: «Wenn die Pflegeperson einen
aktuell vorliegenden Zustand konzeptualisiert oder diagnostiziert, so verleiht sie
ihm Bedeutung.» (S. 11) Einer Situation Bedeutung zuweisen ist nichts anderes als
zielgerichtete Machtausübung durch einen Diskurs. Die auf den Erscheinungsoberflächen eingesetzte Bedeutungszuweisung hat die Funktion, die betreffenden Individuen – in diesem Fall Pflegeperson und Patient – für sich ebenso wie für andere
in fest vorgeschriebener Form, entsprechend den jeweiligen Machtverhältnissen
(Allen 1986), wie sie die Diskursregeln immer schon unterstellen, zu konstituieren.
Wer einer Situation Bedeutung zuweist, geht davon aus, daß es vor diesem Akt eine
noch unbeschriebene Situation gibt, die, solange der Diskurs sie nicht beschrieben
hat, entweder unangemessene oder veraltete oder überhaupt keine Bedeutung besitzt. Ein solches Handeln ist eine interessierte Machtausübung, doch Interessen
und/oder Machtakte werden an keiner Stelle des Diskurses erörtert.

Konkret gesagt: Man wendet die Diagnosen auf die Körper von Pflegekraft und
Patient an mit dem Ziel, eine Behandlung festzulegen und ein Ergebnis zu prog-
nostizieren. «Die Pflegediagnose muß einen Weg finden, um die in den Pflege-
situationen noch bestehende Ungewißheit auszuschalten und dergestalt die Zahl
falscher Schlüsse zu minimieren» (Shamansky/Yanni 1983, S. 48; siehe auch

Kritek 1985). Man beachte den instrumentellen (oder technizistischen) Terminus «ausschalten».

Der Diskurs spezifiziert das Verhalten der Pflegepersonen, indem er nicht nur die richtigen Problemerfassungsmethoden, sondern auch die zulässigen Diagnosen, die den Diagnosen entsprechenden Pflegemaßnahmen und die für Erfolg einstehenden Pflegeergebnisse vorschreibt. Er spezifiziert das Verhalten der Patienten, indem er ihre Kooperationsbereitschaft in Sachen uneingeschränkte Information der Pflegekraft (also Geständnis) unterstellt und ihnen Verhaltensweisen zum Ziel setzt, die als akzeptabel gelten. Diese Spezifikationen gehen von der Prämisse aus, daß es eine hierarchische Machtbeziehung zwischen den mit sozialer Handlungskompetenz ausgestatteten Pflegenden und den Patienten als Zielobjekte von Macht/Wissen gibt. Von dieser Grundannahme ist freilich nicht eigens die Rede, weil Wissenschaft als wertfrei gilt und ihre Anwendung durch Personen mit sozialer Handlungskompetenz nicht angemessen, das heißt mit einem ethischen Diskurs über gutes oder richtiges Handeln, hinterfragt wird. Das Ergebnis ist ein technischer, mechanistischer Diskurs, der auf Prognose und Kontrolle von gesellschaftlichen Effekten zielt, die den aktuellen Machtverhältnissen nicht widersprechen.

Anerkennung individueller Differenzen

Wo dürfen bei der Anwendung des pflegediagnostischen Diskurses auf die Körper von Pflegekraft und Patient die individuellen Differenzen, Abweichungen und die Beschwerden der Patienten zum Vorschein kommen? Die Unterschiede zwischen den einzelnen Patienten sind ja nicht in den Diagnosen selbst, sondern nur in dem «auf Grund von» oder «im Zusammenhang mit» der diagnostischen Aussage berücksichtigt (Carpenito 1993; McFarland/McFarlane 1993). Die erste Hälfte der diagnostischen Aussage, so die Prämisse, läßt sich auf schlechthin alle menschlichen Lebewesen anwenden, da die Definitionsmerkmale mit Hilfe der empirisch-analytischen Wissenschaft konstruiert werden.

Für den klinischen Einzelfall, auf den die Diagnose angewendet wird, steht die zweite Hälfte der diagnostischen Aussage mit ihrer spezifischen individuellen Ätiologie. Die möglichen Ätiologien sind allerdings in Hand- und Lehrbüchern bereits fertig ausformuliert (Carpenito 1984; McFarland/McFarlane 1993). Mit anderen Worten, auch die Namen oder Gegenstände oder Diagnosen gelten als allgemein anwendbar. Die Diagnose wird vermittels der universellen Identifikationskriterien, die kausale Ätiologie unter Rückgriff auf die möglichen «individuellen» Ätiologien zugeordnet.

Die klinische Anwendung empirisch-analytischer Forschung ist immer problematisch, weil Wahrscheinlichkeitsaussagen die Tendenzen nicht von Einzelpersonen, sondern von Gruppen beschreiben. Die vollständige pflegediagnostische Aussage kann also als Versuch gelten, eine – schon im dritten Kapitel mit Bezug auf die Medizin dargestellte – Sache namens «Morbus» zu produzieren, indem man etwas Allgemeines mit der je besonderen klinischen Situation in ein und derselben Klassifizierung zusammenschließt (Taylor 1979).

Als Beispiel nehme man Fitzpatricks (1990) Beschreibung der Achsen für Alter und chronische Krankheit. Nach ihren Worten kann das Arbeiten mit Achsen zur Integration «des Klinischen und des Wissenschaftlichen im Interesse der Weiterentwicklung der Fachdisziplin» beitragen (S. 106). Die schon einleuchtend beschriebene theoretische Schwierigkeit, einen solchen unmittelbar vorfindlichen «Morbus» zu klassifizieren, wird gar nicht erst zur Kenntnis genommen. Nach Hendersons (1978) Definition besteht Pflegepraxis «nicht bloß in der auf der Pflegediagnose basierenden pflegerischen Intervention, sondern auch in der durch die Patienten- oder Gesundheitsprobleme erforderlich gemachten pflegerischen Betreuung» (S. 79) – das heißt, Pflegediagnose und Patientenprobleme sind hier zwei ganz getrennte Sachverhalte. Die Kombination beider soll angeblich dazu beitragen, mehr von den unverwechselbaren, für den einzelnen Patienten spezifischen Realverhältnissen in den Griff zu bekommen.

Individuelle klinische Varianten werden auch in dem Urteil berücksichtigt, das die einzelnen Pflegekräfte in der klinischen Praxis über die «Validität», die Gültigkeit der Pflegediagnosen abgegeben. Derdiarian (1988) schlägt drei Wege vor, auf denen sich diese Validität in Praxissituationen mit Einzelpatienten eruieren läßt. Man kann die Patienten fragen, ob sie mit der Diagnose einverstanden sind; man kann sie zusammen mit einer anderen Pflegeperson prüfen; und man kann vorhandenes Wissen einsetzen. Denkbar ist, daß sich aus den drei Ansätzen konfligierende Antworten ergeben, aber mit dieser Möglichkeit hat sich Derdiarian gar nicht erst befaßt. Nicht gestellt wird außerdem die grundsätzlichere Frage, ob eine so unmittelbare Verwendung des Wortes «Diagnose» zulässig ist.

Bei Lunney (1990) geht es um die – wie sie es nennt – «Genauigkeit», die Treffsicherheit der Pflegediagnosen. Sie kommt zu dem Schluß, daß sie etwas Komplexes und Situatives ist. Zur Messung der Genauigkeit schlägt sie eine Zahlenskala vor, die von minus eins bis plus fünf reicht, und für jeden Genauigkeitsgrad benennt sie Definitionsmerkmale. Genauigkeit meint hier einen numerischen Maßstab für die Anpassung der Pflegediagnose an die «reale» Situation. Auch Lunneys Verfahren unternimmt, nicht anders als Derdiarians Methode der «Validitäts»-Prüfung, den Versuch, einen universell anwendbaren wissenschaftlichen Begriff mit dem Einzelfall zu verbinden, um einen Wahrheitsgrad festzulegen und auf einer Skala zu messen.

Maas et al. (1990) bezeichnen diese Genauigkeits- oder Validitäts-Vorstellung als das Verhältnis zwischen dem von der Pflegeperson erschlossenen und dem «wahren Problem» des Patienten (S. 25). Das «wahre Problem» ist etwas, das angeblich objektiv und unabhängig von unserer Auffassung davon existiert. Anders gesagt, das «Objekt» des Diskurses, die menschliche Reaktion, ist ein wahres Problem, während das von der Pflegekraft erschlossene Problem nichts anderes ist als der Diskursgegenstand, die Diagnose.

Mit individuellen Differenzen verfährt der Diskurs auf Grund seiner Struktur also auf zweierlei, stets gleichermaßen inadäquate Weise. Zum einen tut er es durch die Konstruktion einer Sache namens «Morbus». In ihr verbindet sich ein diskursinterner Gegenstand (eine Diagnose) mit einer angeblich objektiven Beobachtung der für einen Patienten spezifischen Verhältnisse, seines ureigenen «wahren Problems». Zum andern tut er es durch die Postulierung diagnostischer «Genauigkeit» oder «Validität», die (von den mit sozialer Handlungskompetenz ausgestatteten Pflegenden) am Maßstab der Übereinstimmung zwischen erschlossenem und wahrem Problem gemessen werden kann.

Der jeweilige Umgang mit den zwischen den einzelnen Pflegekräften und Patienten bestehenden Differenzen ist ein Beispiel für das, was Foucault Normalisierung nennt. Wie schon im zweiten Kapitel dargelegt, bedeutet Normalisierung, daß der durch die Forschung definierte statistische Durchschnitt zum Standard wird, mit dem die Einzelfälle im Zuge der Problemerfassung durch die Pflegekraft verglichen werden (Carlson et al. 1981). Die dann von den handlungskompetenten Personen ergriffenen Pflegemaßnahmen sollen an den Körpern der Patienten Ergebnisse erzielen, die der Norm, der Normalität näher kommen. Das wird deutlich im folgenden Zitat: «Der Gesundheitszustand des Klienten/Patienten wird mit der Norm verglichen, um festzustellen, ob eine Abweichung von dieser Norm vorliegt, wie stark sie ist und welche Richtung sie nimmt.» (American Nurses' Association 1973)

Die Pflegemaßnahmen normalisieren nicht nur die Patienten, sondern auch die Pflegenden; sie normieren das Verhalten der Pflegeperson in der klinischen Begegnung nach Maßgabe dessen, was der Diskurs wissenschaftlich festgelegt hat. Von eigenen, persönlichen Diagnosen wird denn auch entschieden abgeraten. «Die auf dem Kongreß Anwesenden haben durchblicken lassen, daß sie es nicht für wünschenswert halten, wenn Lehrkräfte ‹Diagnosen für die Ausbildung› entwickeln, die als etwas Eigenständiges oder Vorrangiges, von den ‹Diagnosen für die Forschung› u.ä. deutlich Unterschiedenes begriffen werden.» (Gebbie 1982, S. 11) Der Klinikerin bleibt folglich nur die Entscheidung darüber, auf welche der standardisierten Diagnosen samt ihren standardisierten Maßnahmen sie sich stützen will, um die Patienten zu den standardisierten Ergebnissen hinzulotsen.

Auf dem fünften Kongreß hat Roy (1984) die These vertreten, eine pflegediagnostische Taxonomie könne und müsse als Richtschnur für die Praxis dienen. Das heißt, das Urteil der Pflegekraft folgt bestimmten, vorgeschriebenen Wegen, die nachweislich zur Erfüllung der wünschenswerten Ergebniskriterien führen, wie sie *Pflegepersonen* für die Patienten festgelegt haben. Der ANA zufolge

(Phaneuf 1985) ist in den Augen der Pflegekräfte das für die Zukunft der Pflege Wesentliche «die Realisierung von Praxisstandards mit Hilfe der Ausarbeitung von Kriterien im Zusammenhang mit speziellen Pflegediagnosen». Beurteilt werden soll also die Pflegepraxis – und das Pflegeergebnis – nach Kriterien, die aus dem normalisierenden pflegediagnostischen Diskurs stammen.

Zu diesem Zweck haben Bulechek et al. (1990) ein Handbuch vorgelegt, mit dem gemessen werden kann, ob die Pflegediagnose auf Klinikebene *zufriedenstellend* umgesetzt wird. Sie kommen zu dem Schluß, daß für die erfolgreiche Durchführung der Pflegediagnostik bestimmte Elemente eines professionellen Praxismodells erforderlich sind, so etwa Selbstbestimmung, Verantwortlichkeit und unmittelbarer Zugang zu Patienten bei Diagnose und Behandlung (S. 20). Diese Betrachtungsweise macht sich blind für die Machtverhältnisse des Krankenhauses; statt dessen dominiert das professionelle Modell der sozialen Handlungskompetenz, das auf die Mehrzahl der praktisch tätigen Pflegekräfte überhaupt nicht zutrifft.

Wie andere Diskurse mit fundamentalphilosopischen Prämissen erweist sich auch die Pflegediagnostik in Struktur und Anwendung als wertgebundener Diskurs. An den dem Normalisierungsprozeß innewohnenden Machtbeziehungen ändert sich gar nichts, wenn man die Patienten an Zielbestimmung oder Pflegeplanung «mitwirken» läßt, denn Diagnose, Pflegemaßnahmen und Ergebnisse sind immer schon festgelegt und schränken die verfügbaren Wahlmöglichkeiten erheblich ein. Den Patienten und Pflegekräften bleibt nur die Illusion, sie könnten innerhalb der bestehenden, durch die diskursiven Praktiken des Diskurses aufrechterhaltenen Machtverhältnisse wirkliche Entscheidungen treffen.

Natürlich gibt es Bereiche, wo die Normalisierung sinnvoll eingesetzt werden kann. Über die normale Physiologie eines ausheilenden gebrochenen Oberschenkelknochens lassen sich ja legitimerweise in begrenztem Maße Aussagen machen. Erheblich geringer aber ist die Zahl der allgemeinen Aussagen, die sich legitimerweise über die *Menschen* mit gebrochenen Oberschenkelknochen machen lassen. Je weiter man sich von der Physiologie entfernt, desto abhängiger sind die Antworten vom sozialen Kontext.

Wovon der Diskurs sich leiten läßt

Auftreten, Verschwinden, Ersetzung und Koexistenz der theoretischen Strategien zur Hervorbringung einer Taxonomie werden von konfligierenden Zielen regiert. Unübersehbar ist dabei der Konflikt zwischen Theorieentwicklung und praktischer Umsetzung. Zu den im Diskurs offenkundigen Zielen gehört unter anderem die Theorieentwicklung in Sachen Kontrolle klinischer Phänomene auf Bevölkerungsebene. Henderson zum Beispiel (1978) ist der Ansicht, Pflegediagnosen seien der erste Schritt zu einer Theorie, «die für Prognose und Kontrolle benutzt werden kann» (S. 77). Nach ihrer Überzeugung ist dieses erste Stadium der Theorieentwicklung bei jedem Modell der Wissenserzeugung gleich, egal ob man sich an Dickhoff/James/Wiedenbach (1968), Chinn/Jacobs (1978) oder Jacox (1974) hält.

Nach Fawcetts Worten (1986) haben pragmatische Interessen offenbar mehr Gewicht gehabt als die theoretische Ausarbeitung der Taxonomie. Die Arbeit an der Pflegediagnostik «ist, so scheint es, in einem kontextuellen Vakuum vor sich gegangen, und vieles deutet darauf hin, daß sie auch weiterhin von pragmatischen – und nicht theoretischen – Interessen geleitet wird» (S. 397). Diese Feststellung geht von der Annahme aus, der Kontext werde von der *Theorie* und nicht von pragmatischen Überlegungen geliefert. Deshalb heißt es weiter: «Soll die Pflegediagnose zu einem integralen und sinnvollen Bestandteil von Pflegewissenschaft und Pflegepraxis werden, dann muß die zukünftige Arbeit sich von theoretischen Interessen leiten lassen. Nach meiner Überzeugung setzt das voraus, daß die weitere Entwicklung der Pflegediagnostik unmißverständlich auf den expliziten Prämissen aufbaut, die zu einem konzeptuellen Pflegemodell gehören.» (S. 397) Und: «… was die der NANDA angeschlossene pflegetheoretische Gruppe erarbeitet hat, erweist sich als konzeptuelles Pflegemodell, das die dieser Gruppe eigenen Grundannahmen wiedergibt. Die Beteiligten haben zwar versucht, die Liste der Diagnosen an ihr Modell anzupassen, aber die Anpassung wirkt bestenfalls gezwungen und schlimmstenfalls unlogisch.» (S. 397) Im Einvernehmen mit Fawcett stellt auch Meleis (1991) fest, daß Pflegediagnosen «keiner kohärenten theoretischen Perspektive entstammen» (S. 161).

Ebenfalls im Anschluß an Fawcett schreibt Logan (1990), die Pflegediagnosen in ihrer aktuellen theoretischen Verfassung eigneten sich nicht für selbständige Pflegefunktionen und müßten zu diesem Zweck umformuliert werden. Pflegediagnosen sollten ausschließlich auf selbständige Pflegefunktionen begrenzt bleiben. Diese Funktionen könnten aus theoretischen Abstraktionen der Pflegephänomene abgeleitet werden und hätten keinerlei Zusammenhang mit den Funktionen anderer Disziplinen. Die ganze Erörterung bleibt blind für die Machtbeziehungen zu anderen Disziplinen, insbesondere der Medizin. Es ist ja gar nicht ausgemacht, ob es gänzlich unabhängige Pflegefunktionen überhaupt gibt.

Andere Autoren plädieren für die Entwicklung der Diagnosen aus der praktischen Arbeit und nicht aus theoretischen Konzepten. Die Vorstellung von der Anwendung theoretisch erzeugter Diagnosen auf klinische Situationen ist scharf angegriffen worden (Rasch 1987). Der Plan des Taxonomie-Ausschusses, «Empfehlungen vorzulegen, wie man im Gesundheitsdienst mit der Taxonomie arbeiten kann», wurde nie verwirklicht (Kritek 1984, zitiert nach Porter 1986). Gordon (1990) schlug vor, jede Diagnose sollte ihre eigene begriffliche Theoriebasis und klinische Forschung zugewiesen bekommen.

Auch aus der Sicht der taxonomischen Wissenschaft gibt es konfligierende Ansätze in Sachen Taxonomie-Konstruktion. Porter zum Beispiel (1986) weist darauf hin, daß es unlogisch ist, für neun einander überschneidende Begriffe neun klar getrennte taxonomische Baumstrukturen zu benutzen. Diese Begriffe würden gleichermaßen als Organisationsprinzip und als einzelne Taxa eingesetzt. Trotz der vom Taxonomie-Ausschuß vertretenen Behauptung, sie verfolge einen induktiven Ansatz, sei die faktische Taxonomie unzweifelhaft per Deduktion entstanden (S. 138). Porter bemängelt, daß die Diagnosen auf vier Abstraktionsstufen verteilt sind; nach den Regeln der taxonomischen Wissenschaft müßten alle in einer Taxonomie klassifizierten Sachverhalte auf demselben Abstraktionsniveau angesiedelt sein, damit die Organisationsprinzipien sie nach Ähnlichkeiten und Unterschieden sortieren können (S. 137).

Bislang hat niemand die mit der Erarbeitung einer Taxonomie verbundenen Prämissen unmißverständlich thematisiert. Hinterfragt werden müßte die grundsätzliche Annahme, daß 1. es etwas unmittelbar Vorfindliches gibt, das Pflegekräfte diagnostizieren; 2. Diagnostik ein geeignetes Modell ist für das, was Pflegepersonen tun; 3. es gut und richtig ist, wenn Pflegekräfte diagnostizieren; 4. ein Klassifizierungsschema erarbeitet werden kann und sollte; 5. Diskussionen über Machtprobleme unwichtig sind, weil die Wissenschaft wertfreie Wahrheit hervorbringt.

Diskursanalyse auf der Autoritätsachse

In diesem Teil beantworte ich die folgenden, auf das zweite Kapitel bezogenen Fragen zu der mit den Binnenregeln des Diskurses durchgesetzten Autorität: Welche Regeln legen fest, wer sprechen darf und wer nicht? Wie wird der Diskurs gesichert, übermittelt und verbreitet? Welche Systeme sind für Ausbildung, Zusammenschluß und berufliche Förderung der Diskursteilnehmer zugelassen? Wie wird das Recht geschützt, Wahrheit zu sprechen? Welche Positionen stehen innerhalb des Diskurses zur Verfügung?

Wie das Recht, Wahrheit zu sprechen, gesichert wird

Wenn die NANDA für sich das Recht reklamiert, in ihrem angestammten Bereich der klinischen Begegnung Wahrheit zu sprechen, so kann sie das nur, weil sie in ihrem frisch abgegrenzten, ganz und gar pflegespezifischen Berufsfeld sowohl den Medizin- als auch den Wissenschaftsdiskurs imitiert. Alle anderen Legitimationen für ihren Anspruch, Wahrheit sprechen zu können, sind bislang gescheitert. Levine etwa (1989) stellt fest, daß die Bemühungen der ANA, die verschiedenen an

pflegediagnostischen Klassifikationsschemata interessierten Gruppen zusammen-
zuholen, erfolglos geblieben sind; sie sieht darin eine Niederlage für die – wie sie es
nennt – «wahre Gelehrtenarbeit» und meint, dies werde dazu beitragen, ein nach
ihren Worten höchst mangelhaftes System zu legitimieren und aufrechtzuerhalten.
Da die ANA in bezug auf die NANDA keinen Kontrollmechanismus besitzt, können solche Appelle kommentarlos übergangen werden, obgleich es zwischen der
NANDA und dem ANA-Congress for Nursing Practice seit 1973 eine Brücke gibt,
weil eines der Mitglieder in beiden Gruppen aktiv ist (Gordon 1982b).

Im Jahr 1989 empfahl sich die ANA als die «geeignete Organisation», die an
führender Stelle sämtliche auf die Klassifizierung der Pflegepraxis gerichteten
Bemühungen in einem bundesweiten Forum koordinieren könne (Lang et al.
1989). 1987 aber hatte der Vorstand der ANA auf Empfehlung des Cabinet of
Nursing Practice die NANDA als den offiziellen Verband zur Entwicklung von
Pflegediagnosen anerkannt (Carpenito 1989). Alles, was das ANA-Cabinet erarbeitet, muß nunmehr dem Diagnostic Review Committee der NANDA vorgelegt werden. Seit 1980 stellt die NANDA bei den ANA-Tagungen ihre Pro-
gramme vor (Carroll-Johnson 1989, S. 471).

Auf dem achten Kongreß haben Lang und Gebbie (1989) berichtet, daß ANA
und NANDA eine gemeinsame Vorlage bei der International Classification of
Nursing (ICN) vorbereiten. Die Zusammenarbeit zwischen beiden Verbänden
dokumentieren sie, indem sie die Empfehlungen der Collaborative Group on
Taxonomies/Classifications of Nursing Diagnoses veröffentlichen. Zu diesen
Empfehlungen gehörte, die ANA solle die NANDA-Taxonomie als eigene offizielle
Taxonomie anerkennen und die Zusammenarbeit in aller Form fortsetzen
(S. 13). Faktisch bedeutet dieser Schritt eine Legitimation der NANDA-Taxonomie
und eine Marginalisierung aller sonstigen Klassifikationsschemata. Das Recht der
NANDA, Wahrheit zu sprechen, wird gesichert.

Systeme für Ausbildung, berufliche Förderung und Zusammenschluß

Das Autoritätssystem des pflegediagnostischen Diskurses ist die NANDA. Für den
gesamten Diskurs stellt der Verband sowohl die Quelle als auch die entscheidende
Autorität dar.

Von der Genealogie war bereits die Rede. Gegründet wurde die NANDA auf
dem fünften Bundeskongreß, wo sie acht Ausschüsse bewilligte. Im Jahr des
neunten Kongresses gab es zehn Ausschüsse zu folgenden Themen: Programm,
Publikationen, Öffentlichkeitsarbeit/Mitgliedschaft, Diagnoseprüfung, Pflegeforschung, Finanzen, Taxonomie, Bezirke, Statuten und Internationales. Zum
eingetragenen Verein wurde die NANDA im Jahr 1985. Seit 1990 gibt es eine
unabhängige Zeitschrift, die sich der pflegediagnostischen Forschung widmet.

Diese Verbandsstruktur verschafft dem Diskurs Rechtfertigung, Legitimität, Autorität sowie gesellschaftliche Präsenz neben anderen auf dem Modell von professioneller Macht und professionellem Privileg basierenden Disziplinen. Foucault zufolge verleiht dieser Prozeß den praktisch tätigen Fachkräften den Status von Personen mit sozialer Handlungskompetenz, die Macht/Wissen einsetzen können. Zu den unbeabsichtigten Folgen dieses Status gehört das Interesse an der Aufrechterhaltung der bestehenden Machtverhältnisse. Seine Unterdrückungseffekte werden im fünften Kapitel erörtert.

Verfügbare und nicht verfügbare Sprecherpositionen

Der erste Kongreß hat festgestellt, daß die Diskursteilnehmer eine Elite bilden, und die Frage diskutiert, ob die «Durchschnitts»-Pflegekraft die Pflegediagnostik annehmen werde (Gebbie/Lavin 1975, S. 35). Reflektiert wurde das auch in den Berichten zum dritten und vierten Kongreß, wo Gebbie beklagt: «Viele andere Pflegekräfte, die ganz sichtlich einem weit formeller und autoritärer angelegten Weltbild huldigen, sind der Ansicht, die ‹Zugehörigkeit› zu diesen Kongressen beruhe auf irgendeiner Autorität.» Noch einmal wiederholt sie, daß alle Pflegekräfte ermutigt werden müßten, neue und revidierte Pflegediagnosen zu testen, zu entwickeln und einzureichen (Gebbie 1982, S. 11)

Die Mitgliedschaft in der NANDA steht zwar allen Pflegekräften aus allen Praxisbereichen offen, aber die Teilnahme fordert einer Vollzeitpflegekraft ganz erhebliche Anstrengungen ab. Indirekt bedeutet das eine Selektion zugunsten jener Pflegenden, die die Zeit und das Geld haben, auf eigene Kosten zu reisen und zu arbeiten. Die Sprecherpositionen sind daher eingeschränkt durch die Kriterien, nach denen Mitgliedschaft und Mitwirkung in der NANDA zustande kommen.

Kritek beklagt das: «Die wichtigste unter allen erforderlichen Ingredienzen ist die klar und deutlich vernehmbare Stimme der praktisch tätigen Pflegekraft, des Pflegepersonals. Zur Zeit wird diese Stimme meistens zum Schweigen gebracht und ist im Pflegedialog am seltensten zu hören. Alle, die über eine Stimme verfügen, haben also die Aufgabe, die Stimme des Pflegepersonals in diesem Prozeß zu stärken.» (S. 11) Meleis pflichtet ihr bei: «[Pflegediagnosen] repräsentieren keineswegs die große Mehrheit der Pflegekräfte, die jahrelang Klienten und Gemeinden versorgt haben und deren Fachwissen über die ganze von der Berufsanfängerin bis zur Expertin reichende Skala verteilt ist; sie könnten es auch gar nicht.» (Meleis 1991, S. 412) Bei Kim/Moritz (1982) heißt es: «Entscheidend ist der weitere Dialog zwischen den praktisch und den theoretisch Tätigen, und wer ihn zu einem erfolgreichen Abschluß bringen will, muß über die laufende Information von seiten interessierter Experten in unserem Fachgebiet verfügen.» (S. XIX)

Gordon (1982b) fordert, «alle professionellen Pflegekräfte sollten sich an der Aufgabe beteiligen, die diagnostischen Kategorien zu bestimmen, weiterzuentwickeln oder zu erproben» (S. 8). Eine höfliche Einladung – aber Macht, Klassenunterschiede und die Apathie der unterdrückten Arbeitnehmer lassen das Ganze zum Nachteil der Pflegekräfte ausschlagen. Zwar heißt es von seiten der NANDA: «Wir haben gerade zwanzig Jahre Arbeit zu diesem Thema hinter uns. Wenn sie Ihnen nicht gefällt, schreiben Sie uns oder geben Sie uns Informationen, die gegen sie sprechen.» Ich selbst aber habe mit eigenen Ohren gehört, wie Pflegekräfte und Lehrkräfte sagten, die Pflegediagnostik gefiele ihnen zwar überhaupt nicht, sie hätten jedoch die Befürchtung, durch offenes Aussprechen dieser Kritik ihrer Disziplin und sich selber zu schaden.

Gebbie (1982) schreibt, praktizierende Pflegekräfte sollten ermutigt werden, der NANDA beizutreten und sich an der Entwicklung der Taxonomie zu beteiligen, doch zugleich weiß sie, daß ihnen das finanzielle und zeitliche Opfer abverlangt. Außerdem schlägt sie vor: «Irgendwann mag es erforderlich werden, eine formale Methode zu entwickeln, mit der man sich für die Mitarbeit qualifizieren kann; so ließe sich sicherstellen, daß neue Mitglieder ohne unnötige Verzögerungen neue Ideen und neue Energie einbringen können.» (S. 12)

Die Positionen, von denen aus der pflegediagnostische Diskurs gesprochen werden kann, werden also durch die Vormachtstellung der NANDA erheblich eingeschränkt. Beim Vorbereitungstreffen zum siebten Kongreß wurde ein Antrag verabschiedet, in dem es heißt: «Beantragt wird, die NANDA möge sich für das Konzept stark machen, daß nur anerkannte, professionelle Pflegekräfte verantwortlich und zuständig für die Formulierung von Pflegediagnosen in ihrer jeweiligen Patientenpopulation sind.» (McLane 1987, S. 529) Zu den stillschweigenden Voraussetzungen dieses Antrags gehört die Annahme, daß nicht anerkannte oder nicht professionelle Pflegekräfte zum Gebrauch dieser Sprache nicht qualifiziert seien. Diese Einschränkung unterstellt eine dem Diskurs innewohnende Macht, die einer bestimmten, von der NANDA definierten Sprecherposition vorbehalten bleiben muß. Der zitierte Antrag geht ferner davon aus, daß Personen, die die Sprecherkriterien nicht erfüllen, vom Genuß des Privilegs, mit sozialer Handlungskompetenz auftreten zu können, ausgeschlossen sein sollen. So unklar bleibt, wie das durchgesetzt werden könnte, so klar ist, daß die NANDA sich als das Entscheidungsorgan sieht, das die Verwendung von Pflegediagnosen billigt oder nicht.

Sicherung und Übermittlung des Diskurses

Mechanismen zur Sicherung und Übermittlung des Diskurses sorgen dafür, daß die Vorherrschaft der NANDA als der Instanz, die Wahrheit spricht, gefestigt wird.

Das geschieht durch Verbandspublikationen, Kongreßberichte, Mitteilungsblätter, Sprecherbüro, von der NANDA entwickelte Workshops, Verbreitung an den Hochschulen, wo die Studierenden den Diskurs lernen, sowie Beiträge in Pflegezeitschriften. NANDA-Nachrichten und Ausschußberichte finden sich in der Zeitschrift *Nursing Diagnosis.* Richtlinien zur Durchführung von Workshops wurden beim vierten Kongreß vorgestellt (Kim/Moritz 1982).

Auf verschiedenen Wegen wird also der Diskurs verbreitet. 1991 veröffentlichte die ANA ihre Standards of Clinical Nursing Practice. Zu den Standards gehört die im Pflegeprozeß nachgewiesene Kompetenz, die auch das Diagnostizieren umfaßt. Shoemaker zufolge (1989) sollte Pflegediagnose in Graduierten- und Nichtgraduierten-Curricula unterrichtet werden. Mit Hilfe der Pflegediagnostik haben Lee und Strong (1985) die Pflegekompetenz von frisch Examinierten ermittelt, indem sie die Absolventen und ihre Hochschulen in Likert-Skalen einstuften. Im Rahmen der Pflegediagnostik samt ihren Ergebnisstandards hat die American Association of Critical-Care Nurses (AACN) die Pflegepraxis konzeptualisiert. Und die JCAHO (Joint Commission on Accreditation of Healthcare Organizations) hat ihrerseits festgesetzt, daß im Krankenblatt der Patienten Pflegediagnose und/oder Pflegebedarf angegeben werden müssen (JCAHO 1992). In der Fassung von 1995 hat man freilich die Pflegediagnose wieder gestrichen und spricht nur noch vom Bedarf an pflegerischer Betreuung (JCAHO 1995, PE.4.3).

Diese Strukturmechanismen zur Erhaltung und Übermittlung des Diskurses liefern die nötige Rechtfertigung, damit die Pflegenden den Diskurs akzeptieren und in der klinischen Begegnung einsetzen. Ein offiziell anerkannter Verband mitsamt seiner Geschichte und seinen Statuten, seinem Geld, einer Zeitschrift und einem bundesweiten Forum verleiht dem Diskurs eine vom Inhalt ganz unabhängige Legitimität. Konstruiert wird die Autorität des Diskurses nach dem Vorbild des medizinischen und des wissenschaftlichen Diskurses, und zwar einfach deshalb, weil diese beiden in der heutigen westlichen Gesellschaft über Macht verfügen (Foucault 1976).

Umgang mit Mängeln

Die Mängel, die der pflegediagnostische Diskurs aufweist, werden oftmals in wichtige und weniger wichtige eingeteilt, und die Versuche, mit der einen oder anderen Sorte fertigzuwerden, basieren auf der Prämisse, grundsätzlich sei der Diskurs als ganzer von hohem Wert für die Ziele der Profession. Häufig wird die These vertreten, den einmal erkannten Mängeln bei Konstruktion, Anwendung und Verbreitung der Pflegediagnose sollte man mit vermehrter klinischer Forschung zu Leibe rücken (Carpenito 1993; Kritek 1985; Fawcett 1986).

Andere Autorinnen sehen in den Mängeln Anzeichen für tieferliegende Probleme, denen keineswegs mit mehr Forschungsarbeit beizukommen ist. Shamansky und Yanni zum Beispiel (1983) haben eine breitangelegte Kritik des Diskurses vorgenommen, aus der sie folgern, man sollte sich von der Pflegediagnose verabschieden. Nicht zufällig haben sie ihren Artikel als «Minderheitsmeinung» gekennzeichnet. Zu den von ihnen angeführten Schwierigkeiten zählen die häufige Uneinigkeit der praktizierenden Pflegekräfte bei der Wahl der Diagnosen, die immer geringere interdisziplinäre Verständigung und das Fehlen einer präzisen Sprache, die der klinischen Situation gerecht wird.

Kritek (1985) möchte zwar nicht für eine «gläubige Anhängerin der Pflegediagnose» gehalten werden (S. 3) und schließt sich Shamansky und Yanni in einigen Punkten ihrer Kritik an den Schwachstellen des Diskurses an. Andererseits aber findet sie, daß die von ihnen beschriebenen Schwierigkeiten keine übermäßige Unzulänglichkeit indizieren und daß einzelne Mängel nicht für die These sprechen, man müsse den ganzen Versuch aufgeben. Nach Kriteks Ansicht (1989) ist eine Taxonomie ein der Selbstkorrektur fähiges Instrument, mit dem sich, weil Taxonomien im Kern *wissenschaftlich* sind, innere Widersprüche bewältigen lassen (S. 9). Diese Grundüberzeugung vom Wert der Wissenschaftlichkeit (in diesem Fall der taxonomischen Wissenschaft) bleibt blind für die Frage, ob es angemessen ist, sich überhaupt für die Entwicklung einer Taxonomie zu entscheiden.

Fredette (1988) legt dar, daß die pflegediagnostische Literatur Mängel beim Kausalitätsbegriff aufweist, die es den Pflegenden schwer macht, die Richtung des Pflegeplans zu bestimmen (S. 33). Freilich sei dieser Mangel kein großes Problem; zu seiner Behebung müsse der Dialog zwischen praktischem und wissenschaftlichem Ansatz fortgesetzt werden.

Natürlich ist denkbar, daß der Berufsverband selber die Mängel des Diskurses thematisiert. Appelle zur Fortsetzung des Dialogs mit den praktizierenden Pflegepersonen könnte die NANDA ganz und gar ignorieren. Denkbar ist auch, daß diese Appelle zu Beratungen mit einzelnen ausgewählten Klinikerinnen führen; aber selbst dann läge es allein in der Macht des Verbandes, dies zu tun, und nicht etwa in der der Klinikerinnen.

Die NANDA fällt keinerlei offizielle Urteile über die pflegediagnostische Literatur, aber Bücher und Artikel werden von Einzelautoren rezensiert, und die Rezensionen erscheinen in den Kongreßberichten (Kim et al. 1984). Andere Buchbesprechungen werden in der Zeitschrift *Nursing Diagnosis* veröffentlicht. Auf diesem Wege können Mängel durchaus erwähnt und beurteilt werden, denn in beiden Fällen handelt es sich um offizielle Organe, die viel Gewicht haben. Die Macht, Wahrheit zu sprechen, wird weiter gefestigt.

Diskursanalyse auf der Wert- oder Rechtfertigungsachse

In diesem Teil, der sich auf der dritten diskursanalytischen Achse bewegt, analysiere ich den Wert oder die Rechtfertigung, die der Diskurs für seine diskursiven Praktiken bereithält. Allgemein geht es in dieser Analyse darum, wie der Diskurs seine Position als Wahrheit sprechende Instanz rechtfertigt. Im einzelnen werden dabei folgende Fragen beantwortet: Wie werden die Machttechnologien vom Diskurs gerechtfertigt? Wie das Bestrafen von Diskursteilnehmern? Und wie schließlich die Unterdrückung konkurrierender Diskurse?

Rechtfertigung der Machttechnologien

Eine offene Rechtfertigung für die im pflegediagnostischen Diskurs eingesetzten Machttechnologien liefert der Hinweis auf die Selbststärkung der Pflegenden und auf verbesserte Patientenergebnisse. Carpenito zum Beispiel (1993) beklagt, daß einige Autorinnen gegen die Pflegediagnose opponieren, weil sie in ihr *ausschließlich* ein Mittel zur Stärkung der Pflegekräfte sehen; in Wirklichkeit aber nütze sie damit zugleich auch den Patienten.

Versteckt hinter dieser Rechtfertigung für den Einsatz von Machttechnologien ist jedoch die mit dem Begriff der Biomacht verbundene Prämisse, Macht/Wissen verleihe demjenigen, der praktischen Umgang damit hat, soziale Handlungskompetenz. Danach liegt es in der Verantwortung der mit sozialer Handlungskompetenz Ausgestatteten, Macht/Wissen zum vermeintlichen Nutzen von Personen einzusetzen, die vom Diskurs in ihrem Sosein allererst konstituiert worden sind, ganz gleichgültig ob sie das glauben oder nicht. Folgt man dem Social Policy Statement (1980), so sind Pflegekräfte ganz im Recht, wenn sie Pflegeziele und -maßnahmen ohne die uneingeschränkte Teilnahme der Patienten eigenmächtig ableiten (Allen 1987, S. 46). Mit anderen Worten, der Diskurs konstituiert die Patienten ausdrücklich als die – aus eigenen Stücken sich darbietenden – Zielobjekte der von den handlungskompetenten Pflegepersonen verfolgten Normalisierungsstrategien. Ausgestattet mit dieser sozialen Handlungskompetenz, sind wir der festen Überzeugung, wir brächten die Gesellschaftsordnung voran, indem wir das Leben von Menschen verbessern, die unserer wissenschaftlichen Feststellung zufolge Bedarf am Einsatz von Macht/Wissen haben, wie wir allein es besitzen.

Auf dem ersten Kongreß wurde bestimmt, daß die Diagnosen einer förmlichen Absegnung durch ANA oder NLN (National League for Nursing) unterzogen werden sollten (Gebbie/Lavin 1975, S. 4). Außerdem versuchten die Organisatorinnen damals die Zustimmung mehrerer nichtpflegerischer Instanzen – der Medizin, der

Archive für Krankenblätter, der Joint Commission und der Krankenhausverwaltungen – zu erhalten, indem sie deren Vertreter zu einer Podiumsdiskussion einluden (S. 4–5). Seither hat die NANDA so viel Autorität gewonnen, daß eine Absegnung durch andere Disziplinen sich erübrigt.

Creason (1992) hat Kriterien für klinische Patientenergebnisse vorgelegt, die die Frage beantworten sollen, ob bestimmte Pflegediagnosen legitim sind oder nicht: 1. Geben die Diagnosen wieder, was tatsächlich mit dem Patienten geschieht (Validität)? 2. Sind sie hinreichend definiert, so daß jede Pflegekraft, die dieselben Indizes beobachtet, zur selben Diagnose gelangen würde (Reliabiliät)? 3. Sind sie nützlich beim Entwerfen von Pflegemaßnahmen? 4. Teilen sie allen Pflegekräften den Zustand des Patienten und die Richtung der pflegerischen Interventionen unzweideutig mit? 5. Ist jede von ihnen hinreichend von den anderen unterschieden, damit Klarheit gewährleistet ist? 6. Nützen sie dem Patienten? 7. Lassen sie sich in Verbindung mit medizinischen Diagnosen verwenden? 8. Mit welchen Forschungsergebnissen können wir sie derzeit stützen, und welche zusätzlichen Arbeiten sind erforderlich?

Diese Kriterien legitimieren die soziale Handlungskompetenz der Pflegekräfte in jenem Geflecht der Machtbeziehungen, das man «Normalwissenschaft» nennt und in dem die Pflegenden einen mit anderen Berufen sich überschneidenden Erfahrungs- und Kompetenzbereich eingrenzen und absichern. Innerhalb dieses Bereichs rechtfertigen sie ihre Machttechnologien, indem sie die Wissenschaftssprache zum «Wahrheit»-Sprechen in Sachen Patientenergebnisse und Selbststärkung der Pflegenden benutzen. Die Sprache der Fundamentalwissenschaft *unterstellt*, daß Beschreiben und Handeln in neuen Erfahrungsbereichen legitim ist, weil Wissenserzeugung Macht über Nichtwissen verschafft. Wissenschaftlich generiertes Wissen (selbst wenn es unvollkommen ist) gilt als etwas, das dem Nichtwissen unbedingt vorzuziehen ist. Der Prozeß des wissenschaftlichen Untersuchens bringt *zwangsläufig* wertfreie Wahrheit hervor. Folgt man der Repressionshypothese, so befreit Wissenserzeugung die Menschen immer aus der Knechtschaft des Unwissens, indem sie ihnen werturteilsfreies Wissen verschafft. Die Verwendung der Wissenschaftssprache legitimiert daher die Pflegeforscherinnen bei ihrer Arbeit über «menschliche Reaktionen auf Krankheit» oder «menschliche Reaktionen auf menschliche Reaktionen auf Krankheit» oder jeden anderen Bereich, dem wir uns beschreibend widmen könnten – freilich nur solange diese Forschung nicht auf das Gebiet vordringt, das eine andere Fachdisziplin sich geschaffen hat. Ein solcher Übergriff würde als Widerstand gegen bestehende Machtverhältnisse begriffen werden und zu Grenzstreitigkeiten mit anderen Disziplinen führen.

Genauso wie die Medizin verbindet auch der pflegediagnostische Diskurs die Sprache des Professionalismus mit der Wissenschaftssprache und legitimiert damit die Anwendung des Wissenskonstrukts auf die Körper von Pflegekraft und Patient. Im wechselnden Geflecht der Machtbeziehungen läßt sich der Sozialstatus dadurch verkörpern, daß man in neu konstruierten sozialen Situationen erfolgreichen Modellen nacheifert. Die konzeptuelle Dynamik von Macht/Wissen und sozialer Handlungskompetenz findet dann ihre Rechtfertigung in sich selbst.

Rechtfertigung für das Bestrafen von Diskursteilnehmern

Um das in den handlungskompetenten Pflegepersonen verkörperte Macht/Wissen-Potential der Disziplin zu konsolidieren, werden die Diskursteilnehmer entsprechend dem Professionalismusmodell kontrolliert. Sowohl Macht/Wissen als auch Professionalismus sind für soziale Handlungskompetenz erforderlich, um die der Medizin abgeschauten Maßnahmen am Patienten rechtfertigen zu können.

Ein Beispiel für gerechtfertigtes Bestrafen liefert Carpenito (1993), wenn sie schreibt, daß ein Irrtum in der Diagnose bei Pflegekräften genauso als Kunstfehler gelten sollte wie eine falsche Behandlung bei den Ärzten. Diese Überzeugung verträgt sich natürlich mit dem pflegediagnostischen Dominanzdiskurs, der ja medizinisch geprägt ist, weil die meisten Diagnosen für Defizite, Zustandsveränderungen oder Schwächen stehen. Sie verträgt sich aber schon nicht mehr mit dem innerhalb der Pflegediagnostik nicht-dominanten Diskurs, der auf die Stärken der Patienten abhebt und Diagnosen wie etwa «effektives Stillen» oder «funktionales Trauern» zeitigt.

Da die ANA-Standards der Pflegepraxis unter anderem auch die Fähigkeit zur Pflegediagnostik voraussetzt, ist durchaus denkbar, daß Pflegekräfte gerichtlich belangt oder entlassen werden könnten, weil sie keine Pflegediagnosen stellen. Auf der anderen Seite hat der erste Kongreß den Einsatz der Pflegediagnose als unterscheidendes Merkmal konzipiert, mit dem sich bestimmte Stufen der Pflegepraxis von anderen abheben (Gebbie/Lavin 1975, S. 26). Demnach wäre vorstellbar, daß eine Pflegehelferin gerade deshalb bestraft wird, weil sie mit Pflegediagnosen arbeitet – und damit ihre Pflegepraxisstufe verläßt.

Das strafende System wäre entweder der einzelne Betrieb, der die Pflegekraft beschäftigt, oder auch der Berufsverband oder das Rechtssystem, in dem gearbeitet wird, oder (im Fall von Studierenden) die Ausbildungseinrichtung. Zurechtweisung, Normalisierung und Bestrafung können sich also auf vorgegebene Systeme stützen, die für ihre Anwendung auf den Körper der Pflegekraft sorgen.

Rechtfertigung der Unterdrückung anderer Diskurse

Wenn ein Diskurs sich Teilnehmer, Einfluß, Macht und Dynamik verschafft, wenn er nach Vorherrschaft strebt, Definitionen ins Leben ruft sowie die Unterschiede zwischen sich und konkurrierenden Diskursen herausstreicht, versucht er andere

Diskurse zu diskreditieren und zu unterdrücken, um die bedeutungskonstituierende Ideologie festigen zu können. Die für die Pflegediagnose vorgebrachten Argumente gewinnen an Überzeugungskraft dank der allgemeinen Akzeptanz von Wissenschaftlichkeit und Professionalismus, denen in unserer Kultur hoher Wert beigemessen wird. Im Bestreben, Macht/Wissen zu mehren, versucht ein von der «Richtigkeit» seiner Ideologie überzeugter Dominanzdiskurs andere Standpunkte auszugrenzen, indem er sich auf seinen Nutzen für diese oder jene Gruppe von Menschen beruft, die «nicht wissen, was das Beste für sie ist».

Genau diesem Muster folgt auch der pflegediagnostische Diskurs. Im Jahr 1987 zum Beispiel wurde die Zeitschrift AORN aufgefordert, Artikel redaktionell zu überarbeiten und den Begriff Pflegediagnose nur für offizielle NANDA-Diagnosen zu verwenden. Die Redakteure weigerten sich mit dem Argument, die Pflegekräfte stellten schließlich auch ganz andere als nur NANDA-Diagnosen (Puterbaugh et al. 1987).

Harrington (1988) hat vorgeschlagen, die Lehrkräfte sollten ausschließlich die auf der NANDA-Liste befindlichen Diagnosen lehren, denn «zufällige Neuschöpfungen auf dem Gebiet der Pflegediagnostik gefährden die Pflegegemeinschaft und die Entwicklung einer Taxonomie» (S. 94). Nach ihrer Auffassung sollte die gesamte diskursinterne Kommunikation über die NANDA laufen. «Lehrkräfte sind verantwortlich für die Überwachung der Kommunikationswege, damit Reaktionen produktiv werden können. (…) Die Studierenden sollten weder verwirrt werden, noch sollten sie die Verwirrung dadurch vergrößern, daß sie mit kreativen, hochpersönlichen und nicht-kommunizierbaren Diagnosen arbeiten. Wenn die Absolventen der amerikanischen Pflegehochschulen verschiedene Sprachen sprechen, werden sie nicht in der Lage sein, sich über Pflegediagnostik miteinander zu verständigen.» (S. 94, Hervorhbg. von mir).

Diese Beispiele zeigen, wie sehr die NANDA dazu beiträgt, daß andere Diskurse ausgegrenzt werden. Die zielbewußte Sprache der zitierten Texte zeugt vom persönlichen Engagement für ein «Anliegen», das genauso formuliert wird wie das Ziel einer politischen Bewegung. Wie groß die Ähnlichkeit zwischen den Anhängern der Pflegediagnose und Anhängern einer Religion ist, haben schon andere festgestellt (Kritek 1985).

Der Einfluß der Diskurse von Medizin, empirisch-analytischer Wissenschaft und Professionalismus auf die Pflegediagnostik

Die Analyse der drei Achsen hat vorgeführt, wie die Gleichförmigkeiten, die sich in den internen Regeln des pflegediagnostischen Diskurses durchsetzen, strukturiert sind. Im folgenden Abschnitt will ich nachweisen, daß in diesen Gleichförmigkeiten vor allem drei Diskurse ihren Einfluß geltend machen: Medizin, empirisch-analytische Wissenschaft und Professionalismus.

Der Diskurs der Medizin

Wie wir im vorangehenden Kapitel gesehen haben, ist der für die *Erarbeitung* der Pflegediagnostik wichtigste Diskurs die Medizin gewesen (Dickson 1993). Auch für die heutige Pflege*praxis* ist die Medizin der wichtigste Diskurs (Street 1992). Ferner gibt es reichlich Belege für die These, daß die Binnenstruktur des pflegediagnostischen Diskurses in erster Linie unter dem Einfluß der Medizin steht.

Gleichgültig ob Unterschiede oder Ähnlichkeiten zwischen Pflege und Medizin herausgearbeitet werden sollen, die Sprache bleibt fast durchweg die der Medizin. Wo sowohl Ähnlichkeiten als auch Unterschiede gezeigt werden, läuft der Vergleich über die medizinische Sprache. Wir diagnostizieren, behandeln und messen Ergebnisse – ganz wie die Medizin. Wir diagnostizieren und behandeln menschliche Reaktionsmuster auf der Grundlage unseres eigenen Wissenskorpus – im Gegensatz zur Medizin. Immer steht als Partner in der binären Beziehung, die die Fachdisziplin der Pflege definiert, an erster Stelle die Medizin.

Die folgenden Erläuterungen können die These, daß sich in der vorherrschenden Regelhaftigkeit des pflegediagnostischen Diskurses der Einfluß der Medizin niederschlägt, zusätzlich stützen.

1. **Wortwahl:** Vom zweiten Kapitel her wissen wir, daß mit dem Akt des Definierens Macht ausgeübt wird. Wenn der erste Bundeskongreß sich für das Wort «Diagnose» entschieden hat, so behauptet er damit Ähnlichkeiten ebenso wie Unterschiede zwischen Pflege und Medizin, ohne den gegenwärtigen Status quo von Macht und Einfluß in Frage zu stellen. Gerechtfertigt wird, wie wir sahen, dieser Ansatz mit der Übernahme von drei Modellen: Wissenschaft, Medizin und Professionalismus.

Die Sprache ist ein hochpolitisches und machtorientiertes Tun (Levine 1989). In den Berichten vom dritten und vierten Kongreß wurde die Vermutung geäußert, daß Studien, die mit der Pflegediagnostik arbeiteten, keine finanzielle Unterstützung erhielten, weil «der Gebrauch des Wortes ‹Diagnose› irgendwie Unbehagen bereitet. Man fürchtet sich vor dem, was es in anderen Disziplinen meint» (Kim/Moritz 1982, S. 13). Myra Levine (1966) hat in einer der ersten pflegediagnostischen Schriften das Wortkonstrukt «trophicognosis» vorgestellt; dieser Terminus war als Ersatz für Pflegediagnose gedacht, wurde aber nie anerkannt. Auch der auf Patientenbedürfnisse und -probleme zielende Diskurs, von dem noch die frühen Definitionen der Pflegediagnose zeugen, hat erheblich an Einfluß verloren. Trotz allerlei Opposition wurde das Wort «Diagnose» übernommen.

Alle Definitionen der Pflegediagnose werden aus der Medizin abgeleitet. Derdiarian (1988) stützt sich auf drei verschiedene und aus drei verschiedenen medizinischen Quellen stammende Definitionen des Wortes «Diagnose», die «der Pflege angepaßt» wurden (S. 138). Carlson et al. (1982) beziehen sich auf eine der drei vom Webster's Dictionary angegebenen Bedeutungen für das Wort «Diagnose».

Auch die Wörter «Behandlung» und «Maßnahme» («Intervention») sind weit verbreitet. Gebbie stellt fest (in Carlson et al. 1982), daß «mehr Pflegekräfte mittlerweile ihre beruflichen Aufgaben im Diagnostizieren und Behandeln des beim Klienten vorliegenden Zustandes» sehen (S. vii). Turkoski (1988) weist darauf hin, daß der pflegediagnostische Diskurs neben medizinischen Diagnosen als Deskriptoren (S. 143) auch medizinische Namen, Termini sowie Modelle für Konzeption und formale Gestaltung des Diskurses verwendet (S. 144).

Auffällig ist, daß das Wort «Krankheit» nicht vorkommt. Die Akzentuierung der «Diagnose» bei gleichzeitiger Vermeidung von «Krankheit» zeugt von der ängstlichen Sorgfalt, mit der wir uns als «Nicht-Ärzte» definieren. Der Prozeß wird imitiert, aber Revierstreitigkeiten werden peinlichst vermieden.

Die Wahl solcher Wörter legitimiert sich mit dem Hinweis, daß sie so «wissenschaftlich» seien. «Bedürfnisse» und «Probleme» eignen sich nicht unbedingt für die Erarbeitung empirisch beweisbarer Ergebniskriterien, denn von beidem wird schon in anderen Disziplinen (in der Psychologie) und in der Alltagssprache gesprochen. Eine Neudefinition solcher Wörter wäre nicht leicht und überdies zu wenig fachsprachlich, um zur Stabilisierung des professionell-wissenschaftlichen Status der Pflege beitragen zu können.

Dagegen sind Wörter wie «menschliche Reaktionen», «körperliche Zustände» und «Phänomene» so undeutlich und ungebräuchlich, daß sie kaum zu fachsprachlichen Termini umdefiniert werden können. Sie eignen sich für wissenschaftliche Meßverfahren, ohne doch auf das Hoheitsgebiet einer anderen Disziplin überzugreifen. Jedes Vorgehen oder Handeln, welches das Revier der Medizin bedroht, würde sogleich die Ärzte auf den Plan rufen (so gehen sie etwa derzeit an die Öffentlichkeit mit der Warnung, durch die Gesundheitsreform sei es möglich geworden, daß Pflegende zu unsachgemäßer medizinischer Grundversorgung herangezogen werden).

Immer wenn definiert werden soll, was das von den Pflegenden Diagnostizierte eigentlich ist, wird die Anwendbarkeit des Diagnose-Begriffs schon als gesichert vorausgesetzt. Damit lenkt man ab von der Grundfrage, *ob* Pflegende überhaupt diagnostizieren, und richtet das Augenmerk statt dessen auf die Frage, *was* sie eigentlich diagnostizieren.

Auch die Entscheidung, die Pflegediagnosen zu klassifizieren, trägt den Stempel des medizinischen Diskurses. Der Spezifikationsraster (die Taxonomie) der Pflegediagnostik sollte letztlich dazu dienen, sie in bereits bestehende Klassifikationsschemata zu integrieren. Gebbie (1989) hat die wichtigsten Klassifikationssysteme im Gesundheitswesen beschrieben und zusammengefaßt: ICD, CPT-4 in der Medizin, DSM-III in der APA, SNOP in der Pathologie und SNOMED in der Medizin. Nach ihrer Überzeugung muß jedes pflegerische Klassifikationssystem in derzeit bestehende Kodesysteme übersetzbar sein. «Jeder, der ein im Gebrauch befindliches Kodesystem ersetzen oder ein neues hinzufügen will, muß nachweisen, daß an den Veränderungen Bedarf besteht und daß sie etwas bringen.» (S. 49)

2. Der Diskurs basiert auf dem Modell der **Symptomatologie** und der **Ätiologie**. Auf dem ersten Kongreß hat man den Diagnosen Definitionen zugewiesen, die dann operativ in «Zeichen und Symptome» aufgeschlüsselt werden. Als Beispiel wurden damals die Zeichen und Symptome des «Unvollständigen Trauerns» vorgestellt (Gebbie/Lavin 1975, S. 25).

Gordon (1976) erklärt auch die «Definitionsmerkmale» der Pflegediagnosen in Form von Zeichen und Symptomen. Zu den Gründen, die für die Dringlichkeit eines pflegediagnostischen Klassifikationssystems angeführt werden, gehört, daß es «die Anwendung epidemiologischer Prinzipien und Methoden auf die klinische Pflege ermöglicht» (Carlson et al. 1982, S. 25). Carpenito (1984) spricht von «ätiologischen Faktoren». Auf dem siebten Kongreß plädierte Fitzpatrick (1987) dafür, statt von Ätiologie lieber von «beeinflussenden Faktoren» zu sprechen (S. 63).

McFarland und McFarlane (1993) bezeichnen die Definitionsmerkmale der Pflegediagnosen auch als «Symptome». Eine der Diagnosen, die von den Pflegekräften diagnostiziert und behandelt werden soll, ist die «veränderte Gesundheitspflege im Zusammenhang mit der Unfähigkeit, für sich und die Familie angemessenen Dauerwohnraum zu sichern» (McFarland/McFarlane 1993, S. 23). Als Definitionsmerkmal oder Symptom dieses Zustandes gilt die «Verbalisierung unzutreffender Informationen». Die Auffassung, letzteres sei ein *Symptom* der Diagnose, ist ein Paradebeispiel für die im zweiten Kapitel beschriebene Medikalisierung des Alltagslebens.

McFarland und McFarlane sprechen auch von «Risikofaktoren», und zwar bei der Vorstellung einiger Diagnosen, die mit «Gefahr des/der ...» beginnen. Die Erfassung von Risikofaktoren sowie Zeichen und Symptomen wird zu einer wichtigen Aufgabe beim Bestimmen von Pflegediagnosen. So sind etwa Risikofaktoren bei «Gefahr der Aktivitätsintoleranz»: sitzende Lebensweise, chronische oder fortschreitende Erkrankung, Müdigkeit oder Schwäche, schlechte körperliche Verfassung, Gewicht mehr als 15 Prozent über dem Standard, Schmerzen, Nichtteilnahme an verordneten Aktivitäten.

Die Rede von «Risikofaktoren» weist ferner auf die zentrale Stellung von Epidemiologie und bevölkerungsbezogener statistischer Argumentation hin. Auf dem fünften Bundeskongreß hat Toth (1984) das hohe Lied der Pflegediagnose gesungen: Sie ermögliche etwa einen statistischen Vergleich zwischen Krankenhäusern, der Auskunft gibt über die Verweildauer von «akuten Diabetes-Patienten, die auf Grund eines Wissensdefizits bei der Behandlung nicht mitarbeiten» (S. 100). So werden bevölkerungsbezogene Diagnosen legitimiert.

Wenn Epidemiologie und bevölkerungsbezogene Diagnosen ein solches Gewicht erhalten, so kann das entschieden zur Entstehung von Unterdrückungsverhältnissen beitragen. Aus der Anwendung epidemiologischer Prinzipien auf Diagnosen wie «unvollständiges Trauern» und «veränderter Familienprozeß» ergeben sich soziokulturell stereotypisierte Pflegemaßnahmen. Wie dies der Entstehung von Unterdrückungssituationen Vorschub leistet, wird im fünften Kapitel, in der Machtanalytik, erörtert.

3. Der Diskurs betont die **Pathologie.** Fawcett (1990) wendet sich ausdrücklich gegen die «Tatsache» (wie sie es nennt), daß das NANDA-System sich auf eine von außen motivierte biomedizinische Orientierung stützt, die der Pathologie einen zentralen Platz zuweist. Nach Fawcetts Auffassung ist diese biomedizinische Orientierung ungeeignet und muß durch eine pflegespezifische Orientierung ersetzt werden, die aus der begriffsbildenden Arbeit von Pflegetheoretikerinnen abgeleitet wird.

Betont wird die Pathologie ferner durch die Wahl des Wortes «Defizit». Die NANDA-Diagnosen benennen Defizite, Beeinträchtigungen und Störungen (Gordon 1982a) sowie Veränderungen an Funktionen oder Funktionsmustern (Pridham/Schutz 1985). Diers (1986) weist darauf hin, daß «Defizit» auch Defekt meint. Sie untersucht bestimmte Verwendungen dieses Wortes im pflegediagnostischen Diskurs und fragt am Beispiel von «Wissensdefizit», wie defektes Wissen eigentlich vorstellbar sein soll.

Die Überbetonung der Pathologie tritt besonders kraß hervor, wenn gesundheitsbezogene «Diagnosen» hinzugenommen werden, die in deutlichem Widerspruch zu den übrigen stehen. Eine solche Diagnose ist «effektives Stillen» (McFarland/McFarlane 1993). Popkess-Vawter (1991) empfiehlt die Aufnahme weiterer am Wohlbefinden orientierter Diagnosen wie etwa Funktionales Trauern, Adäquates individuelles Bewältigungsverhalten, Verbessertes Bewältigungsverhalten, Aktivitätstoleranz und Effektive Reinigungsfähigkeit der Atemwege (S. 22). Derzeit ist die Stellung solcher Diagnosen innerhalb der Taxonomie noch unklar.

4. Der Diskurs folgt dem Muster der **Krankheit** (Meleis 1991). Der erste Kongreß hat neben anderen Klassifikationsschemata auch die ICD untersucht. Damals wurde die These vertreten, die medizinische Klassifikation der Krankheiten (die

SNOMED oder Systematized Nomenclature of Medicine) sei die einzige, die in ihrem numerischen System noch Raum für Pflegediagnosen bietet (Gebbie/Lavin 1975, S. 20).

Die Aufnahme in die International Classification of Diseases wurde der NANDA verweigert (Webb 1992), und daher empfehlen Clark und Lang (1992) eine internationale Klassifikation der Pflegepraxis, die nach Patientenbedürfnissen, Pflegehandlungen und Patientenergebnissen unterteilt sein soll.

5. Der pflegediagnostische Diskurs hat eine erhebliche **physiologische** Schlagseite (Webb 1992). Auf dem ersten Kongreß wurden Arbeitsgruppen geplant, die ein physiologisches System erarbeiten sollten; allerdings hat es dem Bericht der Organisatorinnen zufolge Widerstand gegen ein solches Projekt gegeben, und zwar mit dem Argument, das System werde dann «ein für allemal» an ein pathologisches und krankheitsbezogenes Modell gebunden (Gebbie/Lavin 1975, S. 5). Wie zu erwarten, spiegelt sich in den erarbeiteten Diagnosen die Organisation der Arbeitsgruppen.

Annähernd die Hälfte der Diagnosen in Taxonomie I sind physiologisch orientiert (Fitzpatrick et al. 1989). Carpenito (1993) ist der Ansicht, man dürfe einige dieser physiologischen Pflegephänomene nicht als Pflegediagnosen bezeichnen, weil sie in die Zuständigkeit der Medizin und nicht der Pflege fielen. Außerdem berichtet sie, die Intensivpflegekräfte beklagten sich über den Mangel an physiologischen Pflegediagnosen. Dabei handele es sich jedoch um Probleme der Zusammenarbeit, und diese würden von den Intensivpflegekräften leider meistens überbetont, während die Beschäftigung mit Problemen der menschlichen Reaktionsweisen zu kurz käme. Kritek (1985) vertritt die These, als einzige Alternative zu den Pflegediagnosen bleibe nur «die regressive Anpassung an ein medizinisches Paradigma» (S. 4). Nach Ansicht der Intensivpflegekräfte indessen «kann bei der Behandlung des anaphylaktischen Schocks das sogenannte medizinische Modell besser beschreiben, was wir für einen Patienten tun, als zwanzig unterschiedliche Pflegediagnosen» (Curry 1991, S. 124).

Als auf dem neunten Kongreß die Ausarbeitung der Taxonomie II diskutiert wurde, haben die Intensivpflegekräfte mit großer Bestürzung auf den Beschluß reagiert, physiologische Diagnosen, die sich nach ihrer Ansicht in der Praxis bewährten, zu streichen (Carroll-Johnson 1991, S. 51). Der mit der Arbeit an der Taxonomie II betraute Ausschuß erwiderte auf ihre Klage, diese Diagnosen seien nach wie vor anerkannt, aber da sie nicht für unabhängige Pflegeurteile stünden, paßten sie nicht in die neue Taxonomie und seien deshalb herausgenommen worden. Während die Intensivpflegekräfte die Ähnlichkeiten zwischen ihrer und der ärztlichen Praxis betonten, hat man bei der Entwicklung der Taxonomie II die Unterschiede in den Vordergrund gestellt und doch zugleich an der medizinischen Diagnosesprache festgehalten.

Daß Intensivpflegekräfte und Ärzte dieselben Schwerpunkte setzen, ist schon früher festgestellt worden (Gamer 1979). Der pflegediagnostische Diskurs geht mit einem medizinischen *Ansatz* an vermeintlich pflegerische *Probleme* heran. Das Ergebnis ist eine bruchstückhafte Sammlung aus medizinischen Zeichen und Symptomen – anstelle von echten klinischen Verhaltensweisen (Levine 1989, S. 5).

6. Anwendung finden sollen die Diagnosen in der Pflegepraxis, in klinischen Situationen, auch wenn viele dieser Diagnosen gar nicht unbedingt zur besonderen Situation der Patienten passen (Frank 1990). Gestellt wird die Diagnose auf Grund des klinischen Urteils der **Pflegekraft**, das auf wissenschaftlich abgeleiteten Kategorien sowie dem Erkennen von Symptomen und Risikofaktoren basiert. Dieser Prämisse zufolge liegt das Wissen davon, wie man das vom Diskurs konstruierte Problem diagnostiziert und behandelt, kraft Ausbildung und Erfahrung allein bei der Pflegekraft.

Der Diskurs der empirisch-analytischen Wissenschaft

Der medizinische Diskurs spiegelt, reproduziert und begünstigt das gesellschaftlich vermittelte Modell einer empirisch-analytischen Wissenschaft mit fundamentalphilosophischen Prämissen. Obgleich Krankheiten historische Konstrukte sind, betrachtet der medizindiagnostische Diskurs sie als etwas unmittelbar Vorfindliches, das heißt als Dinge, die getrennt von ihrer medizinischen Begriffsfassung da sind. Diese Teilhabe der Medizin an der Fundamentalwissenschaft nimmt die Pflegediagnostik sich zum Vorbild.

Wie schon gesagt lauten die Prämissen einer fundamentalphilosophischen Wissenschaftsauffassung, daß es ein Fundament an absolut wahren Fakten gibt und daß wissenschaftliche Betätigung absolut wertfrei ist (Hekman 1986). Übernimmt man ein medizinisches Modell also ungeprüft in das pflegerische Diagnosemodell, so hält man die Prämisse am Leben, daß die Pflegeprobleme zu Recht als verdinglichte Sachverhalte und nicht als gesellschaftlich vermittelte Urteile betrachtet werden können.

Die meisten Pflegeforscherinnen halten sich an das vorherrschende empirisch-analytische Paradigma, weil sie darin ein Berufsmodell und nicht ein Mittel zur Beantwortung bestimmter Fragen sehen (Dickson 1993). Carpenito zufolge (1993) besteht eines der «Probleme des Pflegeberufs» darin, daß wir uns mit einer Selbstbeschreibung begnügt haben, die von dem ausgeht, was wir tun, und nicht von dem, was wir wissen. Ihrer Ansicht nach werden Techniker durch das definiert, was sie tun, Wissenschaftler jedoch durch das, was sie wissen (S. 92). Curtin (1978) hingegen plädiert dafür, Pflege nicht über ihre Funktionen, sondern über ihre Philosophie, ihre Weltsicht zu charakterisieren. Diese Auseinandersetzung um Wissen und Tun zeugt von der Höherbewertung des fachlichen Wissens gegenüber der Praxis. Noch heute hat also der Gegensatz zwischen den medizinischen Denkschulen, zwischen Knidos und Kos, einen nicht unbeträchtlichen Einfluß.

Der Nachweis, daß der pflegediagnostische Diskurs empirisch-analytisch geprägt ist, zerfällt in folgende Unterpunkte:

1. **Reduktionismus.** Der pflegediagnostische Diskurs basiert auf einer reduktionistischen Prämisse (Tierney 1987). Sie lautet, daß sich die für die pflegerische Versorgung erforderte begriffliche Vorstellung von Menschen auf Diagnosekomplexe «reduzieren» läßt, um Identifizierung, Behandlung und Ergebnismessung zu erleichtern. Damit vermeidet man die chaotische Welt des gesellschaftlichen Kontextes und der Werturteile. Die reduktionistische Perspektive hat für die Pflegediagnostik einfach deshalb einen Wert, weil sie als wissenschaftlich und wertfrei wahrgenommen wird.

Gordons Buch über die Pflegediagnose (1982a) wendet sich gegen das Argument, das Klassifikationsschema der Pflegediagnosen könne, weil es reduktionistisch sei, die holistische Orientierung der Pflegepraxis nicht angemessen vertreten. Schon Kritek (1978) sah in der Pflegediagnose «den Punkt, an dem es zur holistischen Synthese kommt» (S. 40). Bei Kim (1983) heißt es dagegen, Pflegediagnosen seien eigens geschaffene Sachverhalte, die mit der Vorstellung von der «Ganzheit» der einzelnen Individuen konfligieren (S. 139). Vieles, was Patienten erfahren und erleben, sperrt sich gegen die NANDA-Klassifizierung (Pridham/ Schutz 1985).

Meleis (1991) findet, daß die Diagnosen «in esoterische Sprache gefaßt sind und die Komplexität menschlicher Lebewesen nicht wiedergeben» (S. 161). «Immer mehr Pflegekräfte finden, daß die dem diagnostischen Prozeß inhärente wissenschaftliche Namensgebung zu restriktiv ist, um wirkliche Menschen zu beschreiben.» (Mitchell/Santopinto 1988, S. 25) Elf Jahre nach Gordons Lehrbuch wird bei McFarland/McFarlane (1993) der Holismus gar nicht erst erwähnt, und der Terminus «Ganzheit» meint in ihrem Text nur so etwas wie Geistigkeit.

Nicht wenige Autorinnen haben festgestellt, wie wenig die Taxonomie I zu dem aus dem Werk von Martha Rogers stammenden Begriff des ganzheitlichen Menschen paßt, der doch den Organisationsrahmen der Klassifizierung abgeben soll (England 1989; Gordon 1987; Roy 1984; Smith 1988).

2. **Determinismus.** Die deterministische Auffassung vom Menschen hat weitreichende Folgen für die Pflegepraxis und spiegelt das bemühte Interesse der Pflege an der empirisch-analytischen Wissenschaft als dem alleinigen Kennzeichen einer professionellen Disziplin (Allen 1987b).

Der Diskurs unterstellt eine strikt deterministische, lineare Auffassung von der Kausalität (Turkoski 1988). Er geht davon aus, daß sich eine Vielzahl kausaler, ursächlicher Faktoren finden und im voraus festlegen läßt (Gordon 1982a; Forsyth 1984; Bircher 1986; Fitzpatrick 1987). Als effektiv gilt die pflegerische Versorgung, wenn sie meßbar ist; aus geplantem Handeln in der klinischen Begegnung resultieren erwartete Ergebnisse (McFarland/McFarlane 1993).

Auch in der Hervorhebung der Prognose spiegelt sich die lineare Kausalitäts-Vorstellung wider. Carpenito (1993) macht geltend, die Pflegediagnose ermögliche wissenschaftlich-prognostische Pflege, «das heißt, wir wissen im voraus, was ein Patient vermutlich brauchen wird» (S. 94). «Haben wir die Pflegephänomene erst einmal isoliert, dann können wir sie deskriptiv erfassen, auf sie einwirken und zu den gewünschten Ergebnissen kommen; dann erzielen wir die Wirkung, die wir haben möchten.» (Kritek 1985, S. 6) «Die der Pflegediagnose zugrundeliegende Theorie ist zuständig für Beschreibung, Erklärung, Prognose und Kontrolle jener Phänomene, die Pflegekräfte selbständig behandeln.» (Wooldridge et al. 1993, S. 50)

Ganz unverhohlen zeigt sich der Determinismus in Forsyths Einführungsvortrag zum fünften Kongreß (1984), in dem er feststellt, daß wir zwar keinen Beweis dafür haben, daß es Kausalität überhaupt gibt, aber dennoch von Korrelationen, Verknüpfungen und Beziehungen zwischen den beobachteten «Sachverhalten» reden können (S. 71). Hier wird vorausgesetzt, daß die Phänomene, mit denen wir zu tun haben, sich ohne Rücksicht auf den sozialen Kontext des Patienten isolieren, identifizieren, studieren und aufklären lassen.

3. **Essentialismus** (Dickson 1993; Allman 1992). Als Essentialismus bezeichnet man die mittlerweile diskreditierte philosophische Auffassung, daß ein Wort 1. der Name für eine gesondert von ihm existierende Sache ist und 2. nur deshalb sinnvoll gebraucht werden kann, weil es einen unveränderlichen Kernkomplex von Eigenschaften gibt, die die Anwendung oder den Gebrauch des Wortes rechtfertigen. Die essentialistische Sichtweise hat in der Pflege weitreichende Folgen, nicht zuletzt innerhalb des pflegediagnostischen Diskurses selber (siehe Allen 1986; Thompson 1992).

Auf dem sechsten Kongreß hat Kritek (1986) geltend gemacht, die taxonomische Ordnung müsse die Wesensmerkmale der Phänomene sichtbar machen (S. 23). Webster (1984) hat vor dem fünften Kongreß in seinem Beitrag zum Essentialismus die Empfehlung ausgesprochen, daß angesichts der zwei möglichen Standpunkte – der essentialistischen Auffassung von den empirischen Phänomenen einerseits und der Vorstellung andererseits, die Klassifikationsschemata spiegelten nur unsere Konventionen und nicht das Sosein der betreffenden Erscheinungen – «Wissen und Einsicht uns eine Art Zwischenposition diktieren» (S. 21).

Taxonomien dienen nach allgemeiner Überzeugung der Klassifizierung objektiver Sachverhalte mit Hilfe ihrer Wesensmerkmale. Nicht-essentialistische Taxonomien arbeiten mit Definitionen, die als hypothetische Setzung begriffen und nicht an essentialistischen, sondern an pragmatischen und funktionellen Maßstäben gemessen werden (Allen 1994).

Porter (1986) beruft sich auf Fleishmans (1982) Definition der Taxonomie – «Wissenschaft der Bestimmung und Klassifizierung von Sachverhalten, Studium der Grundlagen, Prinzipien, Verfahrensweisen und Regeln, die die Klassifikation möglich machen» – und behauptet, jede Taxonomie sei ein zwangsläufig essentialisierender Diskurs.

Beim ersten Kongreß wurde auf einige Fallstricke hingewiesen, mit denen man bei der Erarbeitung einer essentialistischen Taxonomie rechnen muß: etwa auf die Gefahr verschwommener und/oder sich überschneidender Kategorien sowie die zumindest logische Möglichkeit, daß die Pflegephänomene sich für eine essentialistisch verfahrende Standardisierung gar nicht eignen (Gebbie/Lavin 1975, S. 14).

Niedergeschlagen hat sich der Essentialismus in diversen Beiträgen, die zum Thema Taxonomie auf mehreren Kongressen vorgetragen wurden (Gebbie/Lavin 1975; Bircher 1986, S. 76). Immer wieder betont wurde, daß eine Taxonomie die Phänomene so ordnet, daß «die wesentlichen Eigenschaften und ihre Beziehungen» (S. 13) sichtbar werden. Diers dagegen (1986) gibt zu bedenken, daß die wissenschaftliche Prämisse, «praxisbezogene Definitionen» könnten die Wesensmerkmale «verschwommener» Pflegediagnosen benennen, womöglich jeder Basis entbehrt.

Einsicht in die Wesenszusammenhänge zwischen den in einer Taxonomie systematisierten Sachverhalten verschafft ein Organisationsprinzip. Fleishman zufolge (1982) hat die Kategorisierung von Sachverhalten mit Hilfe der taxonomischen Struktur den Zweck, eine kausale Erklärung dafür zu liefern, daß sie gerade diese Eigenschaften besitzen, die sie haben, und daß sie – auf der Basis des Organisationsprinzips – mit anderen in der Struktur untergebrachten Sachverhalten übereinstimmen oder sich von ihnen unterscheiden. Und bei Porter (1986) heißt es, ein Prozeß oder Zustand könne nach den Regeln der taxonomischen Wissenschaft kein Taxon sein. «Veränderungen» etwa hat die NANDA definiert als den «Prozeß oder Zustand des Anderswerdens oder -gemachtwerdens, ohne zu etwas anderem zu werden» (S. 1 in Taxonomie I).

Die Konstruktion von Taxonomien arbeitet mit Organisationsprinzipien und/oder begrifflichen Bezugssystemen, die selbst schon wertgebundene Entscheidungen darstellen. Daher Foucaults Argument, die Bildung von Taxonomien impliziere:

«… ein gewisses Kontinuum der Dinge (eine Nicht-Diskontinuität, eine Fülle des Seins) und eine bestimmte Kraft der Imagination, die das erscheinen läßt, was nicht ist, aber dadurch selbst gestattet, das Kontinuierliche an den Tag zu bringen. Die Möglichkeit einer Wissenschaft der empirischen Ordnung verlangt also eine Analyse der Erkenntnis, – eine Analyse, die zeigen muß, wie die verborgene Kontinuität (die gleichsam verwirrt ist) des Seins sich durch die zeitliche Verbindung der diskontinuierlichen Repräsentationen wiederherstellen kann.» (Foucault 1971, S. 108–109)

Innerhalb des pflegediagnostischen Diskurses hat sich die Kritik am Essentialismus nur ein einziges Mal Geltung verschaffen können. Kerr (1991) vertritt in ihrem Beitrag zum neunten Bundeskongreß die These: «Das Wesen von etwas ist nicht konstant.» (S. 7) Dann beschreibt sie Wege zu einer Validitätsprüfung von Taxonomien, die neben der qualitativen Analyse auch Clusteranalyse, Diskriminanzanalyse und Fuzzy-set-Methoden umfaßt (S. 12).

Der Einfluß des Essentialismus läßt sich ferner daran ablesen, daß die Definition der unverwechselbaren Merkmale der Pflege so sehr im Mittelpunkt steht. Oft wird die Pflegediagnostik als *das* entscheidende Kriterium bezeichnet, das die Pflege zur Fachdisziplin macht. Kritek (1985) schreibt:

«Die Schaffung und Klassifizierung von Pflegediagnosen hat zum Ziel, die Sphäre der Pflege klar abzugrenzen und alles zu benennen, was ausschließlich in den Zuständigkeitsbereich der Pflege fällt … Es ist ein Gebot der Gleichberechtigung, ja schon der Billigkeit, dem pflegerischen Unternehmen ein gesondertes Fachgebiet zu verschaffen … Natürlich sollen die Pflegediagnosen die Zusammenarbeit verbessern und nicht etwa ausschließen.» (S. 4)

Wäre die Pflege wirklich autonom, dann müßte die Pflegediagnose für den Arzt ebenso informativ und nützlich sein wie die medizinische Diagnose für die Pflegekraft (Levine 1989).

Nur zwischen ganz und gar gesonderten Disziplinen kann der Hinweis auf Grenzlinien zu besserer Zusammenarbeit beitragen. Da die Pflege der Medizin untergeordnet ist, wirkt dieser Hinweis tendenziell wie ein Angebot zu kompletter Separierung. Logan (1990) empfiehlt denn auch, den entsprechend nächsten Schritt zu tun und mit den Pflegediagnosen *ausschließlich* selbständige Pflegefunktionen anzupeilen, vorausgesetzt so etwas gibt es überhaupt. Im Jahr 1989 hat die ANA erklärt: «Erst wenn Pflegekräfte dem, was sie tun, einen Namen geben und diesem Namen einen Computercode zuweisen können, wird man sie wohl als Berufsstand mit unverwechselbarem Können und Wissen anerkennen und bezahlen» (S. 3) – und vermutlich werden sie dann das Schicksal der Mutterschaft teilen.

4. **Verdinglichung** der Sachverhalte. Verdinglichung ist eine Umformung sozialer Beziehungen: aus Beziehungen zwischen Personen macht sie Beziehungen zwi-

schen Dingen (Hiraki 1992, S. 131). Wir reden davon, daß jemand die Diagnose «hat». Die Objekte des Diskurses, die menschlichen Reaktionsweisen, werden nicht als soziale Konstruktionen betrachtet. Kritek (1989) bezeichnet diesen Entpersönlichungseffekt als «große Aufgabe» für die pflegediagnostische Sprache. Lindsay (1990) vertritt die These, daß menschliche Reaktionen wirkliche physikalische Dinge *sind*. Nach Watsons Überzeugung (1990, zitiert bei Hiraki 1992) verleiht die Ausbildung eines Pflegewissens, das dazu auffordert, Menschen und Gesundheitspflegeprozesse als Probleme anzusehen, die diagnostiziert werden müssen, den Problemen und Prozessen Macht, weil sie sie in den Rang von Quasigesetzen erhebt, die unabhängig von den Erfahrungen der Menschen existieren (Hiraki 1992, S. 19).

Verdinglichung unterstellt Wertneutralität. Die NANDA-Kongresse gehen von der Annahme aus, Pflegediagnosen seien auf wissenschaftlichem Wege gewonnene Konzepte und daher wertneutral. Bircher (1986) hat vor dem sechsten Bundeskongreß gesagt, eine Pflegediagnose sei «ein abstraktes Konzept, ein neutrales intellektuelles Werkzeug. Wie stark und konstruktiv, wie schwach und destruktiv sie ist, hängt davon ab, wie angemessen und effektiv sie für die Erreichung eines Ziels eingesetzt wird.» (S. 73) Werkzeuge sind nicht neutral. Ganz im Sinne Foucaults übt die Technologie Einfluß auf das Produkt aus. Sie hat unbeabsichtigte Auswirkungen auf die Beziehungen zwischen den Menschen. Bei Hagey/McDonough (1984) heißt es: «Die Anhänger der Pflegediagnostik betrachten die Kategorien entweder als harmlos und abgelöst von jedem sozialen Kontext, oder sie nehmen die von solchen Kategorien produzierten politischen Ergebnisse als selbstverständlich und akzeptabel hin.» (S. 153) Die Pflegediagnose ist alles andere als ‹nur ein neutrales Werkzeug›. Das Werkzeug strukturiert seinen Gebrauch, und wie es das tut, läßt sich erkennen.

Die Verdinglichung hat beträchtliche Machtimplikationen. In welcher Weise dies zur Unterdrückung von Patienten und Pflegekräften führt, ist Gegenstand des fünften Kapitels, der Machtanalytik.

5. Der pflegediagnostische Diskurs basiert auf **instrumentellem Wissen**. Er «geht schematisch, mit Stereotypen an die Menschen heran, objektiviert, kodifiziert und verdinglicht menschliche Erfahrungen mit Hilfe eines ‹offiziellen Wissens›, das ein Eigenleben führt – ein abgetrenntes, dekontextualisiertes, aus dem Zusammenhang gerissenes Leben» (Watson 1990, zitiert bei Hiraki 1992, S. 19).

Auf dem siebten Kongreß hat Levine (1987) ein, wie sie sagte, «schwerwiegendes philosophisches Problem» aufgeworfen und die Vorstellung hinterfragt, das Wesen der Pflege bestehe in der Behandlung menschlicher Reaktionen (S. 51). Ihr zufolge geht diese Auffassung davon aus, Menschen seien nichts anderes als reagierende abhängige Systeme oder «Zielobjekte» von Maßnahmen, und läßt jeden Begriff einer den Menschen eigenen Handlungskompetenz vermissen (S. 52).

6. Der pflegediagnostische Diskurs hält das Ideal der **Naturwissenschaften** hoch (Donaldson/Crowley 1978; Jacobs/Huether 1978; Kim 1983; Silva/Rothbart 1984; Thompson 1985; Street 1992; Dickson 1993). Schilder/Edwards zufolge (1993) sind die Pflegeforscher am meisten daran interessiert, ob und wieweit ihre Resultate sich verallgemeinern lassen. Maas et al. (1990) plädieren dafür, der pflegediagnostischen Forschung strikt empirische methodologische Grenzen zu setzen, «um mehr Finanzmittel zu erhalten und stärkere Beachtung in der ‹Wissenschaftsarena› zu finden» (S. 30).

Das naturwissenschaftliche Ideal zeigt sich in Wortwahl und taxonomischen Verfahrensweisen. Kritek zufolge (1985) braucht die Pflege zur Vollendung ihres taxonomischen Systems womöglich 300 Jahre, ähnlich wie die Entwicklung des Periodensystems der Elemente. Und selbst dann gälte: Kein Klassifikationssystem ist jemals abgeschlossen (Harrington 1988).

Deutlich kommt das naturwissenschaftliche Ideal auch in den Vergleichen zwischen Pflege und anderen Disziplinen zum Ausdruck. Kritek (1985) vergleicht die Pflege mit der physikalischen Quantentheorie, mit der Chemie, den Verhaltens- und den Sozialwissenschaften. Carpenito (1993) vergleicht die Diagnose eines Entscheidungskonflikts mit der Diagnose von Pankreatitis, und zwar mit dem Argument, beide seien objektiv da, sie ließen sich wissenschaftlich beschreiben und einer standardisierten Behandlung zuführen, für deren Verordnung professionelle Kräfte verantwortlich zeichnen müßten.

Das naturwissenschaftliche Ideal schlägt sich ferner im «Naturalismus» der Pflegediagnose nieder, und zwar ganz so wie im medizinischen Diskurs (Allman 1992). Dieser Naturalismus unterstellt, es gebe eine objektive «NATUR», die vom menschlichen Wissen über sie völlig unabhängig ist. Natur sei noch vor Kultur und gesellschaftlicher Ordnung da. Deshalb hätten Wissen und Wahrheit nichts mit Macht und Moral zu tun (Allman 1992). Im pflegediagnostischen Diskurs gelten die menschlichen Reaktionen (die Objekte des Diskurses) als natürliche und universelle wissenschaftliche Sachverhalte.

Die Naturwissenschaft findet sich auch im Aussagestil wieder. Es gibt nur wenige Beispiele, die die Entstehung einer neuen, mit qualitativen Methoden arbeitenden Pflegediagnostik bezeugen (Clunn 1984; Logan/Jenny 1990). Allerdings wurde diese qualitative Forschung auf dem neunten Kongreß als eine vielversprechende Forschungsmethode in der Pflegediagnostik vorgestellt (Carroll-Johnson 1991).

Vom naturwissenschaftlichen Einfluß zeugt schließlich auch die Regelhaftigkeit, die den Stil der vom Diskurs zur Wissenskonstruktion verfolgten theoretischen *Strategien* regiert (Tinkle/Beaton 1983). So wurden etwa auf dem ersten Kongreß für die Erarbeitung einer Taxonomie sowohl induktive als auch deduktive wissenschaftliche Strategien vorgeschlagen, doch kam man zu keinem Beschluß über ein taxonomisches Bezugssystem (Gebbie/Lavin 1975, S. 37–56).

Unter den seinerzeit empfohlenen deduktiven Ansätzen zur Bestimmung eines Klassifikationsprinzips waren auch Maslows Bedürfnishierarchie und mehrere damals verbreitete Pflegetheorien (Gebbie/Lavin 1975). Vorgeschlagen wurde, man sollte, da sowohl deduktive als auch induktive Strategien die Möglichkeit des Irrtums enthalten, keine von beiden über die andere stellen (Gebbie/Lavin 1975, S. 56).

Die Diskussion über induktive und deduktive Ansätze erfreut sich beträchtlicher theoretischer Aufmerksamkeit. McCloskey (1987) argumentiert, die Taxonomie I sei induktiv entstanden, im Fortschreiten vom Konkreten zum Abstrakten. Kim und Moritz dagegen (1982) meinen, die Ergebnisse der ersten beiden (induktiven) Kongresse und die pflegetheoretische Arbeit der beiden folgenden (deduktiven) Kongresse würden wohl weiterhin nebeneinander stehen (S. 7), sie hätten jedoch die Hoffnung, daß sie einmal irgendwo zusammenlaufen (S. 131). Im selben Band mit den Berichten vom dritten und vierten Kongreß schreibt Gebbie (1982), auf dem ersten Kongreß sei zwar eine konkrete Entscheidung für den induktiven Ansatz gefallen, sie erweise sich jedoch mittlerweile für die Pflegetheorie als ziemliche Enttäuschung (S. 9).

Kim (1983) vertritt den Standpunkt, die NANDA sei mit ihrem Votum für die induktive Methode der Frage ausgewichen, wie die theoretische Orientierung für das Klassifikationssystem konkret aussehen solle – und daran könne auch die Übernahme des Bezugssystems «ganzheitlicher Mensch» nichts ändern. Nach ihrer Überzeugung führt der Versuch, durch praxisbezogene Definitionen, Ätiologien und Definitionsmerkmale *theoriefern* zu bleiben, nur zu einem Bezugsrahmen, in dem viele Theorien nebeneinander Platz finden (S. 140).

7. Der pflegediagnostische Diskurs ist ein **standardisiertes** Modell (Gordon 1984), das auf den von der Fundamentalwissenschaft gelieferten Standards basiert. Zwar kann dieses Modell für Berufsanfänger als Ersatz für Wissen und Erfahrung dienen und zur Richtschnur des Lernens werden, doch es ist und bleibt orientiert an Kontrolle – und nicht an den Menschen. Alles, was schwer meßbar ist, wird beiseite gelassen, so daß Dinge wie Fürsorglichkeit und Einfühlsamkeit abgewertet und/oder überhaupt nicht bewertet werden (Gordon 1984). Eine auf vorab festgelegten Standards beruhende Pflege verhindert, daß Personen als ganzheitliche Individuen behandelt werden (Bond 1988; Niziolek/Shaw 1991).

Unklar ist, ob der aus einem standardisierten Wissenskorpus stammende und auf bestimmte zwischenmenschliche Interaktionen angewendete Name der Diagnose als empirische Basis für Pflegemaßnahmen fungieren kann oder ob das Pflegephänomen überhaupt taxonomisch klassifiziert werden muß (Porter 1986, S. 138). In klinischen Situationen jedoch sind standardisierte Modelle für die Pflegeexperten behindernd und einschränkend, weil sie der aus beruflicher Praxis entstehenden Kreativität und Individualität Grenzen setzen.

So hat man etwa vorgeschlagen, für die Pflegediagnosen ein Computersystem zu schaffen. «Die standardisierte Sprache kann vom Computer gelesen und verarbeitet werden, und durch Dokumentation und Analyse der tatsächlich geleisteten Patientenversorgung lassen sich Zusammenhänge zwischen Diagnosen, Maßnahmen und Ergebnissen erkennen.» (Bulechek/McCloskey 1990, S. 27) Die Patientendaten werden in Computerprogramme eingegeben, die dann die Diagnosen mitsamt den dazugehörigen Behandlungen ausspucken und schließlich ins Krankenblatt Eingang finden (Hirsch/Chang 1990).

Harvey (1993) hat demonstriert, daß ein neurales Netz vom Typ ART-2 dieselben Pflegediagnosen stellt wie die Pflegeexperten. Matthews und Gaul dagegen konnten in einer Studie von 1979 bei nichtgraduierten und graduierten Studierenden keine Relation zwischen der Fähigkeit zur Pflegediagnostik und kritischem Denkvermögen entdecken. Wer auf der Basis klinischer Daten eine Diagnose stellt, braucht keine kritischen Schlüsse ziehen zu können. Booth zufolge (1992) birgt die standardisierte Sprache nur eine einzige Gefahr: daß wir die Bedürfnisse des einzelnen aus den Augen verlieren, weil wir «zu faul sind oder es zu eilig haben» (S. 33). Wären Pflegediagnosen das Kernstück der Pflegepraxis, so würde ihre Verwendung mit Sicherheit weder durch Faulheit noch durch Zeitmangel gestört.

Der Diskurs des Professionalismus

Ganz nach dem Muster der Medizin hat auch die Pflege teil an dem für unsere Gesellschaft spezifischen Diskurs des Professionalismus, sie stärkt ihn und spiegelt ihn wider. Zum Ausdruck kommt er im pflegediagnostischen Diskurs, wie ich ihn hier aus der Machtperspektive beschreibe.

Mein Begriff der Profession folgt der Definition von Friedson:

> «ein Berufsstand, der im arbeitsteiligen System dominant ist, so daß er über die Substanz seiner Arbeit selber bestimmen kann … seinem eigenen Anspruch zufolge kann er als objektivste Instanz darüber befinden, worin die Realität, mit der er zu tun hat, eigentlich besteht … [er] verändert Definition und Form der von Laien am eigenen Leib erfahrenen Probleme. Das Problem des Laien wird im Prozeß seiner Bewältigung neu geschaffen – durch … die autonome Stellung der Profession innerhalb der Gesellschaft entsteht eine neue gesellschaftliche Realität.» (Friedson 1970, S. XVII)

Die Medizin gilt gemeinhin als Prototyp einer Profession, eines freien Berufs. Sie liefert die normative Auffassung von der Realität, sie blockiert und kooptiert

Alternativen, nimmt deren Ideologie in sich auf und besitzt die gesellschaftliche Macht, Aspekte des Alltagslebens, die zuvor gar nicht als etwas Medizinisches angesehen werden (wie etwa Funktionsstörungen der sozialen Rolle von Eheleuten oder Kindern), zu medikalisieren. Gestärkt werden Status und Macht der Medizin durch das Bündnis mit den Naturwissenschaften, dank dessen der Diskurs behaupten kann, sein Wissen sei nicht ideologisch (Street 1992), obwohl das medizinische Wissen in einer klinischen Situation eingesetzt wird, in der zahlreiche Ideologieanteile zu finden sind.

Die Pflegediagnostik hat am Diskurs des Professionalismus teil, weil «wissenschaftlich» und «professionell» als deckungsgleich gelten (Dickson 1993). Carlson et al. (9182) schreiben, die pflegediagnostische Bewegung werde den Pflegekräften mehr Professionalität bringen (S. X). Bei Gebbie/Lavin (1975) heißt es, es sei notwendig geworden, «Gründe dafür anzugeben, daß manche Personen von zwei selbständigen Fachkräften gleichzeitig versorgt werden, denn die Pflegekräfte versichern, daß sie die Patienten wegen ganz anderer Probleme besuchen als der Arzt» (S. 1); und «ohne ein solches System wird es den Pflegekräften weiterhin schwerfallen, Berufsanfänger auszubilden, Forschungsarbeiten zu planen und durchzuführen und im Pflegeberuf selber oder im gesamten Gesundheitssystem verständlich zu machen, worin die pflegerische Versorgung besteht» (S. 1).

Auf dem dritten Kongreß sagte Gebbie: «Der Kampf für ein Klassifikationssystem ist eng verknüpft mit dem Versuch, professionelle und wissenschaftliche Reife zu erlangen, beide zehren voneinander.» (Gebbie 1982, S. 12) Und: «Unser langfristiges Ziel besteht darin, zu einer vollwertigen Profession zu werden.» (S. 13) Carpenito (1993) setzt wissenschaftlich und professionell ausdrücklich gleich. Toth (1984) und Roberts (1990) plädieren für Pflege-DRGs, die nach dem Vorbild der Medizin allgemeine Pflegesätze aufstellen und damit professionelle Macht und Autonomie verschaffen sollen. Roberts stellt eigens fest, ihr Artikel erörtere, «wie mit Hilfe der Pflegediagnose professionelle Selbständigkeit erreicht werden kann» (1990, S. 54). Auf dem siebten Kongreß hat Gebbie (1987) jedoch zu bedenken gegeben, daß die Gestaltung der Gebührenordnung nach dem Vorbild des Arzthonorars (DRGs) auf oberflächliches Nachahmen ohne wirkliche Veränderung hinausläuft: «Ganz als ob wir, wenn man uns bezahlt wie ‹sie›, dann auch ‹dahin kommen› – wo immer das sein mag.» (S. 39) Sie befürchtet, man übernehme nur äußerlich eine Fachsprache, in der sich keinerlei Wandel in der tatsächlichen Berufspraxis niederschlage.

Turkoski (1988) analysiert die pflegediagnostische Literatur von 1950 bis 1985 und gelangt zu dem Schluß, daß es keinen eindeutigen Zusammenhang zwischen Professionalismus und Pflegediagnose gibt. In den einschlägigen Arbeiten kommen zwei konfligierende Positionen zum Ausdruck, die Tarkoski unter die Lupe nimmt. Der ersten zufolge diente die Pflegediagnose dazu, die Konzeption der professionellen Pflege zu entwickeln. Der zweiten zufolge hat die Professionalisierung der Pflege eine pflegespezifische Sprache erforderlich gemacht. Turkoski schreibt abschließend, beide Positionen prägten den Diskurs auch heute noch, ohne daß der Gegensatz aufgelöst würde.

Schluß

In diesem Kapitel habe ich den zweiten Teil der Analyse des pflegediagnostischen Diskurses vorgestellt: die strukturale Diskursanalyse. Sie galt den drei diskursiven Achsen und orientierte sich an den im zweiten Kapitel aufgeworfenen Fragen. Dargestellt habe ich, in welcher Weise Wissenschaft, Medizin und Professionalismus die oben beschriebene Binnenstruktur des Diskurses beeinflussen.

Die These dieses Kapitels lautet, daß die – mit Foucaultschen Begriffen beschriebenen – Binnenregeln des Diskurses geprägt sind von den drei vorherrschenden Diskursen: Medizin, Fundamentalwissenschaft und Professionalismus. Diese These belege ich, indem ich den Einfluß der drei Dominanzdiskurse auf die vom Diskurs verwendeten Wörter und deren Geschichte, auf die diskursiven Strategien (die Prozesse) und auf die dem Diskurs zugrundeliegenden Prämissen nachweise. Ferner zeige ich, daß ihr Einfluß sich auch bei der Frage geltend macht, was zur Diskussion zugelassen und was aus ihr ausgeschlossen wird.

Nachweisen kann ich schließlich, daß die drei Dominanzdiskurse sich innerhalb des pflegediagnostischen Diskurses durchaus miteinander vertragen. Anders gesagt, Medizin, Professionalismus und Fundamentalwissenschaft werden hier oftmals gleichgesetzt und als der *eine* Weg betrachtet, auf dem sich die langfristigen Ziele der Pflege verwirklichen lassen. Diese drei Einfluß nehmenden Systeme sind kompatible gesellschaftliche Macht- und Statusmodelle, weil sie – wie im zweiten Kapitel gezeigt und von Foucault dargelegt – die herrschenden technizistischen Kontrollstrategien des Macht/Wissen-Komplexes bilden, die gemeinsam den Einfluß der Biomacht vermehren.

Der pflegediagnostische Diskurs hat teil an der Ausweitung unseres heutigen Begriffs von Macht (Biomacht) und ihrer Kontrolle über alle Einzelheiten des Alltagslebens. Er wirkt mit an der Biomacht, weil er sich ans Vorbild von Medizin, Fundamentalwissenschaft und Professionalismus hält und – *gerade infolge* dieser Orientierung – Prozesse wie Normalisierung, Geständnis (gegenüber Personen mit sozialer Handlungskompetenz) sowie Medikalisierung und Klinikalisierung des Alltagslebens vorantreibt.

Im nächsten Kapitel folgt der dritte Teil der Diskursanalyse, die Machtanalytik.

Fünftes Kapitel:
Machtanalytik der Pflegediagnostik

In diesem Kapitel analysiere ich das Geflecht der Machtbeziehungen, in dem der pflegediagnostische Diskurs lokalisiert ist. Im ersten Abschnitt geht es um Herrschaftseffekte, die nach meinen Feststellungen von diesem Diskurs am Leben erhalten oder ausgeweitet werden. Im zweiten Abschnitt werden Diskurse benannt, die in der Lage sind, alternative Sprecherpositionen zur Konstruktion einer Subjektivität bereitzustellen, die gegen die von der Pflegediagnose perpetuierten Herrschaftsbeziehungen Widerstand leisten könnte. Im dritten Abschnitt wird nachgewiesen, daß die Pflegediagnose dem Glauben an die Repressionshypothese Vorschub leistet. Der vierte Abschnitt beschließt das Kapitel und zeigt, daß die angeführten Belege die folgenden Thesen stützen:

1. Der pflegediagnostische Diskurs als ganzer erhält unterdrückende Machtbeziehungen am Leben und weitet sie aus, und zwar sowohl innerhalb der Pflegepraxis als auch im Gesundheitswesen generell gegenüber der Pflege.

2. Es gibt Diskurse, die potentielle Sprecherpositionen bereitstellen, von denen aus sich bestimmte, gegen die kontextabhängigen Machteffekte der Pflegediagnostik Widerstand anmeldende Pflegepraktiken artikulieren lassen.

3. Der pflegediagnostische Diskurs fördert bei den praktizierenden Pflegekräften und der Pflege insgesamt einen Glauben an die Repressionshypothese, der zu Spannungen sowohl im Innern der Fachdisziplin als auch in der täglichen Praxis führt.

Herrschaftsverhältnisse, die vom pflegediagnostischen Diskurs aufrechterhalten und/oder erweitert werden

Herrschaft über Patienten

Die Herrschaft von Pflegekräften über Patienten wird durch den pflegediagnostischen Diskurs ausgeweitet. Mit der Pflegediagnostik haben wir stillschweigend die sogenannte elitistische Prämisse in die alltägliche Pflegepraxis integriert. Vom pflegediagnostischen Diskurs aus wird die klinische Begegnung nach dem Muster sozialer Hierarchie und Macht wahrgenommen.

Das in diesem Diskurs vorausgesetzte Modell sozialer Handlungskompetenz konstituiert die Pflegekräfte als Autoritätspersonen, so daß sie Leistungen erbringen, die sie selbst für notwendig, nicht aber solche, die die Patienten für wünschenswert halten (Porter 1992). Personen mit sozialer Handlungskompetenz haben die Aufgabe, den Status quo der Machtbeziehungen zu kontrollieren und aufrechtzuerhalten (Foucault 1988). Diese Aufgabenbestimmung spiegelt sich unübersehbar im Pflegeziel wider, das ja darin besteht, dem Patienten zur Anpassung an die jeweiligen gesellschaftlichen Verhältnisse zu verhelfen, ohne daß an eine Veränderung der Verhältnisse gedacht wäre. Entsprechende Rollen werden von den über soziale Handlungskompetenz verfügenden Personen auf der Basis fest vorgeschriebener professioneller Problemerfassungs- oder Assessmentverfahren beschrieben, definiert und analysiert. Unterstützt wird die Systemanpassung an äußere Einflüsse durch normalisierende Maßnahmen.

Vokabeln, die aus der Marktsphäre stammen (etwa die Bezeichnung der Pflegeempfänger als Konsumenten), oder Fachtermini, die nach medizinischem Muster gebildet werden (wie etwa Pflegediagnose), haben unbeabsichtigte Folgen, die unsere Herrschaft über die Patienten noch verstärken. Wenn, wie Hiraki (1992) zu Recht anmerkt, die empirisch-analytische Denktradition ihre Grenzen überschreitet und sich – im pflegediagnostischen Diskurs – in eine Metapher für die Gesamtheit der pflegerischen Versorgung verwandelt, wird die wirkliche klinische Begegnung in einer Weise umformuliert (umgebildet oder rekonstruiert), die wir so vielleicht gar nicht gewollt haben. «Der Pflegeprozeß ist ein Problemlösungsverfahren; bei falscher Anwendung kann dieses Verfahren das Verhältnis zwischen Pflegeperson und Patient dekontextualisieren, als Instrument institutioneller Kontrolle fungieren und eine von Grund auf patriarchale technokratische Ideologie fortschreiben.» (Hiraki 1992, S. 129) Die von Hiraki angesprochene technokratische Ideologie macht aus Patienten Systeme, auf die man einwirken muß. Unterstützung findet sie bei den Wörtern, mit denen diese Perspektive ausgesprochen, sprachlich artikuliert wird.

Die Herrschaft über die Patienten wird aufrechterhalten durch die der Ideologie des pflegediagnostischen Diskurses inhärente, auf Kontrolle zielende Wissenschaftssprache. Mit Berufung auf den chilenischen Biologen Maturana vertreten zum Beispiel Wright und Levac die Ansicht, ein auf «Wahrheitsbeschreibungen» basierender Diskurs sei ein Gewaltakt, der darin bestehe, daß «man die eigene Meinung für wahr erklärt, damit eine andere sich ändern muß» (Maturana 1987, zitiert in Wright/Levac 1992). «Pflegende», so heißt es weiter, «sind keine *change agents;* sie können niemanden ändern und tun es auch nicht.» (S. 915) Sähe man dies erst einmal ganz klar, dann würde sich ihnen zufolge auch die Sprache der Pathologisierung auflösen, die Szasz als «Sprache des Ekels» bezeichnet hat (1973, zitiert in Wright/Levac 1992). Die pflegediagnostische Sprache ist extrem pathologisierend, weil die diagnostische Terminologie die Medikalisierung auf immer mehr Aspekte des menschlichen Lebens ausdehnt, ohne die ethischen Dimensionen alles Menschlichen zu bedenken. Die Herrschaftseffekte der pathologisierenden Sprache zeigen sich in dualen oder binären Konstruktionen: Kooperationsbereitschaft und fehlende Kooperationsbereitschaft («Compliance» und «Noncompliance»), Abweichung und Normalität, defekt und zufriedenstellend. Diese binären Entgegensetzungen verstärken die Unterordnung des Patienten.

Die Herrschaft der Pflegekraft über den Patienten wird in der Pflegediagnostik auch dadurch perpetuiert, daß der Diskurs in bestimmter Weise festlegt, was es heißt, eine Person zu sein. Die Pflegediagnose soll ja etwas über die Persönlichkeit im allgemeinen aussagen, sie soll beschreiben, wann jemand eine Person ist (Diers 1986). Unter biomedizinischen Vorzeichen wird dann aus dem Diagnoseprozeß ein Verfahren, mit dem Persönlichkeitsdefekte diagnostiziert werden. Solche Defekte gibt es nur im Verhältnis zu einer vorab festgelegten Norm, der der Patient nicht gerecht wird; sie betreffen Aspekte wie Bewältigungsverhalten (Coping), Selbstwertgefühl, Anpassungsfähigkeit, Wissen u.ä. und unterliegen dem Urteil, das die Pflegenden von ihrer überlegenen, durch Ausbildung, Professionalität und Machtbefugnis gesicherten Warte der sozialen Handlungskompetenz aus fällen (Diers 1986). Diers weist darauf hin, daß Defizit nichts anderes meint als Defekt. Wie aber kann, so fragt sie, «Wissen» eigentlich «defekt», schadhaft sein?

In der pflegediagnostischen Ideologie werden die Individuen für sich und andere so konstituiert, daß die mit sozialer Handlungskompetenz ausgestatteten Pflegenden es leicht haben, sie per Geständnis und Verhaltensnormalisierung (entsprechend vorab festgelegter Normen) zu beherrschen. Dabei gehen sie von der Prämisse aus, daß sowohl das Problem als auch dessen Lösung beim einzelnen Betroffenen liegt. Die Verantwortung für die Heilung hat allein der Patient. Tut er genau das, was die Pflegekraft vorschreibt, wird die Behandlung Erfolg haben. Verhält er sich falsch, trägt die Pflegekraft keine Verantwortung, wenn sie mißlingt. Vielmehr wird dem Patienten dann zusätzlich zur Ausgangsdiagnose auch noch die Diagnose Noncompliance, fehlende Kooperationsbereitschaft, gestellt. Dergestalt werden die Individuen zu Zielobjekten und Opfern gemacht, zu Systemen, die zu ihrem eigenen Nutzen von den handlungskompetenten Pflegepersonen manipuliert werden müssen. Gleichzeitig und im selben sozialen Raum erhalten die Pflegenden den Status von *change agents,* von verändernd Tätigen, die in den je besonderen, in der klinischen Begegnung gelebten Beziehungen über die Macht verfügen.

So behauptet Carpenito (1993), in unserem Land gebe es viele Menschen, die um etwas Verlorenes trauern, sie würden aber nicht behandelt, weil die Pflegeperson die Trauer nicht genau bestimmen könne. Vom Diagnostikmodell her gesehen sind diese Pflegekräfte nur deshalb nicht in der Lage, die Trauer zu erkennen, weil man ihnen nicht *beigebracht* hat, wie Trauer aussieht. In dieser Redeweise wird das persönliche/soziale Wissen von Patienten und Pflegenden völlig ausgeblendet. Die Pflegekräfte arbeiten ja mit trauernden Patienten; der Diskurs aber, der das «Diagnostizieren» von Trauer beschreibt, enthält die Prämisse einer Machtbeziehung. Daß man Trauer überhaupt «diagnostiziert und behandelt», ist eine für den Trauernden entwürdigende Vorstellung, besonders wenn der betroffenen Person mitgeteilt wird, sie mache keine «normalen» Fortschritte. Für die Beschreibung von und den Umgang mit Trauer gibt es auch andere Wege als den, eine professionelle Diagnose zu stellen und sie zu behandeln.

Diese Unterschlagung der gewöhnlichen Alltagsbegriffe, die im sozialen und sprachlichen Umfeld der Patienten und Pflegenden immer schon vorhanden sind, führt zur Ausweitung der Herrschaft der Pflegekraft über den Patienten. Wenn es bei Carpenito (1993) heißt, für Studierende sei es eine schwierige Aufgabe, zwischen Angst und Machtlosigkeit und Trauer zu unterscheiden, so wird damit unterstellt, die Lernenden hätten überhaupt keine aus eigener Erfahrung stammende Idee von der Bedeutung dieser Wörter. Im Endeffekt verlangt man, daß sie alle Vorstellungen, die sie bis dahin vom sozial vermittelten Sinn der betreffenden Wörter hatten, verleugnen und sich statt dessen der normalisierten, aus dem streng wissenschaftlichen pflegediagnostischen Diskurs stammenden Wahrheit anvertrauen. Dann bringt man ihnen bei, wie sie den Diskurs auf Patienten anwenden können, ohne sich darum zu kümmern, was diese selber unter den Wörtern verstehen.

Ein weiteres Beispiel ist der Terminus Schuldgefühl. Im pflegediagnostischen Diskurs gelten Definition, Interpretation und Anwendung von Begriffen wie Schuldgefühl und Trauer nicht dann als korrekt, wenn die Pflegekraft den Betroffenen in seiner besonderen Situation versteht, sondern wenn ein professionelles Urteil gefällt wird, in das Fachausbildung und Sozialstatus eingehen. Die Wortbedeutungen können mitunter so allgemein werden, daß sie schließlich bedeutungsleer, willkürlich und nichtssagend sind. «Im Umgang mit dem Erleben von Leiden oder Krankheit, Streß oder Freude würden wir mit ungenauen Benennungen die unantastbare Würde des je besonderen Pflegephänomens verletzen und die Arbeit mißachten, die jeder leistet, der sich ihm widmet.» (Diers 1986, S. 30) Bedeutung bildet sich, um es noch einmal zu sagen, niemals abseits von Ideologie. Die pflegediagnostische Ideologie macht Pflegende und Patienten in der klinischen Begegnung zu Momenten eines Unterdrückungszusammenhangs.

Natürlich können Trauer und Schuldgefühl Gegenstand fachlich fundierter Untersuchungen sein; aber eine auf empirisch-analytischer Fundamentalwissenschaft basierende Untersuchungsmethode wird bei der Anwendung auf menschliche Individuen *zwangsläufig* den aus Macht/Wissen und Elitismus stammenden Kontrollstrategien Vorschub leisten. Der pflegediagnostische Diskurs geht von der Prämisse aus, daß diese Untersuchungsform für berufsständische Ziele – wie gehobener Sozialstatus und mehr Machtbefugnisse – großen Wert hat.

Zu den Gründen, weswegen wir unserer «Erhebung» in den Rang der «professionellen» Pflegekraft so großen Wert beimessen sollen, gehört auch, daß sie uns *Verantwortung* (lies «Macht») gegenüber denen verschafft, denen unsere «fachliche oder berufliche Kompetenz» fehlt. Deshalb stellen wir dem Patienten eine Diagnose, die Schuldgefühl anders definiert als er selber, und die Therapie folgt einem standardisierten Pflegeplan, mit dem dieser Defekt, dieses Defizit, diese Anomalie behoben werden soll. Werden die Ergebniskriterien erfüllt, dann ist die Diagnose «erledigt» und die wahrgenommene Macht des Patienten geringer, die Macht der Pflegeperson hingegen größer geworden.

«In einer Dienstleistungsdisziplin», schreibt Kritek (1985), «sind die Klienten angewiesen auf unsere wissenschaftliche Bemühung herauszufinden, was das Beste für sie ist.» (S. 6) Das Vorbild für die äußerst paternalistische Formulierung «herauszufinden, was das Beste für sie ist», stammt aus der Diagnose von Persönlichkeitsdefekten. «Haben wir die Pflegephänomene erst einmal isoliert, dann können wir sie deskriptiv erfassen, auf sie einwirken und zu den gewünschten Ergebnissen kommen; dann erzielen wir die Wirkung, die wir haben möchten.» (Kritek 1985, S. 6) Hier wird den Pflegekräften eine soziale Autoritätsstellung gegenüber den Patienten zugewiesen; die letzteren kommen nur als Zielobjekt unseres Macht/Wissen-Einsatzes vor, der die gewünschten Resultate hervorbringt. Diese Resultate messen einzig und allein unseren Erfolg, den Erfolg der mit sozialer Handlungskompetenz ausgestatteten Pflegenden, nicht aber den der Patienten.

Im Social Policy Statement der ANA von 1980 heißt es: «Wenn die Pflegeperson einen aktuell vorliegenden Zustand konzeptualisiert oder diagnostiziert, so verleiht sie ihm Bedeutung.» (S. 11). Wessen Bedeutung? Sicher nicht die des Patienten. Hier wird vorausgesetzt, Pflegekräfte hätten das Recht, ohne die volle Mitsprache der Patienten Ziele und Maßnahmen zu bestimmen (Allen 1987, S. 46). Diese Machtstrategie bringt eine unkritische sowie emotional und ökonomisch abhängige Klientel hervor (Street 1992; Mitchell 1991).

Dickson (1993) weist darauf hin, daß der professionell orientierte pflegediagnostische Diskurs das Ja zu einem standardisierten, autoritären, technizistischen Umgang mit Patienten impliziert. Das hinter der Professionalisierung steckende Motiv ist oftmals nicht der Wunsch nach Fortbildung, sondern der Versuch, Elitismus und Dienstleistungsmonopol durchzusetzen (Ramprogus 1995). Nur wo die auf Kontrolle zielenden Strategien ins Zentrum rücken, wird die Diagnose Noncompliance (fehlende Kooperationsbereitschaft) überhaupt möglich. Ein Wort also zu dieser Diagnose.

Den Begriff der Compliance in der Pflegeliteratur hat Wuest (1993b) analysiert. Er impliziert, wie die Autorin zeigt, zwangsläufig die Vorstellung, daß die Pflegekraft über Macht verfügt, der Patient hingegen nicht; ausgedrückt aber wird das in einer Wissenschaftssprache, die jede Wertkritik untersagt. Daraus folgt dann die Dichotomie von Compliance und Noncompliance, wobei die erstere als wertvoll gilt, die letztere nicht (Wright/Levac 1992). Der Pflegekraft kommt auf Grund des pflegediagnostischen Macht/Wissen-Vorsprungs die Aufgabe zu, den Zustand der Noncompliance zu identifizieren und zu therapieren. Eben diese Aufgabe verstellt die Tatsache, daß über den Wert der Therapie, der sich der Patient nicht hat fügen wollen, Uneinigkeit besteht.

Die Legitimation für derlei Herrschaftsausübung liefert das professionalistische Modell der Handlungskompetenz, das sich mit der Ideologie der Biomacht und der Repressionshypothese durchaus verträgt (Powers 1991). Diagnose und Therapie der Noncompliance, der fehlenden Kooperationsbereitschaft, bestehen darin, daß der Patient einer über soziale Handlungskompetenz verfügenden Person seine Intentionen gesteht und die Pflegekraft, die zur Normalisierung des Patientenverhaltens Zwangstherapien einsetzt, das Endprodukt Compliance herstellt. Sowohl Pflegeperson als auch Patient gehen dabei ganz im Sinne der Repressionshypothese davon aus, daß dieser Macht/Wissen-Einsatz nicht etwa der Kontrolle, sondern der Befreiung dient. Wer fehlende Mitarbeit an der Behandlung als Diagnose bezeichnet, bezeichnet im Grunde eine Patientenentscheidung als Defekt. Und soziale Defekte werden eben behandelt von denen, die über soziale Handlungskompetenz verfügen.

Herrschaft via Rasse und Kultur

Die Herrschaft von Weißen über Nichtweiße und über andere, von der dominanten weißen Subkultur der Vereinigten Staaten unterschiedene Kulturen wird durch den pflegediagnostischen Diskurs perpetuiert. Geissler (1992) stützt diese These in einer Studie, die die Eignung respektive Nichteignung von drei Pflegediagnosen mit soziokulturellen Ätiologien nachprüft. Dabei geht es um:

– beeinträchtigte verbale Kommunikation im Zusammenhang mit soziokulturellen Differenzen

– beeinträchtigte soziale Interaktion im Zusammenhang mit soziokultureller Dissonanz

– fehlende Kooperationsbereitschaft im Zusammenhang mit dem Wertsystem des Patienten.

Geissler entdeckte, daß die Definitionsmerkmale nicht einmal den Kriterien gerecht werden, die die NANDA selbst für wichtige oder weniger wichtige Definitionsmerkmale aufgestellt hat. Ließ man die Kategorien in sich zusammenfallen, konnten gerade mal sieben als weniger wichtige Definitionsmerkmale durchgehen. Dazu Geissler: «… diese Inadäquatheit der heute gängigen offiziellen Pflegediagnosen … zeigt, daß man außerstande ist, auf die kulturellen Bedürfnisse der Patienten einzugehen.» (S. 303) «Die gegenwärtigen Definitionsmerkmale der NANDA machen für die Sprechstörung pathophysiologische Ursachen verantwortlich, die im Kontext der kultursprachlichen Varianz ganz unerheblich sind.» (S. 305)

Mehrere von Geissler Befragte wandten sich gegen die Verwendung des Wortes «beeinträchtigt» und wiesen darauf hin, daß gesellschaftliche Dysfunktionalität soziokulturell – und nicht etwa wissenschaftlich – definiert wird. «Die der NANDA-Terminologie nachgebildeten Ausgangsfaktoren sind so allgemein, daß es nahezu unmöglich wäre, mit ihrer Hilfe die Pflege zu planen.» (S. 306) «Die Vorstellungen, aus denen sich das Definitionsmerkmal ‹ineffektive Kommunikation› ergeben hat, bilden ein Problem, das ethnozentrisch aus dem Kopf der Pflegeperson und nicht aus dem des Patienten stammt.» (S. 306–7)

Coler et al. (1991) haben festgestellt, daß bestimmte Schwierigkeiten, die sich beim Übersetzen von Pflegediagnosen für brasilianische Pflegekräfte einstellen, mit den soziokulturellen Differenzen, also mit der der Pflegeforschung zugrundeliegenden nordamerikanischen Kultur zusammenhängen. «Das diagnostische Klassifikationssystem der NANDA muß neu bewertet, überdacht und in transkulturell relevante, sinnvolle und brauchbare Perspektiven übertragen werden.» (Leininger 1990, S. 24)

Wake et al. haben 1991 eine – wie sie es nannten – «multinationale Suche nach Definitionsmerkmalen von Pflegediagnosen» (S. 57) gestartet. Sie erstreckte sich auf sechs Länder: Frankreich, Belgien, England, die Vereinigten Staaten, Kanada und Kolumbien. Selbst bei dieser reduzierten Stichprobe gab es keine gemeinsamen Definitionsmerkmale für Hoffnungslosigkeit. Gemeinsame Merkmale für Angst waren Panik und Nervosität. Für «ungenügende Reinigungsfähigkeit der Atemwege» lautete das gemeinsame Definitionsmerkmal Atemnot. Abschließend stellt die Studie fest, eine ihrer Grenzen bestehe im diagnostischen Fachwissen der

Pflegekräfte, die man gebeten hatte, die Definitionsmerkmale zu benennen. Weiter heißt es: «Angst ist eine allgemeine menschliche Reaktion. Doch die Form, in der sie geäußert wird, kann kulturell geprägt sein.» (S. 63)

Aufrechterhalten wird die auf Rassenmerkmalen basierende Herrschaft ferner durch die Sprache des pflegediagnostischen Diskurses. Die Pflegeschüler werden im Rahmen dieses Diskurses unterrichtet und kommen daher nie in Berührung mit den Argumenten, die die Anthropologie veranlaßt haben, den Begriff der Rasse generell fallenzulassen. Im Gegenteil, sie lernen bestimmte stereotype Bilder von Gruppen, die sich durch biologische Merkmale wie etwa die Hautfarbe von anderen unterscheiden. Und wenn wir Pflegenden das Verhalten von Amerikanern afrikanischer, asiatischer und mexikanischer Herkunft sowie von amerikanischen Ureinwohnern stereotypisieren, damit «wir ihnen» eine individualisierte Behandlung angedeihen lassen können, dann leisten wir – so wird den Studierenden beigebracht – eine soziokulturell sensibilisierte Pflege (Allman 1992; Powers 1992 b)!

Der Rekurs auf stereotype Wahrnehmungen zielt ausschließlich darauf, die gesellschaftliche Herrschaft der einen Gruppen über andere zu perpetuieren. Rasse sollte man, ganz ebenso wie Geschlecht, eher als Verb und nicht als Nomen begreifen, denn sie ist etwas, was wir in sozialen Situationen *tun* – und kein «Wesens»-Merkmal verdinglichter Sachverhalte. Aber im essentialisierenden pflegediagnostischen Diskurs ist diese Auffassung nirgendwo vertreten.

Einbruchstellen für den Ethnozentrismus gibt es nicht wenige; ein plastisches Beispiel ist der Einsatz von Pflegediagnosen, bei denen es um eine «Möglichkeit» oder «Gefahr» geht. Das Stereotyp des «gewalttätigen männlichen Schwarzen» kann dazu führen, daß man potentielle Aggressivität häufiger bei schwarzen als bei weißen Patienten diagnostiziert. Fernando (1988) unterstreicht diese Beobachtung: «… moralische Merkmale à la asoziales Verhalten können in (Pseudo-) Symptome umgebogen werden, wie es zum Beispiel bei der in der westlichen Psychiatrie gebräuchlichen diagnostischen Kategorie ‹psychopathisch› geschieht.» (S. 63) Farbige Patienten haben mitansehen müssen, wie man ganze Verhaltenskonstellationen dingfest macht, diagnostiziert und mit ihrem Nichtweißsein gleichsetzt.

Fortgeschrieben wird die Herrschaft via Kultur und Rasse im pflegediagnostischen Diskurs schließlich auch durch die Normalisierung. Die Pflegediagnostik ist ein normalisierender Diskurs; dieser führt zu (hier durch empirische Merkmale determinierten) Machteffekten, die auf wissenschaftlich fundiertem und angeblich wertneutralem Wissen basieren. Eingesetzt wird der Diskurs von handlungskompetenten Personen, die nicht nur an die Repressionshypothese, sondern auch an ihre Rolle, an diese ihre soziale Handlungskompetenz glauben.

Herrschaft über Frauen

Auch die Unterdrückung der Frauen wird durch die Sprache des pflegediagnostischen Diskurses am Leben erhalten. Angesichts der unterschiedlichen sozialen Erfahrungen von Männern und Frauen «räumen aufgeklärt denkende Pflegekräfte heute ein, daß Pflege ein klarer paradigmatischer Fall von Frauenunterdrückung in unserer Gesellschaft ist» (Bevis/Watson 1989, S. 44). Frauen wird beispielsweise häufiger als Männern die Diagnose manipulativ oder depressiv gestellt (Allen et al. 1991). Solche Diagnosen zeugen, in wissenschaftliche Sprache gefaßt, von der Idealisierung des Männerverhaltens und der Abwertung des Frauenverhaltens als «weiblich» – und damit als etwas, das unterhalb des Normalen liegt.

Im sozialen Umfeld von Frauen gibt es Kriterien, die die ihnen eigene Erfahrung abwerten und ihnen den Status einer – was die Macht betrifft – Minderheit zuweisen. Dieses Umfeld ist in Ätiologie oder Pflegemaßnahmen der Depression nirgendwo repräsentiert. Nicht anders als bei rassistisch festgelegten Merkmalen wird auch hier vorausgesetzt, daß die Pflegediagnose im Nicht-Mannsein der Patientin besteht, von der Pflegeperson erkannt und behandelt werden kann und in Veränderungen an der Patientin resultiert. Als zufriedenstellend gelten diese nicht etwa, wenn die Patientin, sondern wenn die Pflegekraft sie dafür hält, weil sie mit den Ergebniskriterien übereinstimmen.

Wenn man sich klarmacht, welchen Einfluß die männlich geprägte Professionalismus-Ideologie auf den pflegediagnostischen Diskurs hat, versteht man auch, warum manche weibliche Pflegekräfte die Sprache dieses Diskurses in ihrer Praxis nicht gerade hilfreich finden. So wird sie mal als unverständlich (Webb 1992), mal als «hohl, wenn nicht gar regelrecht einfältig» bezeichnet (Curry 1991, S. 124).

Pflege ist sozial als weibliche Betätigung konnotiert (Street 1992). Nach dem geltenden Stereotyp ist der Blick des Arztes der des objektiven (männlichen) Wissenschaftlers, der Blick der Pflegeperson dagegen der persönliche und vertrauliche Blick der Frau (Street 1992). Der pflegediagnostische Diskurs indessen folgt dem männlichen, medizinisch-professionellen Modell der objektiven Wissenschaft. In diesem Diskurs werden Persönliches und Vertrauliches überhaupt nicht zur Kenntnis genommen. Der Pflegekraft ebenso wie dem Patienten gilt beides als minderwertig; was zählt, ist die Hierarchie einer instrumentellen Herrschaft.

An Diagnosen, die nicht auf kontextabhängige Situationen zielen (Allen et al. 1991), läßt sich gut veranschaulichen, wie Verhaltensweisen als «von Natur aus männlich» oder «von Natur aus weiblich» und dementsprechend als gesellschaftlich wertvoll oder minderwertig eingestuft werden (Tannen 1990). «Die Professionalismus-Ideologie ist eine Kombination aus Heuchelei, Verdinglichung, Materialismus und Patriarchat, die die Wirklichkeit so entstellt, daß sie uns ‹normal› und ‹natürlich› vorkommt.» (Turkoski 1992, S. 152) Im pflegediagnostischen Diskurs werden Verhaltensweisen nicht als soziale Subjektpositionen diskutiert, für oder gegen die man sich handelnd entscheiden kann; das Verhalten der Frauen ist vielmehr «die Art, wie Frauen sind». In den Diagnosen werden die Konstellationen weiblicher Erfahrung unter normalisierende, wertgebundene Begriffe gebracht. Frauen, denen die Diagnose «Ineffektives, individuelles Bewältigungsverhalten» oder «Beeinträchtigte Rollenausübung» gestellt wird, bemühen sich in aller Regel um eine Therapie, statt die Wissenschaft zu kritisieren, aus der die Diagnose stammt.

Denkbar ist, daß weitere einschlägige Forschungsarbeiten in der empirisch-analytischen Wissenschaftstradition noch mehr Kriterien für die Pflegediagnose der Geschlechtsrollenstörung erbringen, bei der die diagnostizierte Frau die Erwartungen an Weiblichsein nicht erfüllt. Pflegerin und Patientin verfangen sich hier in normalisierten patriarchalen Beschreibungen ihres eigenen Verhaltens und ihrer Interaktion.

Klassenherrschaft

Die Klassenherrschaft wird durch die Sprache des pflegediagnostischen Diskurses perpetuiert. Mit O'Neill definiere ich den sogenannten «Klassismus» als 1. Stereotypenbildung auf der Basis ökonomischer Klassen mit entsprechender Diskriminierung und 2. Höherbewertung der aus der Dominanzkultur stammenden klassenspezifischen Modelle, Zielsetzungen und Strategien gegenüber denen marginalisierter gesellschaftlicher Gruppen (O'Neill 1992, S. 140).

Um Sozialstatus und Machtstellung abzusichern, hat sich die Pflege im Laufe der Geschichte die «klassistischen», sozial restriktiven Zulassungsbedingungen des Medizinstudiums zueigen gemacht. Unbeabsichtigte Konsequenz dieser Restriktionen ist die Aufrichtung von Barrieren für Menschen, die keine Weißen sind und weder aus dem Mittelstand noch aus besitzenden Schichten stammen (Carnegie 1991). An die dergestalt selegierten Studierenden gibt man während der Ausbildung die wertgebundenen pflegediagnostischen Konstrukte weiter. Ziel dieses Lernprozesses ist die Aneignung eines «Dogmas», das der Kultur der professionellen Pflegekraft die soziale Funktion des Helfens, der Hilfe für die Unterschichten zuschanzt (Rodgers 1991). Nirgendwo ist im pflegediagnostischen Diskurs die Rede davon, daß Pflegekräfte selber Schichtarbeit leisten, Stechuhren bedienen oder der Gewerkschaft beitreten.

Das Arbeiten mit Pflegediagnosen hat klassistische Effekte, weil es den der kapitalistischen Basis der amerikanischen Demokratie axiomatisch unterstellten Wert bestärkt. An keiner Stelle in der pflegediagnostischen Literatur ist die Rede davon, daß diese Diagnosen ihren Ursprung in einem ungerechten und unterdrückenden ökonomischen System haben könnten. Die Pflegemaßnahmen konzentrieren sich ganz auf die Anpassung der Betroffenen an ihre gesellschaftliche

Stellung (die jeweils an sie gerichteten Rollenerwartungen) und nicht etwa auf deren Veränderung. Wer nicht imstande oder willens ist, sich anzupassen, sieht sich mit einer weiteren Diagnose konfrontiert, in der meistens irgendeine «Funktionsstörung» oder «fehlende Kooperationsbereitschaft auf Grund von Wissensmangel» oder auch «Verleugnung» festgestellt wird.

In welcher Weise der kapitalistischen Basis der amerikanischen Demokratie Wert unterstellt wird, veranschaulicht die Pflegediagnose «Machtlosigkeit» und ihre Anwendung auf Obdach- und Arbeitslose. Ist die Ohnmachtssituation nur die Abweichung von einem Normalzustand, auf den jeder ein Recht hat? Besteht folglich die Pflegemaßnahme darin, den Betroffenen einen Arbeitsplatz oder ein Dach über dem Kopf zu verschaffen? Eine Revolution zu unterstützen, dank derer die Produktionsmittel in die Hände der Arbeiterklasse übergehen? Die der amerikanischen Demokratie immanente Unterdrückung wird nicht zur Kenntnis genommen.

Die offizielle Definition der Machtlosigkeit lautet: «die Feststellung, daß das eigene Handeln sich nicht wirksam in einem Resultat niederschlägt; ein von den Betroffenen selbst bemerkter Mangel an Verfügung über eine bestimmte Situation oder ein unmittelbares Geschehen» (McFarland/McFarlane 1993, S. 505). Vorgesehen sind folgende Maßnahmen: Man gibt den Patienten immer wieder Gelegenheit, ihre Gefühle über sich und ihre Beschwerden zu äußern; man zieht sie so oft wie möglich (etwa bei der Wahl des Zimmergenossen oder der Kleidung) zur Entscheidung heran; man bestärkt sie in dem Gefühl, Partner des Gesundheitsteams zu sein, und in ihrem Recht, Fragen zu stellen; man bringt ihnen beobachtende Selbstkontrolle bei und verschafft ihnen wichtiges Lernmaterial; man nimmt die Realitätswahrnehmungen unter die Lupe und sorgt wenn nötig für Klärung, indem man Informationen gibt oder Fehlinformationen korrigiert; man hilft ihnen, ungestört mit anderen Mitgliedern des Gesundheitsteams zu kommunizieren (McFarland/McFarlane 1993, S. 508).

Unübersehbar zielen all diese Strategien auf Kontrolle und gewähren den Patienten nur nichtssagende und scheinhafte Entscheidungen und Feedbacks. Hängt die Machtlosigkeit des Patienten mit ökonomischen Bedingungen zusammen, so werden mit solchen Maßnahmen die Interessen der Obdach- und Arbeitslosen noch zusätzlich heruntergespielt, ökonomische Ungerechtigkeit wird ignoriert, die Unterdrückung Obdach- und Arbeitsloser aufrechterhalten, und die Opfer werden für ihr Unglück selbst verantwortlich gemacht.

Mit ihrer Überbetonung der Pflegemaßnahmen votiert die NANDA-Literatur für die Anpassung der Patienten an die aktuellen Verhältnisse, auch die ökonomischen, egal wie unerträglich sie sein mögen. Wenn sich die Pflegekräfte bei bestimmten Patienten nicht durchweg für die Anpassung an extreme Verhältnisse starkmachen, dann zeugt das nicht von der Flexibilität der Taxonomie oder der Pflegewissenschaft, sondern allein vom letztlich sich durchsetzenden Mitgefühl der Pflegeperson.

Wird die Diagnose «Machtlosigkeit» gestellt, so ist die Pflegekraft gehalten, dem Patienten Problemlösungstechniken und wirksame Kommunikationsfähigkeiten beizubringen. Als Ergebniskriterien für diese Diagnose gelten: 1. Patienten verbalisieren das Gefühl, daß sie Situationen und Resultate im Griff haben; 2. Patienten beweisen adäquates Rollenverhalten und Bewältigungstechniken; und 3. Patienten zeigen passende Stimmungslage (McFarland/Wasli 1986). Bei ökonomisch Benachteiligten zeugen auch diese Ergebnisse von Entwürdigung und Unterdrückung. Die mit sozialer Handlungskompetenz ausgestatteten Pflegepersonen haben hier also die Funktion, im Rahmen eines als gegeben und unhinterfragt hingenommenen unterdrückungsträchtigen Wirtschaftssystems an der Entwicklung der passenden Gemütslage und des richtigen Rollenverhaltens mitzuwirken.

Herrschaft der Medizin über die Pflege

Die Herrschaft der Medizin über die Pflege wird durch den pflegediagnostischen Diskurs gestärkt, weil er selber auf dem medizinischen Modell der professionellwissenschaftlichen Hierarchie basiert, die in ihrem gegenwärtigen Zustand als «natürlich» und «normal» vorausgesetzt wird. Das Pflegewissen ist dem medizinischen Wissen und die Pflegepraxis von Rechts wegen der ärztlichen Praxis untergeordnet. Die Pflegekräfte «übernehmen sowohl die Wissensformen [der Medizin] als auch das Paradigma, in dem dieses Wissen entsteht» (Street 1992, S. 8). Manche Autorinnen haben die These vertreten, daß die Wahl des Wortes «Diagnose» sich womöglich aus unserer «paternalistischen» Machtbeziehung zur Medizin erklären läßt und die Pflege mit Hilfe dieses Begriffs einerseits von der Medizin separiert, andererseits nach deren ureigenem Bild geformt wird (Kobert/Folan 1990; Mitchell 1991).

Gerade mit ihrer Anlage nach dem Muster der dominanten Gruppe hält also die Pflegediagnose die Pflegenden in ihrer dienenden Stellung fest (Todd 1991). Etwas blauäugig behauptet Roberts (1990), der Einsatz von Pflegediagnose und Pflege-DRGs könnte der Zusammenarbeit zwischen Pflegekräften und Ärzten oder Ärztinnen förderlich sein, weil die letzteren sich dann an pflegediagnostischen Sitzungen beteiligen würden (S. 55). Dagegen sieht es ganz so aus, als gebe es heute weniger Zusammenarbeit zwischen ärztlichem und pflegerischem Personal als noch im 19. Jahrhundert (Pillitteri/Ackerman 1993).

Die Herrschaft der Medizin über die Pflege wird gestärkt, weil sie weder in Frage gestellt noch überhaupt zur Kenntnis genommen wird. Die konfliktvermeidende Strategie der Nachahmung soll helfen, Pflege mit Nachdruck als etwas «kaum von der ärztlichen Tätigkeit Unterschiedenes» zu definieren. Weil der pflegediagnostische Diskurs von den historisch komplexen und eingewurzelten (strukturellen und sozialen) Macht/Wissen-Beziehungen zwischen Medizin und

Pflege nichts wissen will, hält er die Herrschaft der Medizin über die Pflege am Leben.

Herrschaft der Akademikerinnen über die Praktikerinnen

Der pflegediagnostische Diskurs perpetuiert auch die Herrschaft der Akademiker über die in der Pflege Tätigen. Historische Tatsache ist, daß man es für richtiger hielt, der Pflege einen professionellen Status zu verschaffen, als die Verteilung von Pflegewissen und -techniken zu kontrollieren (O'Neill 1992). Im pflegediagnostischen Diskurs wird daher der Zugriff auf die Praxis von der einzelnen Pflegekraft weg in den Wirkungsbereich der Akademiker verlagert.

Auf dem fünften Bundeskongreß wurden die Pflegekräfte gebeten, sich zu dem von der Pflegetheorie entwickelten Begriffsrahmen für das Klassifizierungssystem der Pflegediagnostik zu äußern. Die Antworten reichen von der Ansicht, dies könnte etwas bringen, bis zu unumwundener Ablehnung (Kim/Moritz 1982, S. 264–272). Am häufigsten bemängelten die Pflegekräfte, daß die Pflegedokumentation mit Hilfe dieses Begriffsrahmens zu viel Zeit in Anspruch nehmen werde und daß unklar bleibe, was «ganzheitlicher Mensch» eigentlich heißt.

Die allen Pflegekräften gemeinsamen Ziele sind auf diese Weise in professionelle Probleme und Arbeitsbedingungen aufgespalten worden. Dabei gelten die letzteren als Fragen, die mit der pflegediagnostischen Taxonomie wenig zu tun haben. Diese Auffassung läßt eine Kluft zwischen Akademikerinnen und praktizierenden Pflegekräften entstehen. Eine Ideologie aber, die nur von einer Elite und nicht von den gewöhnlichen Sterblichen getragen wird, kann den Berufsstand in gegnerische Lager spalten (Gamer 1979).

Die Spannung zwischen Ausbildungs- und Praxisideologie zeigt sich bei den Pflegekräften an der Art und Weise, in der sie mit dem pflegediagnostischen Diskurs umgehen. Thompson zum Beispiel (1985) hat bei den in der Pflege Tätigen einen häufig paradoxen Umgang mit empirischen Texten beobachtet. An die diagnostische Aufgabe gehen sie mit dem Vorverständnis von Arbeitnehmerinnen heran, während sie die Taxonomie mit dem Vorurteil ambitionierter intellektueller Fachfrauen verwenden. Die Praxisideologie strukturiert den Zeit/Raum der klinischen Begegnung nach gewerblichem, verwaltungstechnischem Vorbild. Der pflegediagnostische Diskurs strukturiert die klinische Begegnung nach professionell medizinisch-wissenschaftlichem Vorbild.

Praktizierende Pflegekräfte sind mißtrauisch gegenüber den Akademikerinnen, weil sie Emanzipationsstrategien für Pflegende unterbreiten, ohne selbst praktisch tätig zu sein (Street 1992). «Solange man an der Erklärung festhält, die Pflegepraxis entstehe und entfalte sich aus formalisierter Theorie und technologischen Fortschritten, bleiben die Krankenpflegekräfte außen vor – oder wollen vielleicht auch gar nicht beteiligt sein.» (Maeve 1993, S. 6) Und bei Thomas/Newsom (1992) heißt es: «Seit den siebziger Jahren ist Pflegediagnostik hier und da integraler Bestandteil der Pflege-Curricula, aber noch immer klafft eine große Lücke zwischen Theorie und Praxis.» (S. 183) Turkoski zufolge (1988) «gab es nur kümmerliches Material aus der Pflegeforschung, das die Tauglichkeit bestimmter Pflegediagnosen oder die Effizienz der Pflegediagnostik für die tatsächliche Klientenversorgung belegen könnte» (S. 144).

Carpenito (1993), seit 1975 in der pflegediagnostischen Bewegung tätig, hat zwei verschiedene Gruppen von Gegnern der Pflegediagnose ausgemacht: Die einen wissen überhaupt nichts über sie und wollen sie auch nicht ausprobieren, die anderen sind der schlichten Ansicht, es handele sich um überflüssigen Fachjargon und bloße Mehrarbeit. Carpenito räumt ein, daß die praktizierenden Pflegekräfte sich mit der Pflegediagnostik noch immer schwertun, meint aber, die Anwendungsprobleme müßten mit vermehrter Forschungsarbeit angegangen werden.

Schilder und Edwards hingegen (1993) machen geltend, es sei falsch, daß die Akademikerinnen die Aufgabe der Anwendung von Forschungsergebnissen auf die Praktikerinnen abschieben und deren Widerstreben mit Fortbildungskursen zu beseitigen suchen. Es sei sehr unwahrscheinlich, daß dieses Widerstreben durch vermehrte Forschungsarbeiten oder Weiterbildungsangebote oder reichlichere Versorgung der Studierenden mit ideologischen Perspektiven aufgelöst werden kann (siehe auch Wiebe 1991).

Eines der Probleme, die Pflegekräfte mit der Pflegediagnose haben, besteht darin, daß deren Diskurs das Allgemeine höher einstuft als das Besondere, die Norm höher als das Individuelle, die medizinische Knidos-Tradition höher als die Kos-Tradition. Dickoff und James haben 1986 in einem Kommentar zu ihrem 1971 verfaßten Artikel noch einmal über ihre Idee einer situationsproduzierenden Theorie nachgedacht, die imstande wäre, die nach ihrer Ansicht immer breiter werdende Kluft zwischen Akademikerinnen und praktizierenden Pflegekräften zu überbrücken. Für sie standen nur zwei Wege zur Wahl. Entweder man gründet die Praxis auf ein aus der situationsproduzierenden Theorie (wie etwa der Pflegediagnose) entwickeltes Wissenskorpus. Oder aber man überläßt sie den Launen des Augenblicks.

Die hier gemeinte situationsproduzierende Theorie soll mehr sein als eine Beschreibung plus Kausalerklärung. Enthalten in ihr sind Pflegezweck, Patient, Pflegekraft ebenso wie Ergebnis, Verfahren und Dynamik der Situation, die produziert werden soll. Auf ein solches Maß an bewußter Kontrolle müßte jeder logische Positivist mit neiderfüllten Augen blicken. Die Beschreibung, die Dickoff und James von der situationsproduzierenden Theorie geben, paßt genau auf den im dritten Kapitel vorgestellten Taylorschen «Morbus».

Auch auf dem achten Bundeskongreß haben Dickoff und James zum Verhältnis zwischen Akademikerinnen und praktizierenden Pflegekräften referiert (1989). In ihrem Beitrag nennen sie eine dreifache «Erneuerung», die die pflegediagnostische «Bewegung» dringend brauche, und stellen ausdrücklich die Frage: «Wer hat in der pflegediagnostischen Bewegung das Sagen – die Praktikerinnen oder die Akademikerinnen?» (S. 101). Sie empfehlen, den ersteren das Heft wieder in die Hand zu geben, denn: «Es ist keineswegs ausgemacht, daß die für die Anwendung Verantwortlichen – gerade in dieser ihrer Funktion – auch als diejenigen betrachtet werden, die die Begriffe entwickeln und neu schaffen.» Hier wird die «Erneuerung» der pflegediagnostischen Bewegung wenigstens zu einem Teil von der praktizierenden Pflegekraft her und nicht als Plädoyer für vermehrte akademische Forschung formuliert.

Herrschaft über die Pflege im Gesundheitswesen

Dem pflegediagnostischen Diskurs zufolge besteht das richtige Ziel, das die Pflege im Rahmen des Gesundheitswesens verfolgen sollte, in ihrer macht- und statusmäßigen Gleichstellung mit der Medizin, von der sie aber ihrem Interesse nach strikt unterschieden bleibt. Ganz im Ton des pflegediagnostischen Diskurses schreibt Harrington: «Oberstes Ziel der Pflegediagnose ist die Anpassung [der Pflege an ihr Umfeld] …» (1988, S. 94). Dieses Umfeld gilt also nicht als veränderbar. Die Pflege hat allein die Aufgabe, sich mit Hilfe der Pflegediagnostik an das bestehende Gesundheitssystem anzupassen. Angesichts der Tatsache, daß das amerikanische Gesundheitswesen sich mitten in einem radikalen Wandel befindet, ist die Pflege aufgefordert herauszufinden, wieweit die Pflegediagnose in den Kontext dieser Gesundheitsreform hineinpaßt.

Carlson et al. (1981) vertreten die Ansicht, daß «jedes Hindernis, das der weiteren Entwicklung und Klassifizierung der Pflegediagnosen in den Weg gelegt wird, eine Gefahr für die Profession selber darstellt.» (S. 16) «Politisch hat die Pflegediagnostik mehr für den Fortschritt der Berufspraxis getan als jede andere wissenschaftliche, berufsständische oder ausbildungsbezogene Bewegung zuvor.» (Fitzpatrick 1990, S. 102) Und Woolley (1990) betont, die pflegediagnostische Bewegung sei diejenige, die die Pflege am meisten voranbringen könne.

Thompson zufolge (1992) hat die Pflege in den siebziger und achtziger Jahren Vorstellungen von Gesundheit, Pflege, Mensch und Umfeld geschaffen. Konstruiert wurden sie von privilegierten weißen Pflegekräften, die sich ihren Platz in einem von Geschäft und Medizin beherrschten Gesundheitswesen sichern wollten, ohne Machtprobleme zu thematisieren. Mit der wertfreien Nachahmung der Diskurspraktiken von Gruppen, die das Gesundheitssystem dominieren, glaubte man zu Autonomie, Unabhängigkeit und Selbstbestimmung zu gelangen. So kann man zwar vorgehen, aber «wie haben es Atemtherapeuten, Physiotherapeuten, Diätberater und Heilpraktiker, die allesamt im Vergleich zu den Pflegekräften jüngeren Berufen angehören, geschafft, auch ohne diese mühselige Wortsucherei zielstrebig auf höhere Bezahlung und unbestrittenen professionellen Status zuzusteuern?» (Curry 1991, S. 124) «Die Ärzte haben keinerlei Identitätskrise durchgemacht, als sie nach und nach, über die Jahre hinweg, ‹ärztliche› Aufgaben an Pflegekräfte abgegeben haben.» (S. 126) Dergleichen Hinweise auf die fortgesetzte Unterdrückung der Pflege werden im pflegediagnostischen Diskurs konsequent ignoriert.

Die Diskussion über das Thema «Versorgen vs. Heilen» war Teil einer breiteren Bewegung, zu der auch die Pflegediagnostik gehörte. Mit der Konzentration auf Versorgung und Betreuung sollte die Pflege gänzlich aus dem Zusammenhang mit der Medizin herausgelöst werden, und jeder Rekurs auf den Krankheitsbegriff wurde zum schwerwiegenden Mißgriff. Das sogenannte «regressive medizinische Paradigma» (Kritek 1980) machte aus der Krankheitsbehandlung eine Tätigkeit, die die Pflegekräfte verachteten, aber nachahmten. Wer von Machtfragen nichts wissen will und die Strategie des «end run», des Sich-Herumdrückens um das Verhältnis zur Medizin verfolgt, perpetuiert durch sein Wegsehen die im Gesundheitssystem bestehende Herrschaft über die Pflege.

Das 1980 von der ANA verabschiedete Social Policy Statement richtete sich an Außenstehende und wollte mit Hilfe des medizinischen Sprachmodells für die Statusverbesserung des Pflegeberufs werben (Allen 1987). Von nun an behandelten Pflegekräfte mit der Pflegediagnose nicht mehr «Patienten», sondern «Klienten» und schoben dem Opfer die Schuld zu, wenn die Pflege nicht zu den gewünschten Ergebnissen führte. Der Zeitgeist verbot es den Diskursteilnehmern, in der pflegediagnostischen Sprache auch nur irgendein medizinisches Wort zu benutzen, und das Ganze war «ein stark politisiertes Unternehmen» (Kritek 1980, S. 5). «Auch spricht nichts dafür, daß sie [die Pflegediagnosen] zur Klärung der Pflegeaufgabe oder zur Verbesserung der Kommunikation unter den Pflegekräften selbst sowie zwischen ihnen und den übrigen Mitgliedern des Gesundheitsteams beigetragen hätten.» (Meleis 1991)

Das für die Pflegediagnostik herangezogene medizinische Professionalismusmodell ist – wegen der uneingestandenen, auf wertfreier Wissenschaft basierenden elitistischen Prämissen – als Strategie zur Erlangung von Autonomie im Gesundheitssystem denkbar kontraproduktiv (Street 1992). Douglas und Murphy (1990) kommen zu dem Schluß: «In dem Maße, in dem wir uns das medizinische Modell zum Vorbild nehmen, geben wir uns der Hoffnung hin, die Ausarbeitung adäquater und allein für die Pflegepraxis geltender Klassifikationssysteme werde uns gegen andere Gesundheitsberufe abgrenzen, uns die Anerkennung als eigenständige Wissenschaft verschaffen, ein hohes Praxisniveau garantieren und weitere, nicht nur für die einzelne Pflegekraft, sondern den Pflegeberuf als Gesamtdisziplin wichtige Ziele durchsetzen helfen.» (S. 17) Und weiter unten heißt es warnend: «Der pflegerische Berufsstand erhofft sich zu viel von der Pflegediagnostik», er «hat seine Erwartungen so in die Höhe geschraubt, daß sie nicht mehr realistisch sind» (S. 20).

Widerstandspraktiken

Der Widerstand gegen die durch den pflegediagnostischen Diskurs perpetuierte Unterdrückung äußert sich in sehr unterschiedlichen Formen. Die Widerstandspraktiken entstehen im je besonderen Kontext, im pflegepraktischen Einzelfall mit ganz bestimmten Pflegepersonen und Patienten. Diese Praktiken, die gegen die unterdrückenden, durch die pflegediagnostische Ideologie konstituierten Machtbeziehungen gerichtet sind, nehmen je nach Kontext andere Gestalt an. Der Widerstand einer Pflegekraft im Krankenhaus wird anders ausfallen als der Widerstand von Studierenden oder der von Patienten oder Akademikerinnen.

Um die gegen Macht/Wissen gerichteten Diskurse und Praktiken näher bestimmen und von Praktiken unterscheiden zu können, die Macht/Wissen und Repressionshypothese absichern helfen, empfiehlt sich die Frage: Wem nützt der betreffende Diskurs? Die Analyse der Widerstandspraktiken ist auch als kritische Gelehrtenarbeit bezeichnet worden. Nach der Definition von Thompson (1987) ist diese «ein Denk- und Handlungsmuster, das die institutionalisierten Macht- oder Herrschaftsbeziehungen in der sozialen Wirklichkeit der Pflege in Frage stellt» (S. 28).

Jeder einzelne der hier interessierenden Widerstandsdiskurse steht für eine potentielle, konstruierte Subjektivität, die dann die Ideologie bereitstellen könnte, mit der sich widerständige Bedeutung gegen die vom pflegediagnostischen Diskurs in der betreffenden Situation produzierten unterdrückenden Machteffekte herstellen läßt. Widerständig sind diese Diskurse nicht von allein.

Ferner will ich zeigen, wie die Widerstandspraktiken in den vorherrschenden pflegediagnostischen Diskurs integriert, kooptiert werden. Genau wie Unterdrückung ist Kooptierung keine bewußt festgelegte Strategie der Machtbeziehungen. Für Wissenschaftsideologen bildet der Prozeß, in dem sich ein Dominanzdiskurs Minderheitsmeinungen einverleibt, einen Bestandteil der Entfaltung von Wahrheit. Für Diskursanalytiker dagegen sichert er via Repressionshypothese den immer weiter wachsenden Einfluß von Macht/Wissen.

Der Widerstand der Pflegepraxis

Street (1992) zeigt, daß der Praxiswiderstand gegen Machtstrategien in unterschiedlicher Gestalt auftritt: etwa als heimliches Herummanipulieren, als passiver

Widerstand oder als offene Herrschaftskritik. Da die Pflegepraxis zur mündlichen Kultur gehört, ist die Pflegedisziplin als ganze bikulturell. Das Niederschreiben dauert so lange, daß es mit dem Tempo der Arbeitsschicht nicht mithalten kann. Die entscheidenden Informationen werden mündlich entgegengenommen und an andere Pflegekräfte weitergegeben, manchmal im Plauderton des «Schwätzchens» (Laing 1993), also eines als minderwertig eingestuften Redens, das im pejorativen Sinn mit Frauen assoziiert wird.

Die Pflegediagnostik ist Teil der schriftlichen Pflegekultur, die nach Ansicht der Praktikerinnen den Pflegenden von den Akademikerinnen aufgedrückt wird (Mitchell 1991). Die aus der Praxisideologie erwachsenden Widerstandshandlungen können also eine passive Form annehmen à la: «Ich mache den Schreibkram nicht» oder mache ihn wenigstens nachlässig, denn ohne schriftliche Notizen läßt sich nur schwer sagen, ob die Pflegeperson die Versorgung der Patienten eigentlich mit Hilfe der Pflegediagnose organisiert. Die schriftliche Pflegekultur deutet sich diesen passiven Widerstand so, daß die Pflegekräfte nicht darauf vorbereitet sind, für ihre Handlungen und Entscheidungen zur Verantwortung gezogen zu werden (Carpenito 1993).

Akademiker und Verwaltungsangestellte gehen mitunter von der Prämisse aus, die schriftliche Kultur sei mehr wert als die mündliche. Was sie dabei im Blick haben, sind die Grenzen, die der systematischen und abstrakten Analyse der Pflegepraxis durch das Mündliche gezogen werden (Street 1992). «Methodisch strenge, explizite Aussagen legen die Bedeutung fest und lassen keinen Raum für Interpretationsnuancen, wie es das stillschweigende Verstehen tut.» (Gordon 1984, S. 246) Ohne den «ermutigenden Anstoß» durch die Institution ist es unter Pflegenden unüblich, überhaupt mit Pflegediagnosen zu arbeiten (Thomas/Newsom 1992).

Pflegekräfte, die mit Managementaufgaben betraut sind, haben geäußert, die rechnergestützte Pflegediagnostik liefere eine Fülle von Managementdaten (Mehmert et al. 1989). Für die Praktikerinnen hingegen hat die systematische Analyse auf abstrakter Ebene wenig Wert, und zwar unabhängig davon, was man ihnen in der Ausbildung beigebracht hat. Ihr Widerstand ist passiv und unorganisiert (Street 1992, S. 269).

Zu dem aus der mündlichen Pflegekultur erwachsenden Widerstand gegen die Pflegediagnose gehört, daß die der mündlichen Kommunikation inhärenten intersubjektiven Bedeutungen und die intersubjektiven Kommunikationseffekte – Anteilnehmen, Unterstützen, Zuwenden, Interagieren, Lernen und Lehren – ins Zentrum gerückt und hoch bewertet werden. Consciousness-raising-Gruppen (bewußtseinsbildende Gruppen) können den Pflegenden helfen, ihrer mündlichen Kultur eigenen Wert beizumessen, die den Prozeß abwertenden Machtverhältnisse zu kritisieren und Strategien zu entwickeln, wie das von anderen Erzählte gesammelt und wie daraus gelernt werden kann. Street (1992) vertritt die These, dieser Ansatz könne die Pflegekräfte zu veränderndem, widerständigem Handeln befähigen.

Der Diskurs der klinischen Expertenpraxis setzt – ebenso wie der im dritten Kapitel dargestellte hippokratische Ansatz – auf das klinische Urteilsvermögen im je besonderen Kontext. In der hippokratischen Denktradition ist der klinische Blick mehr wert als die mit der Entwicklung des allgemeinen Wissens verbundene taxonomische Perspektive. Der Diskurs des in bestimmten, kontextualisierten klinischen Situationen eingesetzten Sachverstands stellt eine Sprecherposition bereit und gibt den Pflegekräften die Wörter an die Hand, mit denen sie Widerstand gegen die pflegediagnostische Bewegung äußern können.

Über das Spannungsverhältnis zwischen wissenschaftlichem und klinischem Urteilsvermögen wird auch in der Medizin nach wie vor debattiert. «Solange medizinische Gesetze nichts anderes sind als statistische Wahrscheinlichkeiten, die für begrenzte Populationen gelten und im klinischen Einzelfall nicht unbedingt immer gültig sein müssen, kann die Medizin nicht die reine Wissenschaft der Einzelphänomene sein.» (Spicker 1987, S. 404) Medizinische Diagnosen verschaffen weder den Ärzten noch den Pflegekräften eine klinische Perspektive (Levine 1989). Auch in der Pflege stehen, ganz wie in der Medizin, beide Blickrichtungen in einem Spannungsverhältnis.

Der pflegediagnostische Diskurs blendet diese Spannung zwischen klinischer und taxonomischer Perspektive aus, indem er mit Hilfe der fundamentalphilosophischen Prämissen der empirisch-analytischen Wissenschaftstradition etwas zu kategorisieren versucht, das an den Taylorschen «Morbus» erinnert. Hieraus erwachsen dieselben Spannungen, wie wir sie aus der Medizin kennen; im pflegediagnostischen Diskurs aber bleiben sie uneingestandene Voraussetzung. Damit wird der Diskurs der klinischen Praxis in den vorherrschenden pflegediagnostischen Diskurs kooptiert.

Benners Arbeit über die Expertenpraxis (1984) führt das Spannungsverhältnis zwischen beiden Perspektiven anschaulich vor und zeigt, wie die Kooptierung funktioniert. Benner (1984) trägt typische Einzelfälle zusammen, beschreibt sie und behauptet, jeder von ihnen stehe nicht für eine sachkundige Pflege*person,* sondern für sachkundige Pflege*praxis* in einem je besonderen klinischen Kontext. Machtprobleme werden dabei gänzlich ausgeblendet (Street 1992); dem kontextualisierten Diskurs wird aber hoher Wert beigemessen.

Unübersehbar ist die Spannung zwischen klinischem und wissenschaftlichem Ansatz dort, wo die Bennersche Arbeit in den Dominanzdiskurs des verallgemeinerbaren wissenschaftlichen Macht/Wissens kooptiert wird. Die klinischen Kompetenzen, die bestimmten kontextgebundenen Beschreibungen sind in abstrakte, meßbare klinische Gehaltsskalen übersetzt worden. Die Beschreibungen werden nicht als Darstellung kontextabhängiger *Verhaltensweisen,* sondern als standardisierte Kriterien für die Bewertung der einzelnen *Pflegepersonen* verwendet. Das aber steht im Widerspruch zu der Intention, die Benner eigentlich mit der Arbeit über klinische Verhaltensweisen verfolgt hat, und reduziert die Möglichkeiten dieses Diskurses, Wörter zum Aufbau einer Sprecherposition bereitzustellen, von der aus Widerstandspraktiken gegen die der Pflegediagnose inhärenten Machtbeziehungen artikuliert werden könnten.

Carpenito (1993) unterstützt diese Kooptierung noch mit der Forderung, wir müßten die pflegediagnostische Sprache standardisieren, um ihr die intuitiven Seiten der Expertenpraxis *einzuverleiben.* Die im pflegediagnostischen Diskurs ausgeblendeten oder aussortierten Merkmale der Expertenpraxis sind das Beziehungsförmige, das Zufällige und das Nichtverbale. Aus diesen Konzepten der Expertenpraxis läßt sich eine Redeweise bilden, die sich die Pflegediagnostik nur mit Mühe einverleiben und mit der man seine Opposition gegen ihre Machtimplikationen formulieren kann.

Ein weiteres Beispiel für die förmliche Kooptierung von Praxisproblemen, aus denen sich Widerstandsstrategien gewinnen lassen, ist der Begriff der Achsen. Auf dem neunten Bundeskongreß wurde angeregt, man solle die Achsen gleichsetzen mit den Diagnosen der Taxonomie II (Carroll-Johnson 1991). Begründet wird das bei Hoskins et al. (1992) mit dem Argument, die Pflege-Gemeinschaft habe die Fähigkeit der Pflegediagnostik, über die Pflegepraxis Auskunft zu geben, entschieden in Frage gestellt. Aus den angesprochenen Problemen seien dann die Achsen geworden. Sie «beschreiben die Dimensionen des Menschseins» (S. 117).

Innerhalb des pflegediagnostischen Systems ist das Arbeiten mit Achsen jedoch ein Versuch, diskursive Widerstandspraktiken in das herrschende Modell zu kooptieren und dergestalt einen klassifizierbaren «Morbus» zu bilden, der sowohl für allgemeines Wissen als auch für klinische Besonderheit steht. Das bringt nicht bloß Spannungen innerhalb des Diskurses, sondern läuft auf pauschale Beihilfe zu einer Ausweitung der auf Kontrolle zielenden Biomachtstrategien hinaus, die nur möglich ist, weil die aus dem mündlichen Diskurs der Pflegepraxis stammende Akzentuierung der Individualität kooptiert wird.

Dasselbe gilt für den marginalisierten Diskurs des Umsorgens *(caring)* als Quelle potentieller Subjektivität. Barnum (1990) hat die These vertreten, die Pflegediagnose sei nur ein Trend gewesen, der heute vom neu entstehenden Interesse an der fürsorglichen Betreuung abgelöst werde. Swanson zum Beispiel (1991 und 1993) hat für die Pflege eine auf phänomenologische Forschung gegründete Theorie des Umsorgens entwickelt.

Aber dieser Diskurs der Fürsorglichkeit wird nachweislich von der Wissenschaftsideologie kooptiert. Watsons Arbeit über die umsorgende Betreuung (1985) ist von Gray (1992) mit dem Argument kritisiert worden, Fürsorge meine mittlerweile keinen Prozeß oder Zustand mehr, sondern sei zum empirisch beweisbaren klinischen Begriff geworden und werde als Theorie oder Wissenschaft bezeichnet. Gray beschreibt die Spannung zwischen ihrer und Watsons Arbeit aus einer feministischen Widerstandsperspektive.

Aus dem Caring-Diskurs lassen sich Wörter und Perspektiven zur Konstruktion einer Ideologie gewinnen, die widerständige Praktiken gegen die mit dem Einsatz von Pflegediagnosen verbundenen Machtbeziehungen hervorbringt. Sprechen, sprachlich artikulieren ließe sich der Widerstand gegen die der Pflegediagnostik inhärente Herrschaft über die Patienten mit Hilfe von Fürsorglichkeitsmetaphern, in denen wertende Aussagen ebenso zur Geltung kommen wie der Zusammenhang mit der jeweiligen Situation.

Feminismus als potentieller Widerstand

Der feministische Diskurs hat gute Chancen, alternative Sprecherpositionen und Wörter bereitzustellen, mit deren Hilfe sich diskursive Widerstandspraktiken gegen die Herrschaftseffekte der Pflegediagnose ausbilden lassen. Die Pflege im allgemeinen mißt dem feministischen Diskurs minderen Wert bei (Dickson 1993), und die Pflegediagnose im besonderen vermeidet ihn gänzlich. McFarland und McFarlane zum Beispiel (1993) erwähnen das Wort feministisch überhaupt nicht. Unter den vielen auf den Bundeskongressen vorgestellten Forschungsarbeiten über Pflegediagnosen ist keine, die sich als «feministisch» bezeichnet.

Mit der Orientierung am ärztlichen Berufsmodell haben die führenden Vertreterinnen der weißen mittelständischen Pflegeverbände ihre Kontakte zu Frauengruppen gekappt und sich stattdessen mit berufsständischen Gruppen verbündet. Im Jahr 1908 hat die ANA eine Resolution, die sich für das Frauenwahlrecht stark machte, mit der Begründung abgelehnt, eine Meinungsäußerung zu derartigen Problemen sei nicht Sache des Berufsstands. Dieses Votum wurde 1915, wenige Jahre vor dem Nineteenth Amendment, der Verfassungsänderung für das Frauenwahlrecht, zurückgenommen. O'Neill zufolge (1992) nimmt die ANA sogar eine noch ablehnendere Haltung gegenüber dem (gegen sexistische Diskriminierung gerichteten) Equal Rights Amendment ein, für die sich in der Öffentlichkeit nach wie vor die National League for Nursing (NLN) einsetzen muß (S. 143).

Nach Streets Ansicht (1992) zeugt der pflegediagnostische Diskurs von dem Wunsch, sich dem Unterdrücker, nämlich der Medizin, anzugleichen. In der Pflegediagnostik erkennt sie das typische Beispiel des liberalen Feminismus, der im bestehenden Unterdrückungssystem auf gleiche Rechte zielt, ohne sich für die Veränderung dieses Systems, das nur weißen, mittelständischen heterosexuellen Frauen eine Mitwirkung zugesteht, zu interessieren (S. 52). Der im zweiten Kapitel dargestellte postmoderne Feminismus liefert die Perspektive, aus der sich eine radikalere Kritik an der Pflegediagnose, wie sie auch hier geleistet wird, vortragen läßt.

Der pflegediagnostische Diskurs mißt der Männlichkeit höheren Wert bei als der Weiblichkeit (Shamansky/Yanni 1983). Die Forschung in Sachen Pflegediagnosen ist, da sie von der empirisch-analytischen Wissenschaftstradition herkommt, per se männlich geprägt (Heinrich/Witt 1993). Mit Hilfe einer feministischen Kritik der Pflegediagnostik könnten Geschlechtsbestimmtheit und sexistische Implikationen des Diskurses in den Blick gerückt werden (DeMarco et al. 1993). Aus der Sprache des postmodernen Feminismus kämen dann die Wörter, mit denen sich die dem pflegediagnostischen Diskurs innewohnenden Machtbeziehungen dekonstruieren lassen.

Dieser Diskursmodus hat bereits erste Ergebnisse gezeitigt. Beispielhaft für eine derartige Kritik ist das 1995 erschienene, aus der Doppelperspektive von Kritischer Theorie und britischer Pflege geschriebene Buch von Ramprogus, *The Deconstruction of Nursing*. O'Neill (1992) definiert Pflege als einen durch sein weibliches Erbe geprägten Arbeitnehmerberuf. Mit dieser These will sie Spannungen schaffen und eine Debatte darüber initiieren. Der Frauen-Teil ihrer Definition ruft nach einer Analyse des Geschlechterverhältnisses. Der Arbeitnehmer-Teil meint einerseits den Mangel an freier Verfügung über die eigenen Fertigkeiten, andererseits die konkreten Bedingungen wie etwa Arbeitseinkommen, Arbeitszeit, Rente, berufliche Aufgaben, Lohntarife und dergleichen mehr. Der Berufs-Teil thematisiert nicht nur das, was der einzelne in seinen Beruf investiert, sondern auch Ziele wie Eigenständigkeit, Einfluß auf Ausbildung und Tätigkeitsbereich, Stolz auf die Praxis und Verantwortung sowie Berufsethos. Diese Definition kommt ohne das männliche Modell der professionellen Pflegekraft und ohne die damit verbundenen heimlichen Ausgrenzungstaktiken aus (S. 114).

Die kritisch-feministische Gelehrtenarbeit hat auch konkrete Kritik beigesteuert. Da gibt es zum Beispiel den Gedanken, daß sich marginalisierte Kenntnisse in der Pflege durch eine Identitätspolitik zurückerobern lassen. Diese Politik ist eine gegen systematische Grenzen gerichtete Widerstandsstrategie und «problematisiert alle Versuche einer Identitätskonstruktion, die auf essentialisierende Pflegedefinitionen oder auf Taxonomien, universalisierende Theorien oder essentialistische Aussagen über das ‹Objekt› der Pflegepraktiken rekurriert» (Thompson 1992, S. 26).

Mit seiner Thematisierung von Machtbeziehungen ist der postmoderne feministische Diskurs – ebenso wie feministische Forschungspraktiken, die auch Consciousness-raising-Gruppen einschließen – in der Lage, Wörter und Handlungsstrategien bereitzustellen, mit denen sich die Machtbeziehungen der Pflegediagnostik kritisieren lassen. Außerdem läuft dieser Diskurs kaum Gefahr, in den pflegediagnostischen Diskurs kooptiert zu werden, weniger jedenfalls als andere Diskurse (wie Caring oder Expertenpraxis), und zwar weil er davon ausgeht, daß man gerade mit der postmodernen Form der Wissenserzeugung eine Gegenposition zum androzentrischen Wissenschafts- und Professionalismus-Modell beziehen kann.

Der Diskurs der praktischen Moral als Widerstand

In einem fundamentalphilosophisch orientierten Diskurs wird ethischen Erörterungen wenig Wert beigemessen, weil das gesamte Wissenskorpus sowohl von der Konstruktion als auch von der Anwendung her als wertfrei gilt. Bishop und Scudder dagegen (1991, zitiert bei Maeve 1993) sind der Ansicht, daß das vorherrschende Pflegebewußtsein in aller Regel moralisch und persönlich und nicht etwa professionell und technizistisch geprägt ist (S. 10). Und nach Levines Überzeugung (1989) haben alle Pflegehandlungen eine moralische Komponente. Die in der Pflegeliteratur marginalisierten Diskurse der Ethik und der praktischen Moral machen geltend, gerade ihr Ansatz könne uns zu Autorität verhelfen (Dickson 1993). Ihr Nutzen freilich liegt, mit Foucault zu reden, nicht in autoritativen Feststellungen, sondern anderswo. Beide Diskurse sind in der Lage, Rede- und Handlungsmodi bereitzustellen, mit deren Hilfe die einzelnen in Pflegepraxis, -wissenschaft und -verwaltung Tätigen Widerstand gegen die unterdrückenden Machtbeziehungen der Pflegediagnose leisten könnten.

Als Beispiel für diese Bereitstellung einer Redeweise, die gegen unterdrückende Machtbeziehungen Widerstand leistet, kann Mitchells ethische Analyse der Pflegediagnose gelten (1991). Mitchell zufolge bringt der pflegediagnostische Prozeß menschliches Leid hervor (S. 99). Nach ihrer Überzeugung geraten Pflegekräfte, die zur Arbeit mit Pflegediagnosen gezwungen werden, in ethische Konflikte (S. 102), die ihnen, ohne daß sie es sich eingestehen, in der Berufspraxis Streß, Leiden und Spannungen bescheren. Vom Ansatz der Ethikanalyse aus könnte man noch weit mehr Beispiele für ethische Dilemmata in der Pflegepraxis benennen. Hier werden die der Pflegepraxis inhärenten Machtbeziehungen nicht ausgeblendet.

Es gibt Autorinnen, die die Pflege als praktisch-moralische Form des In-der-Welt-Seins (Yarling/McElmurry 1986) und als moralische Kunst (Curtin 1978) mit Praxiswissen (Meleis 1991) gewürdigt sehen wollen. Condon (1992) plädiert beispielsweise für eine feministische Ethik des pflegerischen Umsorgens, in der drei der marginalisierten Diskurse (Feminismus, Ethik und Umsorgen) mitsamt ihren gegen unterdrückende Machtbeziehungen gerichteten Widerstandsstrategien zusammengeschlossen wären.

Patientenorientierte Anwaltschaft als Widerstand

Anwaltliches Handeln für den Patienten hängt eng mit der praktisch-moralischen Perspektive zusammen, und auch aus ihm kann eine je besondere ideologische Subjektivität erwachsen, die Widerstandspraktiken gegen die unterdrückenden Machtbeziehungen der Pflegediagnose bereitstellt. Porter zufolge (1992) steht der Versuch der Pflege, durch Aneignung eines Wissenskorpus à la Pflegediagnose soziale Handlungskompetenz zu erlangen, im Widerspruch zur Rolle der Pflegenden als Anwälte der Patienten. Diese Unterdrückungssituation wertet die Stimme der Patienten und ihrer Familien noch zusätzlich herab, weil sie allesamt nur als Zielobjekte der Pflegemaßnahmen, nicht als Quelle von Wissen gelten. Wer Anwalt des Patienten sein will, muß zwischen ihm und einem mächtigeren System vermitteln. Die Pflegediagnose weist der Pflege einen festen Platz im sozialen Machtsystem zu und rückt sie vom Patienten, von seiner Situation und Perspektive, immer weiter weg. Damit wird anwaltliches Handeln sehr viel schwieriger. De facto agieren die Pflegekräfte zwar als Anwälte der Patienten; häufiger aber treten sie gegenüber dem Patienten als Anwalt der Ärzte auf, denn mit ihnen teilen sie das Interesse an der Medikalisierung immer größerer Lebensbereiche.

Da die patientenorientierte Anwaltschaft Widerstandsstrategien gegen Unterdrückungssituationen liefert, stellt sie zugleich Wörter und Handlungen bereit, mit deren Hilfe sich eine alternative Pflegepraxis strukturieren läßt. Von ihrer moralischen und praktischen Grundlage aus kann die Pflege sich auch außerhalb der Klinik ganz allgemein für Probleme wie Hunger, Gewalt, Obdachlosigkeit, Aids, Armut, Kinderrechte und medizinische Grundversorgung engagieren (Dickson 1993, S. 81). Bei konsequenterer Einbeziehung in die klinische Begegnung könnte die Patientenstimme zum einen lehren, wie man Informationen in einer Sprache gibt, die Patienten verstehen (Curry 1991), und zum andern Entscheidungen mittragen, die im Gesundheitssystem insgesamt eher unpopulär sind oder auch mit unserer eigenen Sichtweise kollidieren.

Gewerkschaftsdiskurs als Widerstand

Der Gewerkschaftsdiskurs, der schon von sich aus zum Reden über Machtprobleme auffordert, wird vom pflegediagnostischen Diskurs gering bewertet, weil er nicht als Bestandteil der Professionalismus- und Wissenschaftsideologie gilt. Die Opposition gegen Gewerkschaftsarbeit appelliert an den der Pflege inhärenten «Klassismus» und versperrt den Pflegekräften den Zugang zu einer potentiellen Quelle von Widerstands- und Machtstrategien (Allen 1987). Mit der Orientierung am ärztlichen Berufsmodell haben die führenden Vertreterinnen der weißen mittelständischen Pflegeverbände ihre Verbindungen zu Frauengruppen und Gewerkschaften gelöst, sich stattdessen mit männlichen berufsständischen Gruppierungen zusammengetan und damit gegen Bündnisse abgedichtet, aus denen andere, weder männlich noch wissenschaftlich ausgerichtete Modelle von Stärke zu gewinnen wären (Allen 1987). Im pflegediagnostischen Diskurs kommt die Gewerkschaftssprache nicht vor.

In der sonstigen Pflegeliteratur hingegen gibt es einige Autorinnen, die sich für die gewerkschaftliche Machtkomponente der Pflege interessieren. Wo immer in der Pflegeliteratur über Macht debattiert wird, geht es um gewerkschaftliche Macht. Aber «die schwarzen weiblichen und die gewerkschaftlich organisierten Pflegekräfte haben weitaus mehr Probleme und damit mehr Bündnis- und Widerstandsgelegenheiten erkannt als die, die mit den Strategien des Professionalismus anvisiert werden» (O'Neill 1992, S. 142). Mit Hilfe von Gewerkschaftsdiskurs und -strategien läßt sich eine Sprecherposition aufbauen, die Widerstand gegen die mit der Pflegediagnose verbundenen unterdrückenden Machtbeziehungen leistet, weil gewerkschaftliches Reden immer schon von der Unterdrückung einer Klasse durch die andere ausgeht. Würden Pflegekräfte diese Unterdrückung generell zur Kenntnis nehmen, wären sie vermutlich auch eher imstande, sie im Einzelfall, als Resultat der Arbeit mit dem pflegediagnostischen Diskurs, zu erkennen.

Gewerkschaftliche Redeweisen werden in aller Regel kooptiert. Bei Eldridge/ Levi (1982) heißt es, Tarifverhandlungen sollten nicht mehr nur als Mittel zur Durchsetzung von Arbeitnehmerzielen, sondern als Machtinstrument für die professionellen Ziele der Pflege genutzt werden. Hier wird unterstellt, daß «Arbeitnehmerziele» irgendwie weniger wert sind als diejenigen, die die Pflegenden verfolgen.

In der Pflege gibt es Bündnisse zwischen Gewerkschaften und Berufsverbänden, mit deren Hilfe sich die Machtbasis der Pflege erweitern läßt, weil alle Probleme von der Bezahlung bis zum Personalschlüssel einbezogen werden. Aus dem Gewerkschaftsdiskurs sind reichlich Ideologien zu gewinnen, die eine Alternative zum professionalisierenden Einfluß der Pflegediagnostik auf die klinische Begegnung bieten. Die Auffassung von der Pflege als einem zwischen Arbeitern und Angestellten angesiedelten Dienstleistungsberuf kann zu Praktiken verhelfen, die gegen die von der Pflegediagnose ausgehende Unterdrückung der Patienten in der klinischen Begegnung Widerstand leisten.

Selbststärkung und soziales Handeln als potentieller Widerstand

Roberts (1983), Hedin (1986), Skillings (1992) und Ricci (1993) vertreten übereinstimmend die These, Pflegekräfte seien eine unterdrückte Gruppe, und zum Beleg führen sie bestimmte Verhaltensweisen wie etwa horizontale Gewalt und Schweigekultur an. Da das soziale Geschlecht der Pflege weiblich ist, hat sie eine lange Geschichte der Unterdrückung hinter sich. Reverby etwa (1987, zitiert bei Ricci 1993) zeigt, daß Hierarchie, Verantwortung und Disziplin in der amerikanischen Pflege nach dem Vorbild nicht bloß der viktorianischen Familie, sondern auch des Militärs geschaffen worden sind.

Da die Pflegenden sich als unterdrückte Gruppe verhalten, leisten sie ihren Widerstand gegen das, was sie innerhalb und außerhalb der Pflege als Unterdrückung ansehen, mit Techniken, in denen sich keine offene Kritik an Herrschaftsausübung äußert. Konstruiert werden binäre Begriffspaare wie etwa: geistig vs. manuell, schriftlich vs. mündlich. Unterdrückt fühlen sich die Pflegenden von Kräften außerhalb der Pflege – etwa der Medizin – und innerhalb der Disziplin von Akademikern und Managementpersonal. In der Pflegediagnostik sehen sie nur ein zusätzliches Unterdrückungsmoment für die Pflegepraxis. Die Widerstandstechniken, die zum Repertoire einer unterdrückten Gruppe gehören, sind weitgehend passiver und indirekter Natur. Deshalb leisten die Pflegekräfte ihren Widerstand gegen den pflegediagnostischen Diskurs mit Hilfe von Schweigen, mangelnder Mitarbeit bei Dokumentationsaufgaben sowie Beschwerden.

Street (1992) schildert, wie diese Widerstandsstrategien in ihrer eigenen Arbeit mit Pflegekräften unter Praxisbedingungen aussahen. Nach ihrer Darstellung sperren die Pflegenden sich vorschnell gegen Diskurse und Praktiken, die sie befähigen würden, die eigene Praxis in Widerstandshandlungen gegen Herrschaft umzumünzen. Stattdessen finden sie es – Street zufolge – weniger belastend, weiter zu machen wie bisher, auch wenn sie wissen, daß es sich um eine Unterdrückungssituation handelt. «Widerworte zu geben», das Schweigen zu durchbrechen und etwas zu sagen, fällt ihnen außerordentlich schwer. Selbst wenn Pflegekräfte durch Zusammenarbeit zu bestimmten Strategien gekommen sind, versuchen sie noch, die Pläne hierarchisch durchzusetzen, statt sie auszuhandeln. Andererseits wehren sie sich gegen jeden von oben oktroyierten Wandel, selbst wenn er ein besserer Ansatz oder gar von anderen Pflegekräften geplant ist (Street 1992).

Würde die Pflege den Selbststärkungs- oder Empowerment-Diskurs als Quelle alternativer Sprecherpositionen nutzen, könnte sie sich mit Strategien, Prozessen und Wörtern versorgen, die sie instand setzen, gegen einzelne, der Pflegediagnostik entstammende Herrschaftspraktiken schon im Moment ihres Entstehens Widerstand zu leisten. Der Begriff Selbststärkung oder Empowerment meint nichts anderes, als daß Menschen ihre eigene Macht erkennen (Lather 1991). Ausgehend von der Selbststärkungssprache könnten Pflegekräfte zum Beispiel Consciousness-raising-Gruppen am Arbeitsplatz organisieren, um damit kollektiven Widerstand gegen die Pflegediagnostik zu leisten; oder sie könnten, auch als einzelne, ihre Arbeit mit den Patienten begründen, ohne sich der pflegediagnostischen Sprache zu bedienen.

Trotz allem ist der aus dieser Widerstandsquelle potentiell erwachsende Diskurs eines gestärkten, selbstbewußten sozialen Aktivismus unschwer von der Pflegediagnostik zu kooptieren. Man nehme etwa die folgende Diagnose, die von der Pflege behandelt werden soll: «Veränderte Gesundheitspflege im Zusammenhang mit der Unfähigkeit, für sich und die Familie angemessenen Dauerwohnraum zu sichern» (McFarland/McFarlane 1993, S. 23). Zu den Symptomen dieses Zustands zählt auch «Verbalisierung unzutreffender Informationen». Ausgeblendet werden die politischen, ökonomischen und machtspezifischen Aspekte der Situation, in der solche Patienten sich befinden. Das Aussprechen unzutreffender Informationen ist ein «Symptom» für veränderte Gesundheitspflege. Jeder nur mögliche Diskurs über ein auf die Beschaffung angemessenen Wohnraums gerichtetes soziales Handeln wird damit umgebogen in die prüfende Frage danach, ob der Patient in der Lage ist, die Wahrheit zu sagen.

Die Redeform der Selbststärkung kann unschwer kooptiert werden und meint dann weniger den «Prozeß», durch den eine Person oder Gruppe im Widerstand gegen soziale Handlungskompetenz die eigene Macht erkennt, als vielmehr die «Aufgabe» dessen, der über diese Handlungskompetenz verfügt. Durch die Kooptierung wird Selbststärkung zur Stärkung anderer, zur Aufgabe der Pflegekräfte, ihre Patienten zu «stärken», zur Pflicht der Forscher, die von ihnen untersuchten Personen zu «stärken», oder zum Auftrag der Lehrenden, die Studierenden zu «stärken» (Mason et al. 1991; Parker/McFarlane 1991; Reeder 1988). Bei diesem Modell einer «Selbststärkung im Sinne der Behandlung» gelten Patienten als «gestärkt», wenn sie ihre Mitarbeit an den Therapiemaßnahmen nicht länger verweigern und Entscheidungen treffen, die die Pflegenden von ihrer sozialen Handlungskompetenz her für vernünftig halten. Den Anhängern der Pflegediagnose gelten Pflegende als «gestärkt», wenn sie den pflegediagnostischen Diskurs in der Praxis anwenden (Carpenito 1993). Die oben genannte Definition der Selbststärkung indessen impliziert, daß Pflegende, die ihre Macht erkannt haben, sich auch gegen den pflegediagnostischen Diskurs entscheiden könnten.

Selbststärkung oder Empowerment ist ein komplexer Diskurs. Wir wissen, daß Pflegekräfte im öffentlichen Gesundheitswesen in ein und demselben Fall sowohl mit Selbststärkungs- als auch mit Zwangsstrategien arbeiten und oftmals unfähig sind, die in ihre Maßnahme eingegangenen Konzepte auseinanderzuhalten (Zerwekh 1992). Als potentielle Quelle von Widerstandsstrategien gegen Unterdrückung könnte die Selbststärkung jedoch in schriftlichen Beiträgen und in der Diskussion weiter gestützt werden. Solche Beiträge und Diskussionen wären dann ein geeigneter Gegenstand für die nun folgenden Untersuchungsansätze.

Der Diskurs alternativer Wissenschaftskonzeptionen als potentieller Widerstand

Eine andere Quelle der Kritik an der Pflegediagnose sind alternative, nicht-fundamentalphilosophische Wissenschaftskonzeptionen. In der Pflegetheorie werden die sich wandelnden Anschauungen von dem, was Wissenschaft sein soll, nur selten erörtert (Chinn 1985; Visitainer 1986; Allen/Benner/Diekelmann 1986).

Diskutiert werden gelegentlich die Definition von Wissenschaft und die Frage, ob die Pflege eigentlich den jeweiligen Definitionen entspricht oder nicht (Ellis 1983; Allen/Benner/Diekelmann 1986; Thompson 1990). Die Pflegediagnostik schenkt dieser Debatte keinerlei Beachtung, weil sie immer schon von der Prämisse ausgeht, bei der Pflege handele es sich um eine Wissenschaft nach dem Muster der Naturwissenschaften.

Ein Diskurs, der sich gut zur Kritik der pflegediagnostischen Ideologie eignet, ist die in der vorliegenden Arbeit vorgeführte postmoderne feministische Diskursanalyse. Einen wichtigen Beitrag leistet diese Analyse mit ihrer Konzentration auf den Blick des Pflegediskurses, auf den Prozeß des Blickens – anstelle des in den Blick Genommenen, nämlich der Patienten oder der menschlichen Reaktionen. Sie ist bestens geeignet, Widerstandsstrategien gegen die Unterdrückungseffekte der Pflegediagnostik zu identifizieren. Sie versucht, marginalisierte Ideologien und Praktiken zu benennen, die in der Lage sind, eine Subjektivität zu schaffen, von der aus sich situativer Widerstand artikulieren läßt. Neben der Pflegediagnostik könnten auch andere Diskurse der Pflegeliteratur mit diesem Untersuchungsansatz analysiert werden.

Die Patientenstimme als Widerstand

Was im pflegediagnostischen Diskurs völlig fehlt, ist die Stimme des Patienten. Dieser Diskurs konstituiert die Patienten als Zielobjekte der Pflegemaßnahmen, nicht aber als Diskursteilnehmer. Unterschiede zwischen den einzelnen Patienten werden – wie schon im vierten Kapitel gezeigt – als standardisierbare Forschungsvariablen behandelt. Patienten werden weder zu Kongressen eingeladen noch gebeten, selbst Diagnosen zu unterbreiten. Patientenausschüsse erhalten nie eine Diagnose zur Ansicht und Prüfung. Nirgendwo wird den Patienten ein angemessener Platz im Diskurs eingeräumt. Sie sind die Objekte, auf die der Diskurs blickt; am Blick selbst aber haben sie keinerlei Anteil.

Die Patientenstimme könnte entweder im Diskurs gehört oder in der klinischen Begegnung als Subjektivität angesehen werden, die durchaus Widerstand gegen die Unterdrückungseffekte der Pflegediagnose zu artikulieren vermag. Mag sein, daß diese Position nicht leicht zu vertreten ist, weil viele Patienten an die Repressionshypothese glauben und ihre Unterordnung in der klinischen Begegnung akzeptieren, besonders wenn sie als «nicht gesund» eingestuft worden sind. Das Netz der Machtbeziehungen in der klinischen Begegnung meint etwas viel Komplizierteres als die Machtausübung der Pflegeperson über den Patienten. Mit anderen Worten, die Patientenstimme ist schwer zu finden – aber sie ist unbedingt zu hören.

Welche Fragen würden wir an diese Stimme richten? Vielleicht würden wir fragen, wie die Betroffenen es finden, von den Pflegekräften diagnostiziert zu werden. Wir könnten sie nach ihrer Meinung über die Diagnosen fragen und auch nach dem, was sie in der klinischen Begegnung selbst erleben. Wir könnten sie fragen, wie sie die Organisation der Patientenversorgung sehen. Wir könnten sie nach Machtbeziehungen fragen und danach, wie sie Herrschaft erleben. Ja wir könnten die Patienten sogar fragen, was wir sie fragen sollen. Sämtliche feministischen Prozeßvariablen, die für Diskursteilnehmer überhaupt gelten, würden auch gelten können, wenn wir uns der Patientenstimme widmen. Sie ist im pflegediagnostischen Diskurs am allerseltensten zu hören.

Nachweis der Repressionshypothese in der Pflegediagnostik

Zum Glauben an die Repressionshypothese gehört die Überzeugung, daß derjenige, der zu einem über Macht/Wissen verfügenden Sprechenden wird, weniger unterdrückt ist. Nach Macht/Wissen-Kriterien wird man zum Sprechenden, indem man der diskursiv konstituierten handlungskompetenten Person, die einem mit normalisierenden, auf dem wissenschaftlichen Wissen ihrer Disziplin, auf ihrer Ideologie basierenden Maßnahmen entgegentritt, die ureigensten Wahrheiten gesteht. Die Ideologie der Biomacht hingegen macht beide – die handlungskompetente ebenso wie die sprechende Person – zur Zielscheibe von Kontrollstrategien im Rahmen hierarchischer Macht- und Widerstandsbeziehungen.

Zum Glauben an die Repressionshypothese gehört auch die Illusion, die Aufdeckung der wissenschaftlichen Wahrheit habe zur Folge, daß die Menschen von der Kontrolle durch mächtige Autoritäten befreit werden. Der Diskursanalytiker deutet diese Situation anders: Die Aufdeckung der Wahrheit *verstärkt* die durch mächtige Autoritäten ausgeübte Kontrolle über jede Einzelheit des täglichen Lebens.

Durch den pflegediagnostischen Diskurs wird der Glaube an die Repressionshypothese am Leben erhalten und ausgeweitet. Die Tatsache, daß die Machtbeziehungen in der Pflege nicht umfassend und systematisch diskutiert werden, trägt dazu bei, daß die Repressionshypothese ihre Wirkung in den Köpfen der Pflegekräfte voll entfalten kann (Powers 1992b). Ich will daher folgende Fragen beantworten: Welchen Interessen dient es, wenn Pflegende an die Kooperation zwischen eigenständigen, aber gleich mächtigen Disziplinen glauben, und wer beteiligt sich an dieser Debatte? Welchen Interessen dient der Glaube, daß die Konkurrenz zwischen solchen Disziplinen nur dem Wohl der Patienten schaden würde? Welchen Interessen dienen die Pflegenden, wenn sie glauben, mit der pflegediagnostischen Ideologie leisteten sie in Praxissituationen Widerstand gegen die

von ihnen selbst ausgeübte Herrschaft? Solange sich nichts an den Machtverhältnissen ändert, dient die Nachahmung der ärztlichen Praxismodelle durch die
Pflege nur außerpflegerischen Interessen.

Wem nützt es, wenn Pflegende an die Professionalismus-Ideologie glauben? Die
Überzeugung, wir seien professionelle Fachkräfte, fixiert unseren Blick auf das
«Vorankommen» unserer Profession und auf die ständige Frage, was eigentlich ins
Metaparadigma und in den Wissenskorpus der Pflege hineingehört. Dieses
Interesse lenkt ab von den durch soziale, politische und ökonomische Kräfte ver-
ursachten Problemen unserer Disziplin, an denen wissenschaftliche Problem-
lösungen scheitern müssen. Der Glaube an die Profession lenkt ab von konkreter
Macht und Unterdrückung und hält die praktizierenden Pflegekräfte bei der
Stange. Ideologische Debatten sind in der Pflegeliteratur nur unter Gesichts-
punkten wie Patientenergebnisse, Effizienz und Teamwork zulässig, und erfolgreich vermieden wird jedes Eingehen auf Machtverhältnisse und auf die Frage,
wessen Interessen sich denn eigentlich in der Funktionsweise des pflegediagnostischen Diskurses durchsetzen.

Als Unterdrücker und Unterdrückte im komplexen Geflecht der Machtbeziehungen, zu dem andere Disziplinen ebenso gehören wie die historisch spezifische
Sozialstruktur der westlichen Zivilisation als ganzer, haben Pflegepersonen teil an
Herrschaft. Den pflegediagnostischen Diskurs, der die Unterdrückung auf immer
kleinere Einzelheiten ausdehnt und uns in den Machtbeziehungen mit sozialer
Handlungskompetenz ausstattet, akzeptieren wir, wirken daran mit und halten
ihn am Leben. Dieses Mitwirken verursacht ein dumpfes Unbehagen und führt in
klinischen Situationen zum typischen Verhalten der unterdrückten Gruppe, das
sich im Namen von Professionalismus und Wissenschaft leicht auf die falschen
Zielobjekte umlenken läßt.

Als geeignete Strategie für professionelle Pflegekräfte wird oft die Durchsetzungsfähigkeit genannt. Jede Krankenschwester weiß jedoch, daß die Einrichtung,
die sie beschäftigt, Durchsetzungsfähigkeit auf seiten der Arbeitskräfte immer als
eine militante Bekundung von Insubordination wahrnimmt (Mauksch 1990).
Müßten Pflegende denn mit Bestrafung rechnen, wenn sie auf Pflegediagnosen im
Krankenblatt verzichten? Nein. Der pflegediagnostische Diskurs hält keine Informationen bereit, die für andere Leistungsanbieter im Gesundheitswesen bedeutsam wären (Levine 1989). Durchsetzungsfähigkeit mag ein Redemodus sein,
dessen sich die Pflegenden mit Erfolg bedienen können; aber um wirksamen
Widerstand gegen bestimmte Herrschaftspraktiken leisten zu können, bedarf
diese Rede einer ideologischen Subjektivität, die Machtbeziehungen erkennt und
sieht, wie sie aufrechterhalten werden.

Medizin und Krankenhausverwaltung profitieren sowohl von der Arbeit des
Pflegepersonals als auch von der Standardisierung der Pflegepraxis durch den
Einsatz der Pflegediagnose. Bei Toth wird diese Situation folgendermaßen ausge-

drückt: «Mit dem Schweiß der Pflegekräfte verschaffen sich Kliniken und Ärzte Geld und Ansehen, doch die Pflegenden sind nach wie vor überarbeitet, unterbezahlt und falsch eingesetzt und werden dann noch aufgefordert, das alles gern zu tun, weil es eine ‹Berufung› ist. Dieses ungerechte System halten wir selber aufrecht, indem wir uns gegen Veränderungen wehren, untereinander uneins sind, unseren Kollegen nicht vertrauen mögen, unsere Ausbildung herabstufen, uns nicht auf Vertrauenspositionen und Managementaufgaben einlassen, weil das ‹keine Pflege, kein Für-Patienten-Sorgen ist›, und weiter an unserer Überzeugung festhalten, wir seien machtlos.» (S. 101)

In dieser Analyse wird sichtbar, wie der Glaube an die Repressionshypothese aussieht. Toth ist überzeugt davon, daß wir mit Hilfe der Pflegediagnose in Zukunft der Unterdrückung (die sie zuvor mit standardisierten, der Wissenschaft entlehnten Patientenklassifikationssystemen dingfest gemacht hat, aus denen hervorgeht, wie hart die Pflegenden arbeiten) ein Ende bereiten können. Sie erkennt nicht, daß der Nachweis für schwere Arbeit noch längst nicht die grundlegende Frage beantwortet, welches Machtgefälle hier vorliegt und wie es durch den Einsatz der Pflegediagnose aufrechterhalten wird. Mit der Standardisierung der Pflegearbeit per Pflegediagnose wird es leichter werden, die Aufgaben festzulegen, die von schlechter bezahlten Hilfskräften – aller Wahrscheinlichkeit nach farbigen Frauen – erledigt werden können. Weiße Mittelstandsfrauen übernähmen dann Aufsichtsarbeiten, und damit würden Machtbeziehungen reproduziert, die auf dem bekannten professionell-wissenschaftlichen Macht/Wissen-Modell basieren. Durch die amerikanische Gesundheitsreform wird dieser Prozeß noch beschleunigt. Pflegekräfte werden zu «Pflege-Managern», und schlechter bezahlte, von der jeweiligen Einrichtung angelernte Hilfskräfte übernehmen die praktischen Aufgaben.

Nutzen verschafft der pflegediagnostische Diskurs nicht nur der Medizin, sondern auch den Krankenhäusern, weil hier Geschäftsinteressen Vorrang gegenüber den Pflegeinteressen erhalten. Die Pflegediagnostik hat ja ganz ausdrücklich den Zweck, Stellenbesetzung und Haushaltsaufteilung zu erleichtern (Gordon 1982a, S. 287) – ganz abgesehen von den Vorteilen, die man sich von der Computerisierung der Krankenblätter und der für das offizielle Klinik-Anerkennungsverfahren notwendigen Dokumentation versprochen hat (Gebbie/Lavin 1973). Ein standardisiertes Modell wie die Pflegediagnose kommt den unerfahrenen Pflegekräften entgegen, und davon wiederum profitiert die Krankhausverwaltung, weil unerfahrene Pflegekräfte weniger kosten. Auf dem fünften Bundeskongreß hat Toth (1984) die These vertreten, mit Hilfe von Pflege-DRGs ließe sich herausfinden, welche Pflegekräfte entweder bei der Behandlung einer bestimmten Diagnose oder bei der Durchführung bestimmter Therapien Schwächen zeigen – Schwächen, die sich am Verhältnis zwischen der Verweildauer ihres Patienten und der «durchschnittlichen» Verweildauer von Patienten mit demselben Diagnosekomplex messen lassen. Die betreffende Pflegeperson könnte dann so etwas wie Förderunterricht erhalten – was nichts anderes ist als eine Normalisierungsmaßnahme.

Medizin und Krankenhausverwaltung haben mehr Nutzen von der Pflegediagnose als Pflegekräfte und Pflege. Die von der Gesundheitsreform vorgesehenen Pflege-Manager brauchen die große Zahl von Patienten gar nicht persönlich zu beurteilen. Sie holen sich die Daten bei den Hilfskräften und geben sie in ein Computerprogramm, das sie zu standardisierten Pflegediagnosen und ebenso standardisierten Therapien verarbeitet. Mit dem Glauben, der pflegediagnostische Diskurs verschaffe der Pflege und den Pflegekräften überwältigende Machtvorteile, wirkt man eigentlich nur mit an der Repressionshypothese.

Schluß

Die erste These dieses Kapitels lautete, daß der pflegediagnostische Diskurs die sowohl innerhalb der Pflegepraxis als auch gegenüber Pflegekräften und Pflege im Gesundheitssystem stattfindende Unterdrückung am Leben erhält und ausweitet. Nachgewiesen wurde, daß es verschiedene Orte der Unterdrückung gibt: Herrschaft der Pflegeperson über den Patienten; Herrschaft via Klasse, Rasse und Kultur; Herrschaft über Frauen; Herrschaft der Akademikerinnen über die praktizierenden Pflegekräfte; Unterdrückung der Pflege als Fachdisziplin.

Die zweite These des Kapitels lautete, daß es Widerstandsdiskurse gibt, die potentielle Sprecherpositionen für die Artikulation von Praktiken bereitstellen, mit denen sich Widerstand gegen konkrete pflegediagnostische Unterdrückungskonstellationen leisten läßt. Diese Diskurse sind: Expertenpraxis, Feminismus, Gewerkschaftsarbeit, alternative Wissenschaftsentwürfe, patientenorientierte Anwaltschaft, ethisch-praktische Moral, Selbststärkung und sozialer Aktivismus sowie Patientendiskurs. Erörtert habe ich die verschiedenen situationsbezogenen Widerstandsstrategien gegen die Pflegediagnose und dabei geprüft, welche von ihnen kooptiert werden können.

Die dritte These des Kapitels lautete, daß der pflegediagnostische Diskurs bei den praktisch Tätigen und der Pflege insgesamt dem Glauben an die Repressionshypothese Vorschub leistet und daß dieser Glaube zu Spannungen sowohl im Innern der Fachdisziplin als auch im Innern der einzelnen Pflegeperson führt. Dargestellt habe ich diese Ideologie, indem ich die Interessen benannt habe, denen der pflegediagnostische Diskurs dient. Dieser Diskurs, so läßt sich sagen, schützt außerpflegerische Interessen, die dafür sorgen, daß die Pflege im Gesundheitssystem eine untergeordnete Disziplin und die einzelne Pflegekraft in ihrer Praxis unterdrückt bleibt.

Der pflegediagnostische Diskurs hat eine Funktion im Rahmen komplexer Machtbeziehungen. Turkoski weist darauf hin, daß der von uns Frauen unternommene Versuch, einer männlichen Professionalismus-Ideologie nachzueifern, die mit Rassismus, Sexismus und Klassismus einhergeht, ungewollt dazu führt, daß die Angehörigen unseres Berufs als Frauen abgewertet werden, woraus sich horizontale Gewalt und – über Ausbildungs-, Rassen-, Klassen- und Geschlechtsunterschiede – Zwangshierarchien innerhalb des Berufs ergeben. Sobald wir erkennen, wie männlich geprägt diese Ideologie ist, wird auch ganz klar, warum ein Verband wie die ANA Frauenprobleme aus dem Berufsfeld ausgeklammert und lieber Bündnisse mit anderen (männlichen) Berufsverbänden geschlossen hat.

Mit der Orientierung am medizinischen Modell hat die Pflege sich von Bündnissen abgeschnitten, die Widerstand gegen die Pflegediagnose ermöglichen könnten. Die gesetzlich garantierte Hegemonie der Medizin im Gesundheitswesen wird nicht nur nach der Seite der Ausbildung, sondern auch rechtlich, politisch, ökonomisch, sozial und kulturell durch männlich geprägte sowie klassen- und rassenspezifische Pflegepraktiken abgesichert.

Möglich sind, wie in diesem Kapitel gezeigt wurde, situative Widerstandspraktiken gegen die durch die Pflegediagnostik fortgeschriebenen Machtbeziehungen. Zum einen lassen sich aus ideologischer Subjektivität Wörter und Handlungen gewinnen, die je nach den Umständen verschiedene Form annehmen, denn Pflegediagnose bedeutet für praktizierende Pflegekräfte etwas anderes als für Akademikerinnen oder Forscherinnen. Zum andern können Diskursanalysen durchgeführt, publiziert und diskutiert werden. Ferner kann die auf Teilhaben und Mitwirken ausgerichtete feministische Forschung Praktikerinnen und Akademikerinnen gleichermaßen verpflichten, die Machtbeziehungen im Kontext der klinischen Begegnung zu thematisieren. Und nicht zuletzt kann man das Zentrum des pflegediagnostischen Diskurses verschieben, indem man von den marginalisierten Diskursen her nun statt des Gegenstands den Prozeß in den Blick rückt.

Sechstes Kapitel:
Diskussion, Schlußfolgerung und Empfehlungen

Dieses Kapitel faßt das Beweismaterial für die diskursanalytischen Thesen des ersten Kapitels zusammen. Im ersten Abschnitt wird gezeigt, wie das Material und die Unterthesen der einzelnen Kapitel das Ganze unterstützen. Im zweiten Abschnitt werden Alternativen zur Pflegediagnose diskutiert. Im dritten Abschnitt werden Kriterien vorgestellt, die von einer Alternative zur Pflegediagnose befolgt werden müssen, wenn sie nicht selber den in dieser Analyse herausgearbeiteten Problemen verfallen will. Der vierte Abschnitt präsentiert Diskussion und Empfehlungen.

Zusammenfassung des Beweismaterials

Dieser Abschnitt faßt das Beweismaterial für die im ersten Kapitel aufgestellten Thesen zusammen:

1. Nachgewiesen wurde, daß der pflegediagnostische Diskurs von gesellschaftlicher Herrschaft abhängt, sie reproduziert und erweitert. Dies geschieht durch den Gebrauch von Begriffen wie Wissenschaft, Normalität und die Rolle handlungskompetenter Personen, die in repressiver Weise Individuen für sich selbst und andere konstituieren – entsprechend hierarchischer Kategorien, die von empirischen Kennzeichen wie Rasse, Geschlecht und Klasse bestimmt werden und daher die Autonomie und Verantwortung der Individuen systematisch einschränken. Dies folgt der Logik einer unfreiwilligen Konsequenz und ist nicht intendiert.

Die postmoderne kritische feministische Perspektive bemüht sich offen um den Nachweis repressiver Umstände und Einschränkungen der Autonomie und Verantwortung. Das dritte Kapitel zeigte den Einfluß der gesellschaftlichen Modelle von Macht und sozialer Handlungskompetenz aus Medizin, Professionalismus und fundamentalphilosophischer Wissenschaft auf die Entwicklung des pflege-

diagnostischen Diskurses und die Übereinstimmung der Entwicklung des pflegediagnostischen Diskurses mit der Foucaultschen machtperspektivischen Diskurs-
beschreibung. Auch zeigte das dritte Kapitel, daß die in der Entwicklung der Pflegediagnostik verwendeten Modelle die Optionen des gegenwärtigen Diskurses
einschränkten und zwar systematisch entsprechend der diesen Modellen bereits
inhärenten Herrschaftsstrukturen.

2. Nachgewiesen wurde, daß der pflegediagnostische Diskurs das, was als Beleg-
material zählt, einengt und den akzeptablen Input von Stimmen in die Struktur
und Funktion der klinischen Begegnung auf gesellschaftlich handlungskompetente Personen mit pflegerischem Expertenwissen einschränkt und so die Stimme
etwa des Patienten und seiner Familie ausschließt.

Kapitel vier schloß, daß die gegenwärtigen diskursiven Praktiken der Pflegediagnostik weiterhin von drei Modellen beeinflußt werden: Medizin, Professionalismus und fundamentalphilosophische Wissenschaft. Die identifizierten Ein-
flußfaktoren auf die *Entwicklung* des Diskurses wirken sich weiterhin auf die
Binnenstruktur der diskursiven Praktiken aus und haben zur Folge, daß der Input
von Stimmen in den Diskurs eingeschränkt ist. Die Stimmen, die am wenigsten
in den pflegediagnostischen Diskurs eingebracht werden, sind die der Patienten,
deren Familien und der praktizierenden Pflegepersonen.

3. Nachgewiesen wurde, daß der pflegediagnostische Diskurs eine Diskussion
innerhalb der Pflegedisziplin bezüglich Macht und Widerstand gegen Macht
durch Berufung auf die Hegemonie der fundamentalphilosophisch verfaßten
Wissenschaft unterdrückt und diese Vorherrschaft mit professionellem sozialen
Status gleichsetzt. Diese Unterdrückung hat durch die Schaffung von Spannungen
zwischen herrschenden und nicht-herrschenden Perspektiven innerhalb der
Pflegepraxis zur Folge, daß das Gruppenverhalten unter den praktizierenden
Pflegepersonen weiterhin unterdrückt wird.

Das fünfte Kapitel brachte Material für die These herbei, daß der pflegediagnostische Diskurs die Unterdrückung innerhalb der Pflegepraxis und der Pflege
innerhalb des Gesundheitswesens (besonders ihrer Reform) aufrechterhält und
erweitert. Dieses Kapitel bestimmte auch potentielle Widerstandsdiskurse, die
Sprecherpositionen zur Verfügung stellen, von denen aus spezifische Praktiken
artikuliert werden können, die sich gegenüber den repressiven Effekten der
Pflegediagnostik als resistent erweisen. Des weiteren wies das fünfte Kapitel nach,
daß der pflegediagnostische Diskurs bei praktizierenden Pflegekräften einen
Glauben an die Repressionshypothese fördert, der Spannungen innerhalb der
Pflegepraxis erzeugt, die an Underdog-Verhaltensweisen erkennbar sind.

Alternativen

Es liegen Alternativen zur Pflegediagnostik vor. Pridham und Schutz (1985) stellen eine Sprache und ein Klassifikationssystem samt Evaluationskriterien zur Verfügung. Diese Sprache basiert auf menschlichen Reaktionen auf aktuelle oder potentielle Gesundheitsprobleme (ANA 1980), obwohl letztere nach Meinung der Autoren für eine Richtungsbestimmung der Pflegepraxis nicht angemessen sind. Die Sprache ist die von Patientenaufgaben und -kompetenzen. Aufgaben und Kompetenzen werden für den Patient spezifiziert und dann mit dem Patienten noch einmal durchgegangen. Es ist ein wissenschaftliches Modell mit fundamentalphilosophischen Annahmen, das Aufgaben und Kompetenzen des Patienten normalisiert und auf Verdinglichungen menschlicher Reaktionen basiert.

Scahill (1991) hat ausgeführt, was er zielorientierte Behandlungsplanung für die stationäre Kinderpsychiatrie nennt; sie beruht auf einem Teamansatz für eine mit anderen Disziplinen wie Medizin und Sozialarbeit verhandelte Zielsetzung. Der Teamansatz spricht sehr für sich, doch dürfte die Verhandlung mit mächtigeren Disziplinen oft illusorisch sein. Die Sprache dieser Alternative ist die von individualisierten Patientenziele, doch werden diese Ziele vom Team bestimmt und schließen einen minimalen Einsatz seitens des Patienten und/oder seiner Familie ein.

Mitchell und Santopinto (1988) schlugen eine Alternative zur Pflegediagnose vor. Sie basiert auf dem Mensch-Leben-Gesundheitsmodell von Parse (1981) und benützt ein Simultanitäts- statt eines Totalitätsparadigmas. Die Pflegekraft soll bei der Entwicklung von persönlichen Hoffnungen und Träumen des Patienten dabei sein. Der Patient ist derjenige, der entscheidet. Die Aufgabe der Pflegekraft ist es, persönliche Meinungen auszudrücken, Paradoxien herauszustellen, innovative Beziehungen zu schaffen. Nach den Autoren kann dies nur eine Pflegeperson tun; die physischen Fertigkeiten kann dagegen jeder ausüben. Die Pflegeperson bietet pflegewissenschaftlich gestützte «wahre Präsenz» an. Dieses Modell enthält eine Sprache der Patientenstärkung, -betreuung und -anwaltschaft. Wenn es auch als Modell für die Pflege insgesamt wohl kaum ausreicht, so betont es doch die Stimme des Patienten. Die wissenschaftsphilosophische Grundlage dieses Modells ist unklar.

Street (1992) setzt sich dafür ein, daß der Patient im Mittelpunkt der Interventionen steht. Dadurch, daß sowohl Ärzte als auch Pflegende ihre Entscheidungen in Hinblick auf die Resultate beim Patienten treffen und nicht in Hinblick darauf, welche Disziplin das Sagen hat, könnten Machtbeziehungen reduziert werden. Diese Perspektive unterschätzt jedoch die bestehenden Machtbeziehungen im Gesundheitswesen. So besteht Gefahr, die Diskussion der Machtbeziehungen unter dem Scheinkriterium «Wer tut mehr für Patienten?» noch einmal zu führen.

Kriterien für die Bewertung von Alternativen

Eine wichtige Frage, die der Aufstellung von Kriterien für eine Alternative zur Pflegediagnostik vorangeht, ist die, ob Pflegende sich überhaupt weiterhin um die Bildung eines organisierten Diskurses bemühen sollten. Dazu bezieht dieses Buch keine Stellung. Wohl jedoch unterstützt die Autorin die Position, nach der vorgeschlagene Alternativen bezüglich der diskursanalytsch bestimmten Effekte evaluiert werden sollten. Unterstützt die Alternative irgendeine systematische Herrschaft und welche? Beschränkt die Alternative die Einbringung von Stimmen in den Diskurs? Setzt die Alternative eine überholte Wissenschaftsphilosophie voraus, indem sie an fundamentalphilosophischen Annahmen als Modell für die Disziplin und nicht als Methode für die Beantwortung bestimmter Fragen teilhat? Die Antworten auf diese Fragen erfordern eine ähnliche Diskursanalyse wie die hier vorgelegte, sind doch Fragen einer Dienstleistungsdisziplin zugleich soziale Fragen, Wertfragen und ethische Fragen.

Demarco et al. (1933) stellen Kriterien für die Evaluation feministischer Pflegeforschung vor, inklusive Einschätzung des Potentials an repressiver Analyse, das die Forschungsteilnehmer beeinflußt und Voreingenommenheiten aufrechterhält. Diese Autoren bestehen auf einer Evaluation der Pflegeforschung mittels feministischer Kriterien – wie Untersuchung der Wissensbasis, der Annahmen und des Begriffsrahmens für mögliche repressive Effekte (S. 32). «Gute Wissenschaft», argumentieren sie, schließt Kollegialität, Nicht-Hierarchie, gegenseitigen Dialog, emanzipatorisches Potential und offene Diskussion von Voreingenommenheiten ein (S. 32). Folgende Forschungsbereiche werden mittels feministischer Kriterien angesprochen: Forschungszweck, Forschungsfrage, theoretischer Rahmen, Literaturüberblick, Population und Stichprobe, Forschungsentwurf und Ergebnisse und Diskussion.

Empfehlungen

Die Diskursanalyse kann als ein wichtiger Ansatz in der Pflegeuntersuchung angesehen werden, da einige der problematischen Vorstellungen, die den Diskursen innerhalb der Pflege zugrunde liegen, nicht auf Tatsachen beruhen; statt dessen sind sie begrifflicher und diskursiver Natur und mit Annahmen und Machtbeziehungen befrachtet. Die marginalisierten Diskurse der Stärkung und des gesellschaftlichen Handelns, des Feminismus, einer erweiterten Fassung von wissenschaftlicher Aktivität und Wissen, der Anwaltschaft, der Gewerkschaft können mehr zur Geltung kommen und als gültige Perspektiven für die Pflege anerkannt werden. So helfen diese Perspektiven zum Beispiel beim Herausarbeiten des Prozesses, durch den der Gegenstand der Untersuchung beleuchtet wird, anstatt sich gänzlich auf den Gegenstand selbst zu konzentrieren. Indem Pflege aktuelle Entwicklungen der Analyse aufgreift und zeigt, was revidierte Forschungs- und Lehrkonzepte in einer praktischen Disziplin bedeuten können, könnte sie auch für die Akademiker von Relevanz sein.

Eine postmodern-feministische Analyse der Machtbeziehungen zwischen Medizin und Pflege würde sich zum Beispiel auf die Konzeptualisierung der Erzeugung von Pflegewissen erheblich auswirken (Dzurec 1989; Doering 1992). So zeigt etwa Wuest (1993a), daß die traditionelle Methode der Begriffsanalyse in der Pflege durch ihr Streben nach den allgemeinen entscheidenden Attributen eines Begriffs jene Elemente aus den Augen verliert, die die männliche Voreingenommenheit enthüllen. Das Wesen der Beziehung und des Charakters des Entscheidungsprozesses kommt so nicht zur Erscheinung (S. 7). «Man kann nicht Menschenleben in einer sozialen Struktur wiederaufrichten, die auf Entmenschlichung angelegt ist» (Lichtman 1982, S. 284).

Carpenito (1993) meint, daß es im Praktischen kein allgemeines Wissen gibt oder nur ein minderwertiges. Diese Ansicht wird sowohl von Schon (1983) als auch von Boyer (1990) zurückgewiesen, die die Erkenntnisweise des Praktischen und die in der Handlung immanente Reflexion aufzeigen. In anderen Worten, es gibt eine engere Beziehung zwischen Wissen und Tun als Carpenito bereit ist zuzugeben, und der Wert des einen steht dem des anderen nicht eindeutig nach.

Pflegekräfte halten die Mythen vom wertfreien Wesen der Wissenschaft, ihrer allgemeinen Anwendbarkeit und wertfreien Methoden aufrecht, doch enthalten die in dieser Analyse vorgestellten marginalisierten Diskurse vieles, was geeignet ist, die Gesundheitsauffassung der Pflege von einem streng medizinischen, wissenschaftlichen und professionellen Standpunkt aus zu verändern.

Die im dritten Kapitel vorgestellte klinische Medizinkritik der Ärzteschule von Kos ist ein solcher Diskurs, der eine Perspektive auf bestimmte Momente der klinischen Praxis eröffnen kann, die dem pflegediagnostischen Ansatz widersteht. Für Canguilhem (1974) zum Beispiel bedeutet statistische Häufigkeit noch nicht unbedingt Normalität und ist statistische Nicht-Häufigkeit nicht unbedingt abnormal und schon gar nicht pathologisch. Canguilhem betont, daß normal und abnormal keine *deskriptiven,* sondern *wertende* Begriffe sind. Gesundheit und Krankheit sind keine Gegensätze oder nicht einmal die Enden eines Kontinuums. «In guter Gesundheit zu sein, bedeutet, krank werden und wieder gesund werden zu können, es ist ein biologischer Luxus» (Canguilhem). Daß etwas pathologisch wird, muß als normal angesehen werden. Ein revidierter Begriff des Normalen, kombiniert mit einer Betonung der individuellen klinischen Situation und Berücksichtigung der inhärenten Machtbeziehungen – das ist ein versprechender Ansatz für die Erzeugung von Pflegewissen im Rahmen der Gesundheitsreform. Dieser Ansatz kann sowohl wissenschaftlich als auch innovativ genannt werden.

Angesichts der bestehenden Machtverhältnisse arbeiten Pflegende ständig mit medizinischen Diagnosen: im Krankenhaus, in der Gesundheitsfürsorge, in der ambulanten Pflege, im Hospiz, in der Psychiatrie usw. Anstatt den Gebrauch der medizinischen Diagnose zu vermeiden, sollten Pflegende sie immer dann klar beim Namen nennen, wo sich unsere Handlungen auf den medizinischen Zustand unserer Patienten beziehen. Laßt uns jedoch das medizinische Modell nicht auf andere Patientenbereiche übertragen, um die wir uns ebenso kümmern. Eine Schwangerschaft muß anders angegangen werden als chronisches Herzversagen. Wir dürfen nicht denken, aufgrund eines Pflegeassessment schon über das Leben des Patienten genau Bescheid zu wissen. Wir haben wohl einigen Sachverstand bezüglich seines medizinischen Zustandes. Wir haben Anhaltspunkte, aber nicht ausreichenden Sachverstand, um uns für die Diagnose von ineffektivem Bewältigungsverhalten, geringem Selbstwertgefühl, Ohnmacht, Depression, Angst, Schuld usw. professionell zuständig zu halten. Patienten und deren Familien können diese Situationen für sich behaupten, sie belegen, Urteile zurückweisen, und bringen im allgemeinen mehr in die klinische Begegnung ein, als es der pflegediagnostische Diskurs impliziert.

Pflegende werden ständig zum Handeln aufgefordert. Wir werden von Patienten um Hilfe angegangen, die ein Problem haben, von dem *sie* denken, daß es in den Zuständigkeitsbereich der Pflegekraft fällt. Machen wir den Patienten zu wenig klar, welche unserer Fähigkeiten *für sie verfügbar* ist? Das ist eine soziale Frage, die eine soziale Antwort erfordert. Das ist keine Machtfrage und keine Wissenschaftsfrage. Das appelliert an ein neues Denken für unsere Disziplin.

Wer die Machtaspekte eines Beschäftigungsverhältnisses anerkennt, muß auch die Geldfrage berücksichtigen. Die mit der Gesundheitsreform einhergehende Veränderung der Beitragsstruktur kehrt die Patientenbetonung um. Wenn mehr Geld verdient wird, wenn die Menschen gesund bleiben, als wenn sie krank werden, ist der breitere Ansatz der Pflegeforschung von mehr Relevanz als die medizinische Forschung. Das «Wesen» der Pflege auf eine Art von Diagnose einzuengen, schränkt die Pflegepraxis unter der Gesundheitsreform bedeutend ein. Die Pflegediagnosebewegung ist eine symbolische Aktion, die mit einer Zeit des Aufruhrs im Gesundheitswesen zusammentrifft. In einer Atmosphäre des Umbruchs setzen schwache symbolische Aktionen mit starker Rhetorik eine bindende Dynamik frei, die entweder zu einer erfolgreichen Veränderung oder zur Delegitimisierung einer ganzen Disziplin führen (Ramprogus 1995, S. 40).

Weitere Forschung ist geboten. Andere Diskurse in der Pflegeliteratur können mit Hilfe dieser Methodologie analysiert werden – z.B. der Diskurs der Betreuung. Analysiert werden könnten Patientendiskurse als potentielle Sprecherpositionen für Widerstandspraktiken gegenüber Pflegediagnostik. Es könnten empirische Untersuchungen über Krankenhäuser durchgeführt werden, die keine Pflegediagnostik verwenden. Um die Erfahrung von praktizierenden Pflegepersonen, die

die Pflegediagnose einsetzen, und von Patienten in der klinischen Begegnung zu ermitteln, sind naturalistische Untersuchungsmethoden angemessen. Deskriptive Studien zur Expertenpraxis der Pflege könnten erweitert werden. Philosophische Ansätze zur Erzeugung von Wissen, wie Ethik und Ästhetik, können ausgeweitet werden. Als eine praktische Disziplin verfügt die Pflege über ein enormes Potential an innovativem Denken, das den standardisierten, normalisierten diskursiven Praktiken der Pflegediagnostik nicht mehr entspricht.

Ich werde oft nach Alternativen gefragt. Die Pflege ist erst gerade dabei, sich aus dem Griff der empirisch-analytischen Ideologie zu lösen. Alternative Ansätze zur Wissenserzeugung in einer mündlich verfahrenden Disziplin beginnen sich erst zu entwickeln. Noch ist es zu früh und/oder unangemessen, nach einem Modell für die ganze Disziplin zu schauen. Vielleicht gibt es sogar kein Modell, das auf die Pflegearbeit als ganze, ja nicht einmal auf Spezialgebiete der Pflege wie Intensivpflege paßt. Auf mehrere Bereiche können wir uns jedoch schon jetzt konzentrieren: auf die universitäre Ausbildung unserer zukünftigen Praktiker mit Betonung auf Fähigkeiten des kritischen Denkens und einem breiten Fächerkatalog, der auch die westliche Zivilisation und den Ort der Pflege innerhalb verschiedener Traditionen des Fragens in den Blick nimmt. Pflegende müssen auch Personen sein, die in den Traditionen des westlichen Denkens ausgebildet sind, einschließlich historischer Perspektiven auf die Erzeugung von Wissen und der jüngeren – besonders feministischen – Kritik der Ideologie und Wissenschaft.

Die Gesundheitsreform ist für die Pflege eine Gelegenheit, ihre soziale Kompetenz zu rekonstruieren. Dabei wird sie nur behindert, wenn sie sich auf ein «Diagnose»modell verläßt, das auf Medizin, fundamentalphilosophischer Wissenschaft und Professionalismus basiert. Der Gebrauch einer breiteren Sprache im Gesundheitswesen als die der Pflegediagnostik wird für die Pflege von Vorteil sein. Hall und Stevens (1995) zum Beispiel sprechen sich gegen das ausschließliche Setzen auf die praktische Rolle des Pflegenden als «Hoffnung der Disziplin auf die lange überfällige Anerkennung des Wertes der Pflege für die Gesellschaft» (S. 332) aus. Statt dessen schlagen sie vor, die «akademische Pflegeausbildung mehr für die aktuellen Gesundheitsbedürfnisse der breiten Masse zu sensibilisieren und mehr auf die Gemeindepraxis auszurichten» (S. 332). Die Sprache der Pflege muß diese Veränderungen reflektieren. In einem Brief an Edward O'Neil, den geschäftsführenden Direktor des *Centers for the Health Professions*, erläutert Virginia Trotter die Antwort der ANA auf die *Pew Taskforce on Health Care Workforce Regulation*. Nach ihr ist «die Empfehlung, die Regelterminologie durch die Übernahme einer gleichförmigen Regelsprache der Gesundheitsberufe zu standardisieren, ausgesprochen vernünftig» (ANA 1995, S. 1). Eine Sprache, die breiter wäre als die der Medizin und Pflege, eine Sprache des Gesundheitswesens, wäre für Patienten vorteilhafter als eine Sprache der «Diagnose».

Die Intentionen der ursprünglichen Befürworter der Pflegediagnostik kamen zur rechten Zeit und waren gut durchdacht, doch waren die damals verfügbaren Modelle beschränkt und einem Frauenberuf der Arbeiterklasse nicht angemessen. Die unfreiwilligen Konsequenzen kommen jetzt zum Tragen. Auf der anderen Seite haben wir auch die Ansätze anderer möglicher Wissensmodelle gesehen, die ein beträchtliches ungenutztes Potential für die Pflege enthalten.

Zusammengefaßt, stellt der pflegediagnostische Diskurs einen Diskurs dar, der in modernen professionellen wissenschaftlichen Begriffen formuliert ist und auf einem ausschließenden Modell von Macht basiert. Der Diskurs strebt nach einer Beschreibung der klinischen Begegnung, um in dieser Sphäre die Wahrheit so zu bestimmen, daß der Bereich der Medizin nicht eingeschränkt wird. Das Gebiet, das wir uns sichern, ist nicht von der Medizin abgeleitet, sondern von Patienten und deren Familien. Indem wir die Sprache der Wissenschaft, des Professionalismus und der Patientenergebnisse benutzen, rechtfertigen wir die Nichtbeachtung dieser Stimmen.

Wenn wir andererseits begännen, Fragen der Macht als Disziplin und als Individuen anzusprechen; wenn Pflegekräfte professionelle und persönliche Verantwortung für die klinische Begegnung auf nicht-kontrollgestützter Modellbasis übernehmen könnten und würden, könnte die Betreuung weniger repressiv werden. Emanzipation bringt Autonomie und Veranworung mit sich und kann eine geradezu beängstigende Aussicht eröffnen. Gordon (1984) sagt: «In ihrem Versuch, das Sachwissen der Pflege zu differenzieren und autonomer zu werden, kann es sich Pflege schlecht leisten, durch Hinzufügung weiterer Regeln, die das Urteil tendenziell einschränken, das Moment des Unpersönlichen und des reinen Gehorsams wieder zu stärken» (S. 232). «In ihrem Bemühen um professionellen Status, Autonomie, größere Effizienz in der Patientenbetreuung und größere Legitimität muß Pflege aufpassen, bestimmte Züge, die ihr früher fehlten, nicht mit zuviel Vertrauen zu bedenken und zu idealisieren, indem sie sich allzusehr auf formale Modelle als dem Weg zu den Pflegezielen verläßt. Während Pflege mit den Zwängen der Medizin und Bürokratie fertig werden muß, können es sich Pflegende schlecht leisten, sich selber neue Ketten zu schmieden und schon gar nicht im Namen von Freiheit und Wachstum» (Gordon 1984, S. 243).

Literatur

Abdellah, F. (1957). Methods of identifying covert aspects of nursing problems. *Nursing Research 6 (1)*, 4–23.

Abdellah, F. (1969). The nature of nursing science. *Nursing Research 18*, 390–393.

Adamson, P. B. (1991). Symptoms in ancient mesopotamia. *Medical History 35 (4)*.

Alexander, J. (1992). General theory in the postpositivist mode: the ‹epistemological dilemma› and the research for present reason. In: S. Seidman/D. Wagner (Hg.), *Postmodernism and Social Theory*. Cambridge, MA: Blackwell.

Allen, D. (1985). Nursing research and social control: alternative models of science that emphasize understanding and emancipation. *Image 17, 58–64.*

Allen, D. (1986). Using philosophical and historical methodologies to understand the concept of health. In: P. Chinn (Hg.), *Nursing Research Methodology,* 157–168. Rockville, MD: Aspen.

Allen, D. (1987a). Professionalism, occupational segregation by gender, and control of nursing. *Women and Politics 6 (3)*, 1–24.

Allen, D. (1987b). The social policy statement: a reappraisal. *Advances in Nursing Science 10 (1)*, 39–48.

Allen, D./Benner, P./Diekelman, N. (1986). Three paradigms for nursing research: methodological implications. In: P. Chinn (Hg.), *Nursing Research Methodology: Issues and Implementations*. Rockville, MD: Aspen Systems.

Allen, D./Allman, K./Powers, P. (1991). Feminist research without gender. *Advances in Nursing Science 13 (3)*, 49–58.

Allen, D. G. (1986). The use of philosophical and historical methodologies to understand the concept of health. In: P. Chinn (Hg.), *Nursing Research Methodology*. Rockville, MD: Aspen.

Allen, D. G. (1991). Applying critical social theory to nursing education. In: N. Greenleaf (Hg.), *Curriculum Revolution: Redefining the Student – Teacher Relationship*. New York: FLN.

Allen, D. G. (1992). Feminism, relativism, and the philosophy of science: an overview. In: J. L. Thompson/D. G. Allen/L. Rodrigues-Fisher (Hg.), *Critique, Resistance, and Action: Working Papers in the Politics of Nursing*. New York: NLN.

Allman, K. M. (1991). Theories of the body: Situated knowledges and critical narratives. In: D. G. Allen/K. M. Allman/P. Powers, *Taken-For-Grantedness in Nursing, Monographie*. Australien: Deakin University.

Allman, K. M. (1992). Race, racism, and health: examining the ‹natural› facts. In: J. L. Thompson/D. G. Allen/L. Rodrigues (Hg.), *Critique, Resistance, and Action: Working Papers in the Politics of Nursing*. New York: NLN.

Althusser, L. (1973). *Ideologie und ideologische Staatsapparate*, Westberlin.

American Nurses Association (1973). *Standards of Nursing Practica*. Kansas City, MO: American Nurses Association.

American Nurses Association (1980). *Nursing: A Social Policy Statement*. Kansas City, MO: ANA.

American Nurses Association (1989). *Classification Systems for Describing Nursing Practices*. Kansas City, MO: ANA.

American Nurses Association (1991). *Standards of Clinical Nursing Practices*, Kansas City, MO: ANA.

American Nurses Association (1995). *Letter from V. T. Betts to E. O'Neill*. Washington, D.C: ANA.

Anderson, J. E./Bridge, L. L. (1988). Nursing diagnosis: A study of quality and supportive evidence. *Image 20 (3)*, 141–144.

Anderson, L. K. (1991). Orientation based on nursing diagnosis. Old concepts on today's practice. *AORN 54 (4)*, 826–830.

Aronowitz, S. (1992). The tensions of critical theory: is negative dialectics all there is? In: S. Seidman/D. Wagner (Hg.), *Postmodernism and Social Theory*. Cambridge, MA: Blackwell.

Aspinal, M. J. (1976). Nursing diagnosis: the weakest link. *Nursing Outlook 24*, 433–437.

Avant, K. C. (1990). The art and science in nursing diagnosis development. *Nursing Diagnosis 1 (2)*, 51–56.

Baker, C. (1993). *The advocacy paradigm: You want big stories, don't you?* Papier, vorgestellt auf dem 4. Jahresbundeskongreß über Kritische und Feministische Perspektiven in der Pflege, Atlanta, GA.

Barnum, B. J. (1990). On nursing. *Nursing and Health Care 11 (5)*, 227.

Benner, P. (1984). *From Novice to Expert: Excellence and Power in Clinical Nursing Practice*. Menlo Park, CA: Addison-Wesley.

Benner, P. (1990). Response to hermeneutic inquiry. In: L. Moody, *Advancing Nursing Science Through Research, vol. 2*. Newbury Park, CA: Sage.

Bernauer, J./Rasmussen, D. (Hg.). *The Final Foucault*. Cambrigde: MIT-Press.

Bernstein, R. (1986). *Beyond Objectivism and Relativism*. Philadelphia: University of Penn. Press.

Bevis, E./Watson, J. (1989). *Toward a Caring Curriculum: A New Pedagogy for Nursing*. New York: NLN.

Beyea, S. C. (1990). Concept analysis of feeling: a human response pattern. *Nursing Diagnosis 1 (3)*, 97–101.

Bircher, A. U. (1986). Nursing diagnosis: where does the conceptual framework fit? In: M. E. Hurley (Hg.), *Classification of Nursing Diagnoses: Proceedings of the Sixthe Conference*, S. 66–104. St. Louis: Mosby.

Bishop, A./Scudder, J. (1991). *Nursing: The Practice of Caring*. New York: NLN.

Bond, M. E. (1988). Knowledge deficit: not a nursing diagnosis. *Image 20 (3)*, 141–144.

Booth, B. (1992). Nursing diagnosis: one step forward. *Nursing Times 88 (7)*, S. 32–33.

Boyer, E. (1990). *Scholarship Reconsidered: Priorities for the Professoriate*. Princeton, NJ: The Carnegie Foundation for the Advancement of Teaching.

Brown, R. H. (1992). Social science and society as discourse: toward a sociology for civic competence. In: S. Seidman/D. Wagner (Hg.), *Postmodernism and Social Theory.* Cambridge, MA: Blackwell.

Bulechek, G. M. (1987). Promotion of nursing diagnoses through state nurses association. *Nursing Clinics of North America 22 (4),* 1002–1009.

Bulechek, G. M./ Kraus, V. L./ Wakefield, B./ Kowalski, D. K. (1990). An evaluation guide to assist with implementation of nursing diagnosis. *Nursing Diagnosis 1 (1),* 18–23.

Bulechek, G. M./McCloskey, J. C. (1990). Nursing intervention taxonomy development. In: J. McCloskey/H. Grace, *Current Issues in Nursing,* 3rd ed., S. 23–28. St. Louis: Mosby.

Burns, C. (1991). Development and content validity testing of a comprehensive classification of diagnoses for pediatric nurse practitioners. *Nursing Diagnosis 2,* 95–103.

Byers, J. (1988). *From Hippocrates to Virchow.* Chicago: ASCP Press.

Bynum, W. F./Nutton, V. (Eds.) (1981). *Theories of Fever From Antiquity to Enlightment. Medical History Supplement No. 1.* London: Welcome Institute.

Calhoun, C. (1992). Culture, history and the problem of specificity in social theory. In: S. Seidman/D. Wagner (Hg.), *Postmodernism and Social Theory.* Cambridge, MA: Blackwell.

Campbell, J./Bunting, S. (1991). Voices and paradigms: perspectives on critical and feminist theory in nursing. *Advances in Nursing Science 13 (3),* 1–15.

Canguilhem, G. (1974). *Das Normale und das Pathologische,* München.

Carlson, J./Craft, C./McGuire, A. (Eds.) (1982). *Nursing Diagnosis.* Philadelphia: Saunders.

Carnegie, M.E. (1991). *The Path We Tread: Blacks in Nursing 1854-1990,* 3rd ed. New York: NLN.

Caroll-Johnson, R.M. (1989). *Classification of Nursing Diagnoses: Proceedings of the Eigth Conference.* Philadelphia: Lippincott.

Caroll-Johnson, R. M. (1991). *Classification of Nursing Diagnoses: Proceedings of the Ninth Conference.* Philadelphia: Lippincott.

Carpenito, L. (1989). Developments in nursing classification. In: American Nurses Association, *Classification Systems for Describing Nursing Practice* (13–19). Kansas City, MO: ANA.

Carpenito, L. (1993). Speaking the language of nursing diagnosis. *Critical Care Nurse,* April, 91–97.

Carpenito, L. (1995). *Nursing Diagnosis: Application to Clinical Practice,* 6th ed. Philadelphia: Lippincott.

Chambers, W. (1962). Nursing diagnosis. *AJN 62 (11),* 102–104.

Chinn, P. (1985). Debunking myths in nursing theory and research. *Image 17 (2),* 45–49.

Chinn, P. L./Jacobs, M. K. (1978). A model of theory development in nursing. *Advances in Nursing Science 1 (1),* 1–11.

Clark, J./Lang, N. (1992). Nursing's next advance: an international classification for nursing practice. *International Nursing Review 39 (4),* 109.

Clinton, J. (1986). Nursing diagnoses research methodologies. In: M. E. Hurley (Ed.), *Classification of Nursing Diagnoses: Proceedings of the Sixth Conference* (159–167). St. Louis: Mosby.

Clunn, P. (1984). Nurses' assessment of a person's potential for violence: use of grounded theory in developing a nursing diagnosis. In: M. J. Kim et al., *Classification of Nursing Diagnosis: Proceedings of the Fifth National Conference* (376–393), St. Louis: Mosby.

Coler, M. S./Lima da Nobrega, M. M./de Almeida Peres, V. L./Nunes de Farias, J. (1991). A Braxilian study of two diagnoses in the NANDA human response pattern, moving: a transcultural comparison. In: R. M. Caroll-Johnson, *Classification of Nursing Diagnoses: Proceedings of the Ninth Conference* (255–256). Philadelphia: Lippincott.

Condon, E. H. (1992). Nursing and the caring metaphor: gender and the political influences on an ethic of care. In: J. L. Thompson / D. Allen / L. Rodrigues-Fisher, *Critique, Resistance and Action: Working Papers in the Politics of Nursing* (S. 69–83). New York: NLN.

Creason, N. S. (1992). How useful are urinary incontinence nursing diagnoses? *Urologic Nursing*, Juni, 46–7.

Curry, J. (1992). Nursing diagnosis: communication, impaired. *Journal of Emergency Nursing 17 (3)*, 124–126.

Curtin, L. (1978). The nurse as advocate: A philosophical foundation for nursing. *Advances in Nursing Science 1 (3)*, 1–10.

DeMarco, R./Campbell, J./Wuest, J. (1933). Feminist critique: Searching for meaning in research. *Advances in Nursing Science 16 (2)*, 26–38.

Dennison, P. D./Keeling, A. W. (1989). Clinical support for eliminating the nursing diagnosis of knowledge deficit. *Image 21 (3)*, 142–144.

Derdiarian, A. (1988). A valid profession needs valid diagnoses. *Nursing and Health Care 9 (3)*, 137–140.

Diamond, I./Quinby, L. (1988). *Feminism and Foucault: Reflections on Resistance.* Boston: Northeastern University Press.

Dickoff, J./James, P. (1986). Commentary. In: L. Nicoll, *Perspectives on Nursing Theory.* Boston: Little, Brown and Company.

Dickoff, J./James, P./Wiedenbach, E. (1968). Theory in a practice discipline, Part I: Practice oriented theory. *Nursing Research 17 (5)*.

Dickson, G. L. (1990). A feminist poststructural analysis of the knowledge of menopause. *Advances in Nursing Science 12 (3)*, 15–31.

Dickson, G. L. (1993). The unintended consequences of a male professional ideology for the development of nursing education. *Advances in Nursing Science 15 (3)*, 67–83.

Diers, D. (1986). On Words. *Image 18 (2)*, 30.

Doering, L. (1992). Power and knowledge in nursing: a feminist poststructuralist view. *Advances in Nursing Science 14 (4)*, 24–33.

Donaldson, S. K./Crowley, D. (1978). The discipline of nursing. *Nursing Outlook 26 (2)*, 113–120.

Douglas, D. J./Murphy, E. K. (1990). Nursing process, nursing diagnosis, and emerging taxonomies. In: J. McCloskey/H. Grace, *Current Issues in Nursing* (3rd ed.). St. Louis: Mosby.

Dreyfus, H./Rabinow, P. (1983). *Michel Foucault, Beyond Structuralism and Hermeneutics*. Chicago: University of Chicago Press. (dt. 1987, *Jenseits von Strukturalismus und Hermeneutik*, Ffm.)

Dreyfus, H. (1987). Foucault's critique of psychiatric medicine. *Journal of Medicine and Philosophy 12 (4)*, 311–333.

Dreyfus, H./Rabinow, P. (1983). *Michel Foucault: Beyond Structuralism and Hermeneutics* (2nd ed.). Chicago: University of Chicago Press.

Dzurek, L. (1989). The necessity for and evolution of multiple paradigms for nursing research: A poststructuralist perspective. *Advances in Nursing Science 11 (4)*, 69–77.

Edel, M. (1982). The nature of nursing diagnosis. In: J. Carlson/C. Craft/A. McGuire (Eds.), *Nursing Diagnosis* (3–17). Philadelphia: Saunders.

Eldridge, I./Levi, M. (1982). Collective bargaining as a power resource for professional goals. *Nursing Administration Quarterly 6 (2)*, 29–40.

Ellis, R. (1983). Philosophical inquiry. *Annual Review of Nursing Research 1*, 211–228.

England, M. (1989). Nursing diagnosis: a conceptual framework. In: Fitzpatrick and Whall, *Conceptual Models of Nursing* (2nd ed.), 347–369. Englewood Cliffs, NJ: Appleton and Lange.

Estes/Worth (1989). *The Medical Skills of Ancient Egypt*. Canton, MA: Watson Publishing.

Fawcett, J. (1986). Guest editorial: conceptual models of nursing, nursing diagnosis, and nursing theory development. *Western Journal of Nursing Research 8 (4)*, 397–399.

Fawcett, J. (1990). Comment on a unified nursing diagnostic model. *Image 22 (4)*, 263.

Fehring, R. J. (1986). Validating diagnostic labels: standardized methodology. In: M. E. Hurley (Ed.), *Classification of nursing diagnosis: proceedings of the sixth conference*. St. Louis: C.V. Mosby Company.

Fernando, S. (1988). *Race and Culture in Psychiatry*. New York: Routledge.

Fitzpatrick, J. J. (1987). Etiology: conceptual concerns. In: A. M. McLane, *Classification of Nursing Diagnoses: Proceedings of the Seventh Conference*, 61–64. St. Louis: Mosby.

Fitzpatrick, J. J./Kerr, M. E./Saba, V. K./Hoskins, L. M./Hurley, M. E./Mills, W. C./Rottkamp, B. C./Warren, J. J./Carpenito, L. J. (1989). Translating nursing diagnosis into ICD code. *American Journal of Nursing 89*, 493–495.

Fitzpatrick, J. J. (1990). Conceptual basis for the organization and advancement of nursing knowledge: nursing diagnosis/taxonomy. *Nursing Diagnosis 1 (3)*, 102–106.

Fitzpatrick, J. J. (1991). Taxonomy II: definitions and development. In: R. M. Carroll-Johnson, *Classification of Nursing Diagnoses: Proceedings of the Ninth Conference* (23–29). Philadelphia: Lippincott.

Fleishman, E. A. (1982). Systems for describing human tasks. *American Psychologist 37*, 821–834.

Forsyth, G. L. (1984). Etiology: in what sense and of what value? In: J. Kim/G. K. McFarland/A. M. McLane (Ed.), *Classification of Nursing Diagnoses: Proceedings of the Fifth National Conference* (63–72). St. Louis: Mosby.

Foss, S. K./Gill, A. (1987). Michel Foucault's theory of rhetoric as epistemic. *Western Journal of Speech Communication 51*, 384–401.

Foucault, M. (1969). *Wahnsinn und Gesellschaft,* Ffm.

Foucault, M. (1971). *Die Ordnung der Dinge,* Ffm.

Foucault, M. (1973). *Die Geburt der Klinik,* München.

Foucault, M. (1976). *Überwachen und Strafen,* Ffm.

Foucault, M. (1976). *Sexualität und Wahrheit,* Ffm.

Foucault, M. (1988). The Political Technology of Individuals. In: Martin/ Gutman/ Hutton (Eds.), *Technologies of the Self.* Amhurst: University of Mass. Press.

Foucault, M. (1973). *Archäologie des Wissens,* Ffm.

Foucault, M. (1977). *Knowledge, Counter-Memory, and Practice: Selected Essays and Interviews,* Donald F. Bouchard (ed.). Ithaka, NY: Cornell Press.

Frank, B. (1990). Back to basics. *Journal of Professional Nursing 6,* 326.

Fraser, N. (1989). *Unruly Practices: Power, Discourse and Gender in Contemporary Social Theory.* Minneapolis: University of Minnesota Press.

Fredette, S. L. (1988). Common diagnostic errors. *Nurse Educator 13 (3),* 31–35.

Friere, P. (1971). *Pedagogy of the Oppressed.* New York: The Continuum Publishing Company.

Fry, V. (1953). The Creative Approach to Nursing. *AJN 53 (3),* 301–302.

Gamer, M. (1979). The ideology of professionalism. *Nursing Outlook,* Februar, 108–111.

Gavey, N. (1989). Feminist poststructuralism and discourse analysis. *Psychology of Woman Quarterly 13,* 459–475.

Gebbie, K. (Hg.) (1976). *Classification of Nursing Diagnoses: Summary of the Second National Conference.* St. Louis: Clearinghouse-National Group for Classification of Nursing Diagnosis.

Gebbie, K. (1989). Major classification systems in health care and their use. In: American Nurses Association, *Classification Systems for Describing Nursing Practice* (48–49). Kansas City, MO: ANA.

Gebbie, K./Lavin, M. (1975). *Classification of Nursing Diagnoses: Proceedings of the First National Conference.* St. Louis: Mosby.

Gebbie, K. M. (1982). «Towards the theory development for nursing diagnosis classification (1978)». In: M. J. Kim/D. A. Moritz, *Classification of Nursing Diagnoses: Proceedings of the Third and Fourth National Conference* (8–14). New York: McGraw-Hill.

Geissler, E. M. (1992). Nursing diagnoses: a study of cultural relevance. *Journal of Prof. Nursing 8 (5),* 301–307.

Giddens, A. (1987). *Social Theory and Modern Sociology.* Stanford, CA: Stanford University Press.

Gordon, D. R. (1984). Research application: identifying the use and misuse of formal models in nursing practice. In: P. Benner, *From Novice to Expert: Excellence and Power in Clinical Nursing Practice.* Menlo Park, CA: Addison-Wesley.

Gordon, M. (1976). Nursing diagnosis and the diagnostic process. *AJN 76,* 1276–1300.

Gordon, M. (1982a). *Nursing Diagnosis: Process and Application.* New York: McGraw-Hill.

Gordon, M. (1982b). «Guidelines for nursing diagnosis development and workshops». In: M. J. Kim/D. A. Moritz, *Classification of Nursing Diagnoses: Proceedings of the Third and Fourth National Conferences* (339–341). New York: McGraw-Hill.

Gordon, M. (1987). *Nursing Diagnosis: Process and Application* (2nd ed.). New York: McGraw-Hill.

Gordon, M. (1990). Toward theory-based diagnostic categories. *Nursing Diagnosis 1 (1)*, 5–11.

Gray, D. P. (1992). A feminist critique of Jean Watson's theory of caring. In: J. L. Thompson/D. Allen/L. Rodrigues-Fisher, *Critiques, Resistance and Action: Working Papers in the Politics of Nursing* (85–96). New York: NLN.

Griffith, M. (1989). Historical perspective and ANA policies. In: American Nurses Association, *Classification Systems for Describing Nursing Practice* (4–5). Kansas City, MO: ANA.

Grmek, M. D. (1989). *Diseases in the Ancient Greek World.* Baltimore, MD: Johns Hopkins University Press.

Gross, E./Pateman, C. (1986). *Feminist Challenges: Social and Political Theory.* Sydney: Allen & Unwin.

Habermas, J. (1968). *Erkenntnis und Interesse*, Ffm.

Habermas, J. (1981). *Theorie des kommunikativen Handelns,* Bd.1/2, Ffm.

Hagey, R. S./McDonough, P. (1984). The problem of professional labeling. *Nursing Outlook 32,* 151–157.

Hall, J. M./Stevens, P. E. (1995). The future of graduate education in nursing: Scholarship, the health of communities, and health care reform. *Journal of Professional Nursing 11 (6)*, 332–338.

Hall, J. M./Stevens, P. E./Meleis, A. I. (1994). Marginalization: A guiding concept for valuing diversity in nursing knowledge. *Advances in Nursing Sciences 16 (4)*, 23–41.

Hall, L. (1955). Quality of nursing care. In: New Jersey State Department of Health, *Public Health News 36,* 212–213.

Harrington, L. W. (1988). The diagnosis dilemma: one preferred remedy. *Nursing and Health Care 2 (2)*, 92–94.

Harvey, R. M. (1993). Nursing diagnoses by computers: an application of neural networks. *Nursing Diagnosis 4 (1)*, 26–34.

Hedin, B. A. (1986). A case study of oppressed group behavior in nurses. *Image 18 (2)*, 53–57.

Heinrich, K. T./Witt, B. (1993). The passionate connection: Feminism Invigorates the teaching of nursing. *Nursing Outlook 41,* 117–124.

Hekman, S. (1986). *Hermeneutics and the Sociology of Knowledge.* Notre Dame: University of Notre Dame Press.

Held, D. (1980). *Introduction to Critical Theory: Horkheimer to Habermas,* Berkeley: University of California Press.

Henderson, B. (1978). Nursing diagnosis: theory and practice. *Advances in Nursing Science 1 (1)*, 75–83.

Henderson, V. (19). Virginia Henderson, *The Nurse Theorists: Portrait of Excellence,* videotape. Oakland, CA: The Helene Fuld Health Trust.

Hiraki, A. (1992). Language and the reification of nursing care. In: J. L. Thompson/D. Allen/L. Rodrigues-Fisher. *Critique, Resistence and Action: Working Papers in the Politics of Nursing.* New York: NLN.

Hirsch, M./Chang, B. L. (1990). Collaboration for the development of a nursing diagnosis system. *Western Journal of Nursing Research 12 (5),* 693–697.

Hornung, G. J. (1956). The nursing diagnosis – an exercise in judgement. *Nursing Outlook 4 (1),* 29–30.

Hoskins, L. M./Fitzpatrick, J. J./Warren, J. J./Avant, K./Carpenito, L. J./Hurley, M. E./Jakof, D./Lunney, M./Mills, W. C./Rottkamp, B. C. (1992). Axes: focus of Taxonomy II. *Nursing Diagnosis 3 (3),* 117–123.

Hudson, R. P. (1983). *Disease and Its Control: The Shaping of Modern Thought.* Westport, CT: Greenwood Press.

Hutchinson, S. (1987). Police story. *Image 19 (3),* 153.

Iowa Intervention Project (1992). *Nursing Interventions Classification (NIC).* St. Louis: Mosby.

Iowa Intervention Project (1993). *NIC Interventions Linked to NANDA Diagnoses.* Iowa City: University of Iowa Press.

Jacobs, K./Huether, S. (1978). Nursing science: The theory-practice linkage. *Advances in Nursing Science 1 (1),* 63–73.

Jacox, A. (1974). Theory construction in nursing: an overview. *Nursing Research 23 (4).*

Jenny, J. (1987). Knowledge deficit: not a nursing diagnosis. *Image 19 (4),* 184–185.

Joint Commission on Accreditation of Healthcare Organizations (1992). *Accreditation Manual for Hospitals.* Oakbrook Terrace, IL: JCAHO.

Joint Commission on Accreditation of Healthcare Organizations (1995). *Accreditation Manual for Hospitals.* Oakbrook Terrace, IL: JCAHO.

Kalisch, P./Kalisch, B. (1995). *The Advance of American Nursing,* 3rd ed. Philadelphia: Lippincott.

Keeling, A./Utz, S. W./Shusler, G. F./Boyle, A. (1993). Non-compliance revisited: a disciplinary perspective of a nursing diagnosis. *Nursing Diagnosis 4 (3),* 91–97.

Kerr, M. E. (1991). Validation of taxonomy. In: R. M. Carroll-Johnson, *Classification of Nursing Diagnoses: Proceedings of the Ninth Conference* (6–13). Philadelphia: Lippincott.

Kikuchi, J. F./Simmons, H. (1992). *Philosophical Inquiry in Nursing.* Newbury Park, CA: Sage.

Kim, H. S. (1983). *The Nature of Theoretical Thinking in Nursing.* Norwalk, CN: Appleton-Century-Crofts.

Kim, M. J., McFarland, G. K. & McLane, A. M. (Hrsg.) (1984). *Classification of Nursing Diagnosis: Proceedings of the Fifth National Conference.* St. Louis: Mosby.

Kim, M. & Moritz, D. (1982). *Classification of Nursing Diagnoses: Proceedings of the Third and Fourth National Conferences.* New York: McGraw-Hill.

Kirsch, E. (1991). «Treating nursing's response to nursing diagnosis», in: *Journal of Emergency Nursing, 17 (3),* S. 125–126.

Kobert, L. & Folan, M. (1990). «Coming of age in nursing: rethinking the philosophies behind holism and nursing process», in: *Nursing and Health Care, 11 (6),* S. 308–312.

Komorita, N. I. (1963). «Nursing diagnosis», in: *American Journal of Nursing, 63 (12),* S. 83–85.

Kritek, P. (1978). «The Generation and classification of nursing diagnosis: toward a theory of nursing», in: *Image, 10 (2),* S. 33–40.

Kritek, P. (1984). «Current nomenclature and classification systems: pertinent issues», in: M. J. Kim, G. K. McFarland & A. M. McLane (Hrsg.), *Classification of Nursing Diagnoses: Proceedings of the Fifth National Conference,* S. 73–88, St. Louis: Mosby.

Kritek, P. (1986). «Development of a taxonomic structure for nursing diagnoses: a review and an update», in: M. E. Hurley (Hrsg.), *Classification of Nursing Diagnoses: Proceedings of the Sixth National Conference,* S. 23–38, St. Louis: Mosby.

Kritek, P. (1989). «An introduction to the art and science of taxonomy», in: American Nurses Association (Hrsg.), *Classification Systems for Describing Nursing Practice,* S. 6–12, Kansas City, MO: ANA.

Kuhn, T. (1973). *Die Struktur der wissenschaftlichen Revolutionen,* Frankfurt/M.; engl. *The Structure of Scientific Revolutions* (2nd ed. 1970). Chicago: University of Chicago Press.

Kusch, M. (1991). *Foucault's Strata and Fields: An Investigation into Archaeological and Genealogical Science Studies,* Dordrecht: Kluwer Academic Publishers.

Laing, M. (1993). «Gossip: does it play a role in the socialization of nurses?», in: *Image, 25 (1),* S. 37–43.

Lang, N. M. (1986). «Classification, taxonomy, structure», in: M. E. Hurley (Hrsg.), *Classification of Nursing Diagnoses: Proceedings of the Sixth National Conference,* S. 15–22, St. Louis: Mosby.

Lang, N. M. & Gebbie, K. (1989). «Nursing taxonomy: NANDA and ANA joint venture toward ICD- 1OCM», in: R. M. Carroll-Johnson, *Classification of Nursing Diagnoses: Proceedings of the Eighth National Conference,* S. 11–17, St. Louis: Mosby.

Lang, N., Galliher, J. & Hirsch, I. (1989). «Challenge to the profession», in: American Nurses Association (Hrsg.), *Classification Systems for Describing Nursing Practice,* S. 70–73, Kansas City, MO: ANA.

Lang, N. & Marek, K. (1990). «The classification of patient outcomes», in: *Journal of Professional Nursing, 6,* S. 158–163.

Lather, P. (1991). *Getting Smart,* New York: Routledge.

Lee, H. & Strong, K. (1985). «Using nursing diagnosis to describe the clinical competence of baccalaureate and associate degree graduating students: a comparative study», in: *Image, 17 (3),* S. 82–85.

Leininger, M. (1990). «Issues, questions, and concerns related to the nursing diagnosis cultural movement from a transcultural nursing perspective», in: *Journal of Transcultural Nursing, 2 (1),* S. 23–32.

Leslie, C. (1990). «Scientific racism: Reflections on peer review, science and ideology», in: *Social Science and Medicine, 31 (3),* S. 891–912.

Levin, D. & Solomon, G. (1990). «The discursive formation of the body», in: *Journal of Medicine and Philosophy,* 15, S. 515–537.

Levin, R. F., et al. (1989). «Diagnostic content validity nursing diagnosis», in: *Image, 21 (1),* S. 40–44.

Levine, M. E. (1966). «Trophicognosis: an alternative to nursing diagnosis», in: ANA (Hrsg.), *ANA's Regional Clinical Conference: Exploring Progress in Medical Surgical Nursing,* New York: ANA.

Levine, M. E. (1987). «Approaches to the development of a nursing diagnosis taxonomy», in: A. M. McLane (Hrsg.), *Classification of Nursing Diagnoses: Proceedings of the Seventh National Conference,* S. 45–52, St. Louis: Mosby.

Levine, M. E. (1989). «The ethics of nursing rhetoric», in: *Image, 21 (1),* S. 4–6.

Lichtman, R. (1982). *The Production of Desire,* New York: MacMillan.

Lieb, R. (1978). «Power, powerlessness, and potential: nurses' role within the health care delivery system», in: *Image, 10 (3),* S. 75–83.

Lindberg, D. C. (1991). *The Beginnings of Western Science,* Chicago: University of Chicago Press.

Lindsay, A. M. (1990). «Identification and labeling of human responses», in: *Journal of Professional Nursing, 6 (3),* S. 143–150.

Logan, J. & Jenny, J. (1990). «Deriving a new nursing diagnosis through qualitative research: dysfunctional ventilatory weaning response», in: *Nursing Diagnosis, 1 (1),* S. 37–43.

Loomis, M. E., et al. (1987). «Development of a classification system for psychiatric/mental health nursing: individual response class», in: *Archives of Psychiatric Nursing, 1 (1),* S. 16–24.

Loveridge, J. (1990). «Rethinking the ‹parenting› paradigm: embodied mothers and fathers in discourse/practice», in: *Early Child Development and Care,* 55, S. 17–25.

Lowenberg, J. S. (1993). «Interpretive research methodolgy: Broadening the dialogue», in: *Advances in Nursing Science, 16 (2),* S. 57– 69.

Lunney, M. (1990). «Accuracy of nursing diagnoses: concept development, in: *Nursing Diagnosis, 1 (1),* S. 12–17.

Lupton, D. (1992). «Discourse analysis: a new methodology for understanding the ideologies of health and illness», in: *Australian Journal of Public Health, 16 (2),* S. 145–150.

Maas, M. L. (1987). «Organizational characteristics that facilitate the use of nursing diagnoses», in: *Nursing Clinics of North America, 22 (4),* S. 881–886.

Maas, M. L., Hardy, M. A. & Craft, M. (1990). «Some methodologic considerations in nursing diagnosis research, in: *Nursing Diagnosis, 1 (1),* S. 24–30.

Maeve, M. K. (1993). *The carrier bag theory of nursing practice,* Referat auf dem 4. Jahreskongreß *Critical and Feminist Perspectives in Nursing,* Atlanta, GA.

Marek, K. (1989). «Classification of outcome measures in nursing care», in: American Nurses Association (Hrsg.), *Classification Systems for Describing Nursing Practice,* S. 37–42, Kansas City, MO: ANA.

Martin, K. (1989). «Omaha system», in: American Nurses Association (Hrsg.), *Classification Systems for Describing Nursing Practice,* S. 43–47, Kansas City, MO: ANA.

Martin, L. H., Gutman, H. & Hutton, P. H. (1988). *Technologies of the Self. A Seminar with Michel Foucault,* Amhurst: University of Massachusetts Press.

Mason, D. et al. (1991). «Toward a feminist model for the empowerment of nurses», in: *Image, 23 (2),* S. 72–77.

Matlock (1975). *The Belief in the Progress of Medicine,* Unveröffentlichte Diss., Seattle: University of Washington.

Matthews, C. A. & Gaul, A. L. (1979). «Nursing diagnosis from the perspective of concept attainment and critical thinking», in: *Advances in Nursing Science,* Bd. 2, S. 17–26.

Mauksch, H. (1990). «Has the frontline nurse been abandoned?», in: J. McCloskey & H. Grace, *Current Issues in Nursing,* S. 484–489, St. Louis: Mosby.

McCloskey, J. C. (1987). «Taxonomy I Letter», in: *Image, 19 (4),* S. 216.

McCloskey, J. C. et al. (1990). «Classification of nursing interventions», in: *Journal of Professional Nursing,* 6, S. 151–157.

McCourt, A. (1986). «Nursing diagnoses: key to quality assurance», in: M. E. Hurley (Hrsg.), *Classification of Nursing Diagnoses: Proceedings of the Sixth National Conference,* S. 133–142. St. Louis: Mosby.

McFarland, G. & McFarlane, E. (1993). *Nursing Diagnosis and Intervention. Planning for Patient Care* (2. Aufl.), St. Louis: Mosby.

McFarland, G. & Wasli, E. (1986). *Nursing Diagnoses and Process in Psychiatric Mental Health Nursing,* Philadelphia: Lippincott.

McIntosh, P. (1988). *White privilege and male privilege: a personal account of coming to see correspondences through work in women's studies. Working Paper No. 189,* Wellesley, MA: Wellesley College.

McLane, A. M. (Hrsg.) (1987). *Classification of Nursing Diagnoses: Proceedings of the Seventh National Conference,* St. Louis: Mosby.

McManus, R. L. (1951). «Assumption of functions in nursing», in: Teachers College, Columbia University (Hrsg.), *Regional Planning for Nurses and Nursing Education,* New York: Columbia University.

Mehmert, P. A., Dickel, C. A. & McKeighen, R. J. (1989). «Computerizing nursing diagnosis», in: *Nursing Management, 20 (7),* S. 24–26, 28, 30.

Meleis, A. (1991). *Theoretical Nursing: Development and Progress* (2. Aufl.), New York: Lippincott.

Melosh, B. (1979). *Skilled hands, cool heads, and warm hearts. Nurses and nursing. 1920–1960,* unveröffentlichte Diss., Providence, RI: Brown University.

Metzger, K. L. & Hiltunen, E. (1986). *Diagnostic content validation of ten frequently reported nursing diagnoses,* Referat auf dem Kongreß der NANDA, St. Louis, MO, March.

Mish'alani, J. K. (1988). *Michel Foucault and philosophy: an overview,* unveröffentlichtes Manuskript, Seattle: University of Washington.

Mitchell, G. (1991). «Nursing diagnosis: An ethical analysis», in: *Image, 23 (2).*

Mitchell, G. J. & Santopinto, M. (1988). «An alternative to nursing diagnosis», in: *Canadian Nurse,* (November), S. 25–28.

Mundinger, M. & Jauron, G. (1975). «Developing a nursing diagnosis», in: *Nursing Outlook,* 23, S. 94.

NANDA (1992). *NANDA Nursing Diagnoses: Definitions and Classification 1992–1993,* Philadelphia: NANDA.

NANDA (1994). NANDA News, *Nursing Diagnosis, 5 (2)*, S. 52–53.

Nettleton, S. (1989). «Power and pain: the location of pain and fear in dentistry and the creation of a dental subject», in: *Social Sciences and Medicine, 29 (10)*, S. 1183–1190.

Newman, M. A. (1987). «Nursing's emerging paradigm: the diagnosis of pattern», in: A. M. McLane, *Classification of Nursing Diagnoses: Proceedings of the Seventh National Conference*, S. 53–60, St. Louis: Mosby.

Nicholson, L. (1992). «On the postmodern barricades: feminism, politics, and theory», in: S. Seidman & D. Wagner (Hrsg.), *Postmodernism and Social Theory*, Cambridge, MA: Blackwell.

Nietzsche, F. W. (1969). «Zur Genealogie der Moral», in: K. Schlechta (Hrsg.), *Werke*, Bd. 2, S. 761–900.

Niziolek, C. & Shaw, S. M. (1992). «Professional practice. Whose plan – whose care?», in: *Journal of Professional Nursing, 7 (3)*, S. 145.

Nutton, V. (1983). «The seeds of disease: An explanation of contagion and and infection from the Greeks to the Renaissance», in: *Medical History, 27*, S. 2–34.

O'Neill, J. (1986). «The medicalization of social control», in: *Canadian Review of Sociology and Anthropology, 23 (3)*, S. 350–364.

O'Neill, S. (1992). «The drive for professionalism in nursing: a reflection of classism and racism», in: J. Thompson, D. Allen & L. Rodrigues-Fisher (Hrsg.), *Critique, Resistance, and Action: Working Papers in the Politics of Nursing*, New York: NLN.

Oxford English Dictionary (1989). Oxford: Clarendon.

Parker, B. & McFarlane, J. (1991). «Feminist theory and nursing: An empowerment model for research», in: *Advances in Nursing Science 13 (3)*, S. 59.

Parse, R. R. (1981). *Man-Living-Health: A Theory of Nursing*, New York: John Wiley and Sons.

Passmore, J. (1967). «Logical positivism», in: Paul Edwards (Hrsg.), *The Encyclopedia of Philosophy*, Bd. 5, S. 52–57, New York: MacMillan.

Phaneuf, M. C. (1985). *Issues in Professional Nursing Practice: 7 Standards of Nursing Practice*, Kansas City, MO: American Nurses Association.

Pillitteri, A. & Ackerman, M. (1993). «The ‹Doctor-Nurse Game›: A comparison of 100 years – 1888-1990», in: *Nursing Outlook, 41*, S. 113–116.

Pokorny, B. E. (1985). «Validating a diagnostic label: knowledge deficit», in: *Nursing Clinics of N. America, 20 (4)*, S. 641–655.

Popkess-Vawter, S. (1991). «Wellness nursing diagnoses: to be or not to be?», in: *Nursing Diagnosis, 2 (1)*, S. 19–25.

Porter, E. J. (1986). «Critical analysis of NANDA nursing diagnosis taxonomy I», in: *Image, 18 (4)*, S. 136–139.

Porter, S. (1992). «The poverty of professionalization: a critical analysis of strategies for the occupational advancement of nursing», in: *Journal of Advanced Nursing, 17 (6)*, S. 720–726.

Powers, P. (1988). *Nurse recruitment in the AJN*, unveröffentlichtes Manuskript, Winnipeg, Manitoba: University of Manitoba.

Powers, P. (1991). *The concept of needs in nursing*, Referat auf dem 3. Jahreskongreß *Critical and Feminist Perspectives in Nursing*, April, Toledo, Ohio: Medical College of Ohio.

Powers, P. (1992 a). *The case for philosophical inquiry*, unveröffentlichtes Manuskript, Seattle: University of Washington.

Powers, P. (1992 b). *Michel Foucault's concept of power applied to nursing's concepts of individual and environment*, unveröffentlichtes Manuskript, Seattle: University of Washington.

Powers, P. (im Druck). «Discourse analysis as a methodology for nursing inqiury», in: *Nursing Inquiry*, Blackwell.

Pridham, K. F. & Schutz, M. E. (1985). «Rationale for a language for naming problems from a nursing perspective», in: *Image, 17 (4)*, S. 122–127.

Puterbaugh, S. Koralewski, K. & Falkenhagen, K. (1987). «Nursing diagnoses challenged», in: *AORN, 46 (4)*, S. 612 und 614.

Ramprogus, V. (1995). *The Deconstruction of Nursing*, Brookfield, VT: Avebury.

Rasch, R. F. R. (1987). «The nature of taxonomy», in: *Image, 19 (3)*, S. 147–149.

Rawlinson, M. (1987). «Foucault's strategy: knowledge, power, and the specificity of truth», in: *Journal of Medicine and Philosophy, 12 (4)*, S. 372–395.

Reeder, F. (1991). «Hermeneutics», in: B. Sarter, *Paths to Knowledge: Innovative Research Methods for Nursing*, S. 193–237, New York: NLN Publication Nr. 15–2233.

Reverby, S. (1989). *Ordered to Care*, Cambridge, MA: Cambridge University Press.

Ricci, K. (1993). *Horizontal violence in nursing: is it rooted in the educat tonal process?* Referat auf dem 4. Jahreskongreß *Critical and Feminist Perspectives in Nursing*, Atlanta, GA.

Ricœur, P. (1981). *Hermeneutics and the Human Sciences. Essays on Language, Action, and Interpretation;* engl. Sammlung von in den siebziger Jahren auf frz., engl. und dt. erschienenen Zeitschriftenaufsätzen und Buchbeiträgen.

Roberts, S. J. (1983). «Oppressed group behavior: Implications for nursing», in: *Advances in Nursing Science, 5 (7)*, S. 21–30.

Roberts, S. L. (1990). «Achieving professional autonomy through nursing diagnosis and nursing DRG's», in: *Nursing Admin Ouarterly, 14 (4)*, S. 54–60.

Rodgers, B. L. (1991). «Deconstructing the dogma in nursing knowledgeand practice», in: *Image, 23 (3)*, S. 177–181.

Rogers, M. E. (1963). «Building a strong education foundation», in: *AJN*, 63, S. 165–177.

Rorty, R. (1979). *Philosophy and the Mirror of Nature*, Princeton NJ: Princeton University Press; dt. *Der Spiegel der Natur. Eine Kritik der Philosophie*, Frankfurt/M. 1984.

Roy, C. (1975). «The impact of nursing diagnosis», in: *AORN*, 21, S. 1023.

Roy, C. (1984). «Framework for classification systems development: progress and issues», in: M. J. Kim, G. McFarland & A. McFarlane (Hrsg.), *Classification of Nursing Diagnosis: Proceedings of the Fifth National Conference*, S. 26–45, St. Louis: Mosby.

Rushton, J. P. & Bogaert, A. F. (1989). «Population differences in susceptibility to AIDS: An evolutionary analysis», in: *Social Science and Medicine, 28 (12)*, S. 1211–1220.

Saba, V. K. (1989). «Nursing information systems», in: American Nurses Association (Hrsg.), *Classification Systems for Describing Nursing Practice*, S. 55–61, Kansas City, MO: ANA.

Sarter, B. (1988). *Paths to Knowledge: Innovative Research Methods for Nursing,* New York: NLN.

Scahill, L. (1991). «Nursing diagnosis vs goal-oriented treatment planning in in-patient child psychiatry», in: *Image, 23 (2).*

Schilder, E. & Edwards, M. (1993). *Nursing research, are we headed in the right direction?* Referat auf dem 4. Jahreskongreß *Critical and Feminist Perspectives in Nursing,* Atlanta, GA.

Schon, D. (1983). *The Reflective Practitioner: How Professionals Think in Action,* New York: Basic Books.

Schumacher, K. L. & Gortner, S. R. (1992). «(Mis) conceptions and reconceptions about traditional science», in: *Advances in Nursing Science, 14 (4),* S. 1–11.

Schuster, E. (1993). «Greening the curriculum», in: *Journal of Nursing Education, 32 (8),* S. 381–383.

Scott, C. (1987). «The power of medicine, the power of ethics», in: *Journal of Medicine and Philosophy, 12 (4),* S. 334–350.

Seidel, G. (1993). «The competing discourses of HIV/AIDS in subsaharan Africa: discourses of rights and empowerment vs discourses of control and exclusion», in: *Social Sciences and Medicine, 36 (3) 1,* S. 175–194.

Seidman, S. (1992). «Postmodern social theory as narrative with a moral intent», in: S. Seidman & D. Wagner (Hrsg.), *Postmodernism and Social Theory,* Cambridge, MA: Blackwell.

Seidman, S. & Wagner, D. (Hrsg.) (1992). *Postmodernism and Social Theory,* Cambridge, MA: Blackwell.

Shamansky & Yanni (1983). «In opposition to nursing diagnosis: a minority opinion», in: *Image, 15 (2),* S. 47–50.

Shoemaker, J. K. (1989). «Nursing diagnosis in graduate curricula», in: *Journal of Professional Nursing, 5 (3),* S. 140–143.

Silva, M. C. & Rothbart, D. (1984). «An analysis of changing trends in philosophies of science on nursing theory development and testing», in: *Advances in Nursing Science, 6 (2),* S. 1–13.

Skillings, L. N. (1992). «Perceptions and feelings of nurses about horizontal violence as an expression of oppressed group behavior», in: J. Thompson, D. Allen & L. Rodrigues-Fisher (Hrsg.), *Critique, Resistance, and Action: Working Papers in the Politics of Nursing,* New York: NLN.

Smith, M. J. (1988). «Perspectives on nursing science», in: *Nursing Science Quarterly, 1 (2),* S. 80–85.

Smythe, E. (1993). «The Teacher as midwife: A New Zealand narrative», in: *Journal of Nursing Education, 32 (8),* S. 365–369.

Spicker, S. (1987). «Introduction to the medical epistemology of Georges Canguilhem: beyond Michel Foucault», in: *Journal of Medicine and Philosophy, 12 (4),* S. 397–411.

Stelzer, F. & Becker, A. (1982). in: J. Carlson, C. Craft & A. McGuire (Hrsg.), *Nursing Diagnosis,* S. 18–32, Philadelphia: Saunders.

Stenberg, M. J. (1979). «Ethics as a component of nursing education», in: *Advances in Nursing Science, 1 (3),* S. 53–61.

Stewart, J. & D'Angelo, G. (1988). *Together: Communicating Interpersonally* (3. Aufl.), New York: Random House.

Stolte, K. M. (1996). Wellness: *Nursing Diagnosis for Health Promotion*, Philadelphia: Lippincott.

Street, A. F. (1992). *Inside Nursing, A Critical Ethnography Clinical Nursing Practice*, Albany, NY: State University of New York.

Swanson, K. M. (1991). «Empirical development of a middle range theory of caring», in: *Nursing Research,* 40, S. 161–166.

Swanson, K. M. (1993). «Nursing as informed caring for the well-being of others», in: *Image, 25 (4),* S. 352–357.

Sweeney, S. S. (1990). «Traditions, transitions, and transformations of power in nursing», in: J. C. McCloskey & H. K. Grace (Hrsg.), *Current Issues In Nursing* (3. Aufl.), S. 459–465, St. Louis: Mosby.

Tannen, D. (1990). *You Just Don't Understand: Women and Men in Conversation.* New York: Ballantine.

Tanner, C. (1993). «Nursing education and violence against women», in: *Journal of Nursing Education, 32 (8),* S. 339–340.

Tavris, C. (1982). *Anger: The Misunderstood Emotion,* New York: Touchstone.

Taylor, F. K. (1979). *The Concepts of Illness, Disease, and Morbus,* Cambridge, UK: Cambridge University Press.

Thomas, N. M. & Newsome, G. G. (1992). «Factors affecting the use of nursing diagnosis», in: *Nursing Outlook, 40 (4),* S. 182–186.

Thompson, John (1984). *Studies in the Theory of Ideology.* Berkeley: University of California Press.

Thompson, J. L. (1985). «Practical discourse in nursing: going beyond empiricism and historicism», in: *Advances in Nursing Science, 7 (4),* S. 59–71.

Thompson, J. L. (1987). «Critical scholarship: the critique of domination in nursing», in: *Advances in Nursing Science, 10 (1),* S. 27–38.

Thompson, J. L. (1990). «Hermeneutic inquiry», in: L. Moody, *Advancing Nursing Through Research, Bd. 2.* Newbury Park: Sage.

Thompson, J. L. (1992). «Identity politics, essentialism, and constructions of ‹home› in nursing», in: J. L. Thompson, D. G. Allen & L. Rodrigues-Fisher (Hrsg.), *Critique, Resistance, and Action: Working Papers in the Politics of Nursing,* New York: NLN.

Tierney, A. (1987). «Days of judgement», in: *Nursing Times, 83 (28),* S. 19.

Tinkle, M. & Beaton, J. (1983). «Toward a new view of science: Implications for nursing research», in: *Advances in Nursing Science, 5,* S. 17–36.

Todd, F. (1991). «Guest editorial on nursing diagnosis applauded», in: *Journal of Emergency Nursing, 17 (6),* S. 365–366.

Toth, R. M. (1984). «Reimbursement mechanism based on nursing diagnosis», in: M. J. Kim, G. K. McFarland & A. M. McLane (Hrsg.), *Classification of Nursing Diagnoses: Proceedings of the Fifth National Conference,* S. 90–102, St. Louis: Mosby.

Turkoski, B. (1988). «Nursing diagnosis in print, 1950–1985», in: *Nursing Outlook, 36 (3),* S. 142–144.

Turkoski, B. (1992). «A critical analysis of professionalism in nursing», in: J. L. Thompson, D. G. Allen & L. Rodrigues Fisher (Hrsg.), *Critique, Resistance, and Action: Working Papers in the Politics of Nursing*, S. 149–165, New York: NLN.

van Dijk, T. A. (1987). *Communicating Racism: Ethnic Prejudice in Thought and Talk*. Newbury Park, CA: Sage.

Vincent, K. & Coler, M. (1990). «A unified nursing diagnostic model», in: *Image, 22 (2)*, S. 93–95.

Visitainer, M. A. (1986). «The nature of knowledge and theory nursing», in: *Image, 18 (2)*, S. 32–38.

Wake, M. M., Fehring, R. J. & Fadden, T. (1991). «Multi-national validation of anxiety, hopelessness and ineffective airway clearance», in: *Nursing Diagnosis, 2 (2)*, S. 57–64.

Walker, L. & Avant, K. (1988). *Strategies for Theory Construction in Nursing* (2. Aufl.), San Mateo, CA: Appleton and Lange.

Watson, J. (1985). *Nursing: Human Science and Human Care*, Norwalk, CT: Appleton-Century-Crofts.

Watson, J. (1990). «Caring knowledge and informed moral passion», in: *Advances in Nursing Science, 13 (2)*, S. 15–24.

Webb, C. (1992). «Nursing diagnosis: or two steps back», in: *Nursing Times, 88 (7)*, S. 33–34.

Webster, G. (1984). «Nomenclature and classification system development», in: M. J. Kim, G. K. McFarland & A. M. McLane (Hrsg.), *Classification of Nursing Diagnoses: Proceedings of the Fifth National Conference*, S. 14–25, St. Louis: Mosby.

Weedon, C. (1987). *Feminist Practice and Poststructuralist Theory*, Oxford: Blackwell.

Werley, H. H. & Zorn, C. R. (1989). «The nursing minimum data set and its relationship to classifications for nursing practice», in: American Nurses Association (Hrsg.), *Classification Systems for Describing Nursing Practice*, S. 50–54, Kansas City, MO: ANA.

Wiebe, D. (1991). «More applause for guest editorial on nursing diagnosis», in: *Journal of Emergency Nursing, 17 (6)*, S. 366.

Wilson, J. V. K. & Reynolds, E. H. (1990). «Translation and analysis of a cuneiform text forming a part of a Babylonian treatise on epilepsy», in: *Medical History, 34*, S. 185–198.

Wooldrige, J. B., Brown, O. F. & Herman, J. (1993). «Nursing diagnosis: the central theme in nursing knowledge», in: *Nursing Diagnosis, 4 (2)*, S. 50–55.

Wooley, N. (1990). «Nursing diagnosis: exploring the factors which may influence the reasoning process», in: *Journal of Advanced Nursing, 15 (1)*, S. 110–117.

Wright, L. M. & Levac, A. M. C. (1992). «The non-existence of non-compliant families: the influence of Humberto Maturana», in: *Journal of Advanced Nursing, 17*, S. 913-917.

Wuest, J. (1993a). *Concept analysis: a feminist approach*, Referat auf dem 4. Jahreskongreß *Critical and Feminist Perspectives in Nursing*, Atlanta, GA.

Wuest, J. (1993b). «Removing the shackles: A feminist critique of non-comoliance», in: *Nursing Outlook, 41*, S. 217–224.

Yamato, G. (1990). «Something about the subject makes it hard to name», in: G. Anzaldua (Hrsg.), *Making face, making soul haciendo caras*, San Francisco: Aunt Lute Foundation.

Yarling, R. & McElmurry, B. (1986). «The moral foundation of nursing», in: *Advances in Nursing Science, 3 (2)*, S. 63–73.

Yura, H. & Walsh, M. (1973). *The Nursing Process: Assessing, Planning, Implementing, Evaluating* (2. Aufl.), New York: Appleton-Century-Crofts.

Zerwekh, J. (1992). «The practice of empowerment and coercion by expert public health nurses», in: *Image, 24 (2)*, S. 101–105.

Sachregister

Silvia Käppeli (Hrsg.)

Pflegekonzepte

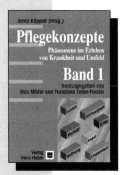

Phänomene im Erleben von Krankheit und Umfeld
Band 1

Herausgegeben von Max Mäder und Franziska Zeller-Forster. 1. Nachdruck 1998. 158 Seiten, 2 Tab., Kt
DM 39.– / Fr. 35.– / öS 285.– (ISBN 3-456-82963-9)

Der erste Band der Reihe behandelt überwiegend psychische Reaktionen auf Krankheit. Weitere Bände zu stärker körperbezogenen Problemen und zum Erleben von Krankenhaus und Umfeld sind in Vorbereitung.

Silvia Käppeli (Hrsg.)

Pflegekonzepte

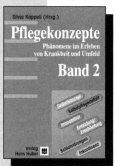

Phänomene im Erleben von Krankheit und Umfeld
Band 2

1999. 156 Seiten, 4 Abb., 6 Tab., Kt
DM 39.80 / Fr. 35.90 / öS 291.– (ISBN 3-456-83050-5)

Der zweite Band enthält die Pflegekonzepte: Selbstkonzept, Selbstpflegedefizit, Immobilität, Ermüdung/Erschöpfung, Schlafstörungen, Inkontinenz und Hautprobleme.

 Verlag Hans Huber http://Verlag.HansHuber.com
Bern Göttingen Toronto Seattle

Mary C. Townsend

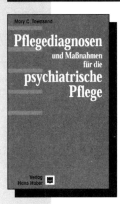

Pflegediagnosen und Maßnahmen für die psychiatrische Pflege

Handbuch zur Pflegeplanerstellung

Aus dem Amerikanischen von Gernot Walter und Thomas Fischer. 1998. 777 Seiten, 4 Abb., 20 Tab., flexibel gebunden DM 78.– / Fr. 68.– / öS 569.– (ISBN 3-456-82813-6)

Das Buch enthält nicht nur die NANDA-Diagnosen, sondern eine Fülle von Informationen zur Erkennung und Behandlung psychiatrischer Pflegeprobleme.

Marilynn E. Doenges

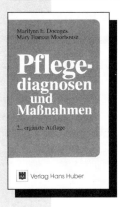

Pflegediagnosen und Maßnahmen

Unter Mitarbeit einer Expertengruppe von Chris Abderhalden aus dem Amerikanischen übersetzt. 3., überarb. und ergänzte Aufl. 1999. Etwa 688 Seiten, 1 s/w Abb., 2 Tab., Kt etwa DM 79.– / Fr. 69.– / öS 577.– (ISBN 3-456-82960-4)

Das erfolgreiche Buch zur Pflegeplanung mit den neuen und überarbeiteten NANDA-Pflegediagnosen bis 1998 sowie begründeten Pflegemaßnahmen und einer Zuordnung von Pflegediagnosen zu über 140 Krankheiten und Gesundheitsstörungen.

Verlag Hans Huber http://Verlag.HansHuber.com
Bern Göttingen Toronto Seattle